13億華人瘋傳
神奇食癒力

101道中醫養生營養療法

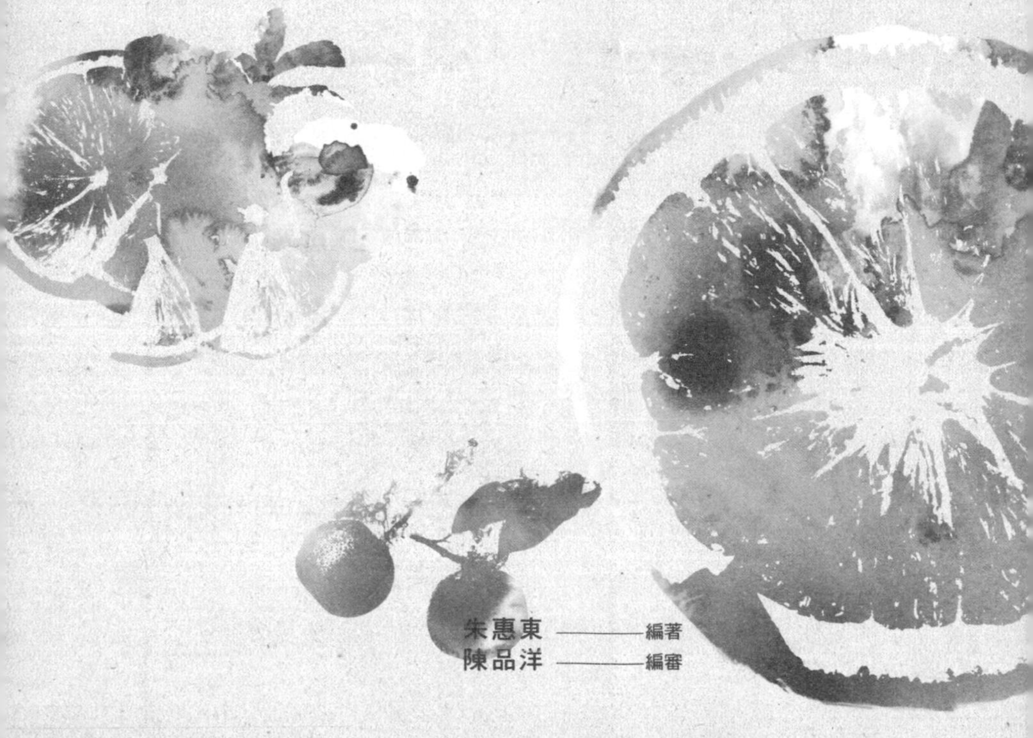

朱惠東——編著
陳品洋——編審

目錄

【編審序】

快學超養生，找回一輩子的健康

陳品洋 中醫碩士

身體有如一具電動玩具，作為電的訊息接收器與發報器，訊息藉著電磁波載體，在身體進出輸送。食物、藥物及喜怒哀樂的情緒，都會影響五臟六腑細胞的電子能階；當身體電磁場偏離，就得進行調控校正訊息。

唯有恢復正常訊息軌道，五臟六腑才能重新正常運作，發揮消化吸收的功能。

食治先於藥治，身體不斷電

我們平日飲食攝取的醣類、脂肪、蛋白質，這些營養素分解進入細胞粒腺體後，會進行檸檬酸循環，一直經過電子傳遞鏈，形成所謂生物電池 ATP，便是人體從飲食有形物質轉換的主要能量來源。

筆者曾開設厚生科學中醫診所，一直希望中醫診斷及治療，能搭配最新科技儀器輔助。許多中醫基礎原理已由物理學家、生物醫學家大量解秘而普及化，科學家也早已證實「地球幾乎沒有一種變化發生，而不同時顯示出電的現象」、「生命實質上是信息指導下的物質，一種能量轉化的運動過程」。

除了「有形物質營養能量」以外，俄籍華人「場導理論」科學家姜堪政長年驗證提出「人類也需要無形訊息營養」，身體與他人、大自然動植物、聲光電熱磁的「情志接觸交流」都影響了「電訊息營養品質」。

姜堪政及許多專家實驗證實，攜帶訊息的生物電磁場療法，影響細胞生理作用，所發揮的特殊醫療效果，與中醫補氣益氣的效果十分相似。筆者相信這種源頭訊息療法的重要性，將日益為人所了解。

繼而進入有形物質營養階段的食療，對感染一般雜症的身體，都能產生溫和電磁氣訊息，印證了醫聖藥王孫思邈，千年前已大力提倡的「食治先於藥治」！

唐代醫聖藥王孫思邈指出，藥物性質比較剛烈，如殿前御兵，用藥物治病怯邪的同時，人體正氣也會受到損害；而食治性質較為柔和，能安臟腑、悅神爽志、資生氣血。因此，主張治病時應先採食療平疴遣疾，食療不癒，然後命藥，並將能否靈活運用食療治病，做為衡量醫生水平高低的標準。

調養怯病，四季常備保健

現今中醫藥業 cGMP 製造各式現成方劑普遍流通，各種醫藥書籍的普及出版更方便民眾自我學習，因此像是柴胡疏肝湯、麻黃桂枝湯、龜鹿二仙膠等藥名與療效，大多略有耳聞，民眾自然有過親身嚐試的經驗。

還記得前陣子鬧得沸騰的新聞事件，有位中醫師長期服用龍膽瀉肝湯，罹患尿毒症，須終身洗腎。因而懷疑中藥某些組成成份有毒，偏西醫的言論便要求禁用某些組成藥物。

從以上案例可知，連專業中醫師都會因不當使用中藥，造成身體無法彌補的傷害，更何況一般民眾隨便以身試藥的風險？

藥物有「矯正偏性的能力」，例如受寒用溫熱藥，氣滯血瘀則用疏通活血藥。

身體講究的不過就是「平衡」二字，過當使用便成「矯枉過正」了。

醫聖藥王孫思邈可說是食療學的宗師，其醫學巨著《備急千金要方》有「食治」專篇，不僅將食療的地位提升至藥治之上，還對五臟所宜食法、五臟病五味對治法，與老年食養法等做了詳盡闡發，並介紹一百六十二種果蔬、穀米、鳥獸等常用食物的性味、功效、服食宜忌等，以及它們對五臟的補益和疾病的防治作用。

身體有其自癒求生的能力，因而先使用較溫和的食療，會比一下子就用峻藥求速效，較不會干擾及破壞身體的免疫機制。就好比感冒，現今明白不要急著用抗生素壓制病毒，四季常備保健食膳，才是調養怯病的正途！

老中醫坐診，日常病痛一次解決

《13億華人瘋傳 神奇食癒力：101道中醫養生營養療法》一書，正是一本非常實用值得收藏的手邊書！

《13億華人瘋傳 神奇食癒力》分成八大主題，一網打盡日常生活中的常見問題，描述老中醫的問診過程、病理剖析，最重要的是公開了各種病症的食療處方及保健養生功，家中有一本，小病痛也能自己輕鬆解決！

繼第一冊《固本：一百個中醫經典老偏方，疾病掃光光》、第二冊《女寶：養氣×美容×補血×調經×求孕一次到位——完全解決一百一十六種女性常見不可不知的食膳療癒力》廣受好評之後，這次針對日常生活常見的煩惱問題，以食療與保健養生，輕鬆幫讀者做好照護療養。

除此之外，本書涵蓋內科、外科、五官、皮膚、神經、中老年男性、中老年女性與日常生活的常見疾患，採用中醫溫和的膳食療養和天然的保健養生功，手邊收藏一本，方便恢復身體自癒求生的能力，提升免疫機制，正是怯病養生之道。

儘管坊間食療藥膳與中醫秘方的相關書籍不少，但《13億華人瘋傳 神奇食癒力》具有兩大特點：第一、以說故事的方法描述案例，讀來生動有趣，食材、作法、器具的準備簡單方便，易於記憶，不會令人感到深奧難解。第二、作者撰寫辨證論治的原由，做到診察疾病基本方法「望聞問切」，即使是溫和的食療也得奠基於此。

由內而外，迎向健康人生

貫穿《固本》、《女寶》、《13億華人瘋傳 神奇食癒力》三本中醫不可不知的食膳療癒力秘方套書，都揭示——身心壓力會造成氣血瘀塞，長期下來產生的自由基，更會在體內造成變異，甚至形成腫瘤。若再加上飲食不節制，缺乏身體及情志運動，將造成造血營養物質無法轉化，而形成氣血不足。氣血為強健體魄的根本，因此「活血養血，化瘀理氣」是最重要的養生照護療養原理。人類想要追求健康長壽，必須先學會正確養生，唯有藉由自然界恩賜的珍貴食材，由內而外，搭配良好生活習慣、運動排毒與美好心念，達臻無病、無痛、不吃藥之嚮往之境，就不會離自己太遠，甚至遙不可及。

筆者一直以來致力於身心靈的健康與平衡，更堅信「預防重於治療，見微知著」，欣見這套中醫經典食膳叢書的出版，讓我們跟著老中醫的智慧，找回一輩子的健康。

陳品洋

學歷：台灣大學經濟系畢業、廣州中醫藥大學碩士　、美國
大衛大學自然醫學博士班研究

經歷：厚生科學中醫診所前執行長、中華亞太學術文化交
流促進會理事、台灣亞太健康管理協會副理事長、
中國健康管理師、公共營養師及山嵐雲月室內裝修
有限公司負責人

簡述：致力全方位身心靈的健康平衡與管理

【推薦序一】

食癒力，一種理想的選擇

陳泰瑾

《13億華人瘋傳 神奇食癒力：101道中醫養生營養療法》基於藥食同源的概念，假如治療一種病，我們不需要用藥物，而用藥膳的方式來處理，不失為一種理想的選擇。

坊間有不少藥膳兼具療效的書籍，雖然圖文俱佳，看似可口，然而藥膳最主要的作用，還是在於它的「療效是否確實」，這才是最大的重點；其次，才是美味與否，畢竟良藥總是苦口。當然，如果能讓療效與美味兼得，那真是大眾求之不得的一樁美事！

筆者審視書中各個主題及內涵，發覺此書是經由經驗豐富的中醫師蒐集並撰寫，每位中醫看診的過程與歷練皆不同，本書作者能將其外公畢生看診經驗，結合自身醫藥學理，予以簡化成家家戶戶均可看懂的治病良方，而且對於每種藥膳的藥效剖析、各種食物的屬性辨明，與人體的各種症狀反應互為搭配，精細的解釋與闡述，相信大家讀後必定會有極大迴響與收穫。

如果每個人家中均備《固本》、《女寶》、《13億華人瘋傳 神奇食癒力》，相信能解決人身病痛問題於初步。

書中除了有關治療的部分，尚且收錄許多女性美容、養顏、抗衰老的保健養生功，方中均有中醫學習的解說與依據，以現代人來說，不褪流行的三種醫學主題：一、養顏美容；二、抗衰老；三、壯陽事；此書可說是切中時代的需求脈動，筆者並未方方親自試驗，以求其應驗的程度，然則以一個老中醫所蒐集的驗方而言，得來實屬不易，且其心志毅力的付出可謂不少。

在此推薦與各位讀者參考，希望大家都能享受健康幸福的人生。

陳泰瑾　中醫師謹誌于　常春藤中醫診所

陳泰瑾　醫師

學歷：中國醫藥大學中西醫學系畢

經歷：常春藤中醫診所院長、北市陽明院區主治醫師、中醫師全聯會主任委員

【推薦序二】

中醫的「博大」與「精深」

蔡志一

擔任老人大學教授八年，自己也教保健養生及針灸十多年，對於老一輩的民俗方式及自然療法經常有互動，發現老中醫的經驗中也就包含了這些千年智慧。

《13億華人瘋傳 神奇食癒力：101道中醫養生營養療法》有著老中醫的實務經驗，同時隨著時代改變及文化衝擊，有了更順應現代的作法，非常推薦所有愛好知識的讀者吸收玩味。

中醫的「博大」與「精深」，可以在此一窺究竟。

蔡志一　博士

學歷：瑞士維多利亞大學運動與休閒管理博士、美國普瑞斯頓大學健康管理博士、國立台灣師範大學運動與休閒管理碩士、國立台灣師範大學衛生教育碩士

經歷：加拿大溫哥華針灸醫師、臺灣亞太健康管理協會榮譽理事長、新世紀形象管理學院院長、台灣發展研究院國際文化交流研究所副所長

【推薦序三】

用食療輕鬆調理養身

賴鎮源

在眾多食療相關書籍中，欣見這套《固本》、《女寶》、《13億華人瘋傳 神奇食癒力》蒐集老中醫問診的食療智慧經驗方，作者以故事案例敘述，並加以辨證論治，即使溫和如食療方式，也是非常重要、不可輕忽。

現代人服用繁雜又易有副作用的藥物及保健品，都忘了還有博大精深的中國傳統醫學。何不向前人取經，汲取寶貴有效經驗方，融入生活，輕鬆調理養身。

賴鎮源　醫師
經歷：中國傳統醫學會理事長、合元中醫診所院長、廣州中醫藥大學醫學博士面對「看病難、看病貴」的社會醫療現象，許多人都不敢去醫院，甚至都懼怕生病。

正因為一個看似很小的病症，到了醫院，撇開掛號排隊耽誤時間不說，還得要接受高額的醫藥費。所以現在很多人對一些小疾病不是忍就是扛，一邊忍受一邊過日子。

西藥非萬能，回頭看老祖宗的神奇食癒力

許多人信奉西藥，正因為西藥見效快，像是身體疼痛時，吃一片「阿斯匹靈」就能在短時間內緩解疼痛；睡不著時，一顆「安眠藥」就能讓人們迅速入眠。但是這些方法都存在一個共同的弊端，那就是：見效快、復發快，治標不治本。

並且，很多人使用西藥後，出現大量副作用，就拿類固醇來說，服用過後不但會導致浮腫，中老年人長期服用還容易誘發骨質疏鬆症。

此外，目前還存在一種現象，就是人多的地方通常交通擁擠、居住地不足，但設施完善，取藥就醫都方便；而有些地方地廣人稀，連個藥局都找不到，尤其對於居住在偏鄉地區的人來說，生病時別說是醫生，就連買藥都有困難。

這些都是西藥不盡如人意之處，如果瞭解一些中醫上的食療祕方，就地取材，治病就容易多了。有時候，正是這些食療祕方，挽救了一個人的健康，甚至生命。

中醫學問大，所有小毛病通通可以治！

現在的華人多服用西藥，然而西方人卻在推崇中藥、研究中藥的神奇之處：那些花草樹木、蟲魚鳥獸是怎麼成為治病良方的呢？

中華文化博大精深，我國的醫術藥方更是源遠流長。民間流傳著很多小秘方，幾千年來，人們世代相傳，使其得以保存下來。這些療方看上去也許有些「土」，甚至可能讓人覺得不太科學，但是老祖宗們的親身實踐告訴我們，這些療方確實可以治病，而且效果不錯。

《13億華人瘋傳 神奇食癒力：101道中醫養生營養療法》搜集整理的祕方都是經過實踐檢驗的，療效顯著且安全可靠。不僅如此，還配有相應的案例、病理剖析，讀者可以將自己的病症與書中的例子相比對。書中所列秘方的材料在生活中都很常見，很容易購買到。

另外，書中所列舉的病例也都是生活中的常見病症，非常貼近日常生活，所以這本書可以做為家庭中必備的工具書，使用方便，內容豐富實用。

追求健康，首重食膳，面對日常中一些小疾小病，借重老祖宗的智慧，採用中醫溫和的膳食療養，可為身體打好根底，達到防病養命之效。

【第一章】

壹

疲勞、老花、關節痛，原來只要……

所有小毛病通通可以治！太神奇了！

《神農本草經》：「枸杞子久服堅筋骨，輕身不老，耐寒暑。」

現代人工作壓力大，易引發疲勞，體內的能源物質過度消耗，進而導致能量不足。枸杞子含有一種叫做「枸杞多糖」的物質，能夠加快清除體內代謝產物的速度，還能增加肝臟裡肝糖原的含量，保持能量供應提高免疫力。

吃飽打嗝停不下來，只要做一件事！快學起來！

好發時間
美食當前，大口吃肉大口喝酒之際

好發族群
愛吃冰冷食物、胃寒、吃太快的人

打嗝屬胃氣上逆，止嘔即止嗝。

「嗝、嗝、嗝」打嗝，或許是個微不足道的毛病，但若是停不下來，不但會引來異樣的眼光（不悅或是同情），嚴重的，甚至有種喘不過氣的感覺。

「飯後打嗝打不停該怎麼辦？」中醫的觀點，這是吃得太快，或是胃寒所引起。

鄰居女兒有次打嗝打得很厲害，好幾天都停不下來，於是來找外公幫忙。

詢問後得知，她以前最喜歡吃冰淇淋一類的東西，結果現在一吃涼的，胃就受不了。檢查時發現，她的舌苔上像是積了一層霜，因此診斷出因胃受寒而引發的打嗝症狀。

老中醫這樣做，快學超養生！

吃飽飯的時候打個嗝是很正常的，但如果連續不斷地打嗝，自己又控制不了，就有點麻煩了。這種打嗝，醫學上叫「呃逆」，一般是在受涼或進食過急、過快、過燙、過冷的情況下突然發生，吃辛辣食物尤其容易引起。

對於胃寒型的打嗝，可以用八角湯來治。療方中的八角又叫大茴香，是止嗝的主料，蜂蜜則是作為調味，中和八角的氣以便下嚥。另有一味藥叫作小茴香，中藥書籍明確記載它能「溫中止嘔」，適用於胃寒型味的胃氣上逆嘔吐。在中醫看來，打嗝也是胃氣上逆，所以止嘔的小茴香一樣適用於止嗝。

雖然大茴香和小茴香是兩味藥，但成分卻很類似，功效也相近。前面所說的八角湯用的是隨處可見的大茴香，當然，如果有條件，這個療方改為小茴香湯一樣可行，對因胃寒引起的打嗝都非常有效。

出門在外，如果打嗝不止，也有一種應急的辦法，即按壓內關穴。

內關穴在小臂內側的正中，離腕橫紋兩寸的位置（如將右手食指、中指、無名指三指併攏貼在小臂上，且無名指齊腕橫紋的話，食指與小臂的交接處之正中央即為內關穴）。從內關穴穿過胳膊到手臂外側的對應位置，就是外關穴。正確的按摩方法是用拇指按壓內關穴，與拇指對應，同時用食指按壓外關穴，力度以感到酸痛為限。這樣按壓幾分鐘，打嗝一般就會止住。

治同一種病會有不同方法，因人而異，因時而異。平時最好多掌握幾種，不僅可以幫助自己，還可以幫助周圍的人，一舉多得。

老祖宗的智慧

絕對想不到！
聞指甲可以治打嗝！？

燒指甲會產生較強刺激性的煙霧，鼻子吸入煙容易打噴嚏，進而阻斷、干擾引起打嗝的神經反射，止住打嗝。

食膳
療癒力

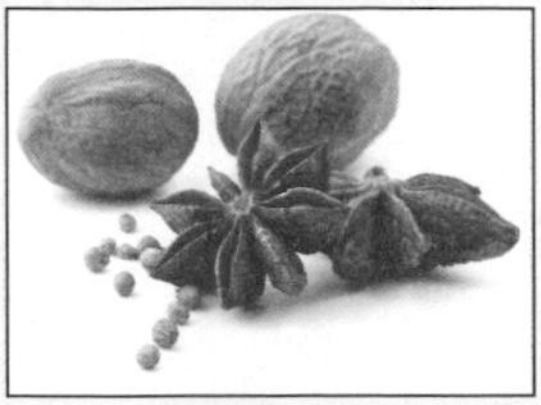

生八角煎蜂蜜

【食材】生八角一百克、蜂蜜。

【做法】將生八角一百克用兩碗水煎到剩下一碗時，再加些許蜂蜜，煮沸後即可服用。

好想睡？只要吃這個，精神百倍，業績滾滾！

好發時間
一進辦公室，隨時隨地都疲憊

好發族群
壓力大、疲勞者

枸杞子，身體的清道夫。

許多擔任業務的上班族，雖然薪水豐厚，但壓力大，常因工作過度而引起疲勞。疲憊是因為體內能量大量消耗後，代謝物質清除不乾淨，就會覺得疲累、無力。

老中醫這樣做，快學超養生！

因為工作過度而引起的疲勞，主要是由於體內的能源物質過度消耗，導致能量不足。

能量大量消耗的同時會產生大量的代謝產物如乳酸、丙酮酸等，這些代謝產物成為人體的垃圾，是導致疲勞的重要原因，如果休息時間不足，體內的垃圾老是清除不乾淨，自然就會整天覺得很累。

有一種緩解壓力的好辦法，那就是用枸杞子泡茶喝。

每日取十到二十克的枸杞子用開水沖泡，當茶水飲用。枸杞子味變淡消失後，就換上新的枸杞子泡水。連續喝了一個月枸杞子水後，精神就會好很多，更能專注在工作上，力求最佳表現。

枸杞子含有一種叫做「枸杞多糖」的物質，能夠加快清除體內代謝產物的速度，清除體內的垃圾，這就好比原本清潔隊員清道時用掃把，掃了半天才能清潔幾百公尺，但用上了專業的清道車後，五分鐘就能把一條街掃得乾乾淨淨。

枸杞子還能增加肝臟裡肝糖原的含量。肝糖原這東西是一種能量儲備，肝糖原增多，就意味著人體備用的能量多，工作時就能保證能量供應，人自然也沒那麼容易疲勞了。

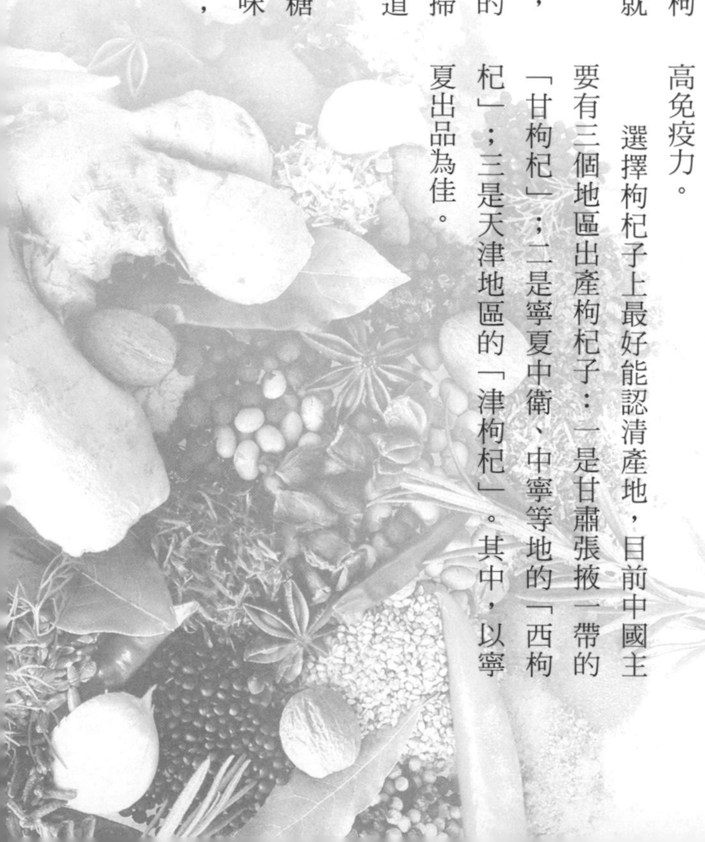

幾千年前的古籍《神農本草經》對枸杞子是這樣評價的：「久服堅筋骨，輕身不老，耐寒暑。」研究發現，枸杞子除了能抗疲勞以及有一定的降血糖、降血脂的輔助功效之外，還可以提高免疫力。

選擇枸杞子上最好能認清產地，目前中國主要有三個地區出產枸杞子：一是甘肅張掖一帶的「甘枸杞」；二是寧夏中衛、中寧等地的「西枸杞」；三是天津地區的「津枸杞」。其中，以寧夏出品為佳。

老祖宗的智慧

原來我都吃錯了！
疲勞剋星——枸杞子

工作過度消耗能量，產生大量代謝產物，是導致疲勞的重要原因。枸杞子茶能加快清除體內代謝產物的速度，消除工作疲勞。

食膳
療癒力

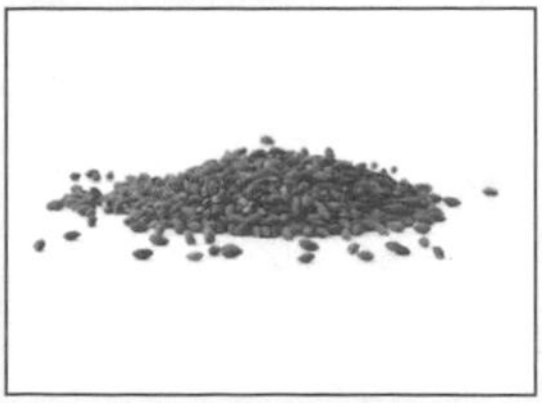

枸杞子泡茶

【食材】枸杞子泡茶。

【做法】每日取十到二十克的枸杞子，用開水沖泡，當茶水飲用。

醫生未必告訴你的小妙方！原來只要一個動作，感冒再也不上門！

好發時間

最趕流行，只要有流感一定中

好發族群

體弱、免疫力較差的人

03

勤加摩鼻＋洗鼻，感冒止步。

只要天氣變化大，流感總是一波未平一波又起，體質差的人從未缺席、三天兩頭就感冒生病，該怎麼辦？

治療感冒的根本之道，在於提升自身免疫力，除了好好運動外，也可保養鼻子、增強其防禦功能！

老中醫這樣做，快學超養生！

因為體質比較差，經常感冒，三天兩頭發燒頭痛的患者，最好的辦法就是增強身體的免疫力，增強免疫力不是吃補品，而是去運動，比如每日跑步。但許多人常說生活忙碌，不愛跑步，剛退休時買的跑步機還放在家裡，也沒用上幾天。

有一個懶辦法：「摩鼻」加「洗鼻」，簡簡單單就能預防感冒。這兩個方法結合起來使用，就能預防感冒。

因為感冒病毒侵入人體時，首先突破的防線就是鼻子，那裡有黏液、鼻黏膜上的纖毛以及免疫細胞。黏液是鼻涕的主要成分，能像膠水一樣黏住病毒；纖毛，就像掃把一樣，會不斷地向鼻孔外擺動，把黏住病毒的黏液向鼻孔外掃出去；免疫細胞則能分泌抗體，直接殺滅病毒。

說得具體一點，病毒一接進鼻子這道防線時，一隻腳便被黏液粘住動彈不得，然後免疫細胞分泌的抗體就能將它們輕鬆消滅，最後被纖毛掃地出門外。

按摩鼻子，主要是增強鼻子的血液迴圈，讓氣血運行通暢；洗鼻則透過濃度百分之二且有殺菌作用的鹽水，沖進鼻腔，幫助免疫細胞殺菌抗敵，同時促進纖毛儘快把病毒沖刷出來，也能給鼻子補充水分，讓黏液充足分泌。

這樣一來，預防普通感冒就是小事一樁了。

老祖宗的智慧

「摩鼻」和「洗鼻」，為什麼能預防感冒呢？

鼻子是感冒病毒侵入人體時的首要防線，黏液、鼻黏膜上的纖毛、免疫細胞，稱為防禦系統「三劍客」。因此，「摩鼻」和「洗鼻」能保持並加強「三劍客」的防禦功能！

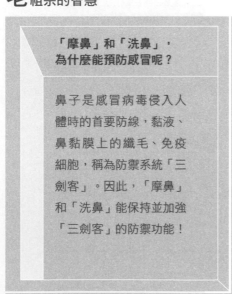

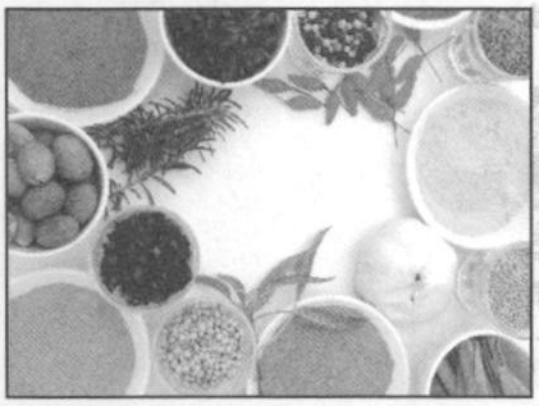

摩鼻

【部位】鼻子。

【做法】用食指和拇指先按著鼻樑的上端，以此為起點從上往下揉搓，注意要搓到鼻翼的部位，反覆揉搓，到局部發熱為止。然後按鼻周，即用兩根食指分別壓住鼻唇溝，從上往下反覆揉搓，到局部發熱為止。最後用食指打橫，緊挨著鼻孔，從左到右或從右到左反覆揉搓，到局部發熱為止。

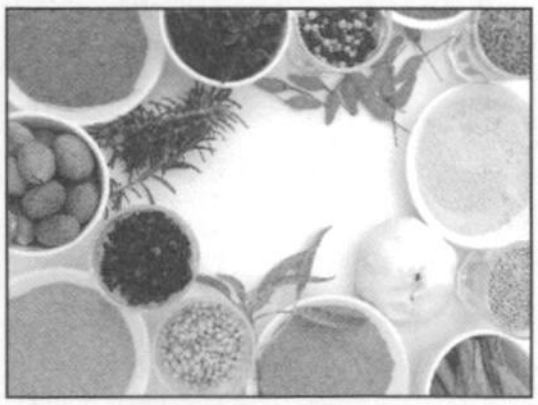

洗鼻

【材料】鹽、溫水。

【做法】先倒滿一杯溫熱的清水，放一點鹽，比例大概是一比五十。等鹽溶化後把鼻子湊上去，讓兩個鼻孔浸泡在水裡，然後吸氣、呼氣以來回沖洗鼻腔。

就是它！解憂鬱聖品，讓你完勝低潮！

好發時間

心情陰晴不定，隨時可能盪到谷底

好發族群

情緒低落、抑鬱症患者

人蔘茶泡熱水，療鬱有解。

許多人外表看似一帆風順，在人前保持著笑容，心情其實非常低落痛苦。看心理醫生才知道得了抑鬱症。

老中醫這樣做，快學超養生！

人蔘治療心情煩躁、抑鬱等精神症狀的功能，在古醫書裡早就有記載，如《神農本草經》就記載人蔘能「補五臟，安精神，定魂魄，止驚悸」。雖然用人蔘來治療抑鬱症的效果要比真正的抗抑鬱藥差一些，但常吃抗抑鬱藥總會有些許的副作用，相較下，喝人蔘茶就安全得多了。

人蔘的種類很多，如高麗蔘、野山

蔘、西洋蔘、紅蔘等，具體選哪一種不太重要，只要每次將人蔘切片，取三克左右泡熱水飲用即可，每日服用二到五次。

研究還發現，人蔘皂苷對腦神經細胞有興奮作用，對腦缺氧損傷的神經細胞有保護作用，還能促進神經細胞之間的傳遞，增強學習和記憶能力。既能抗抑鬱，又提神醒腦。

面對現代壓力很大，又整天用腦的情況，當然最適合不過。只是有些人吃紅蔘、野山蔘可能會流鼻血，如果出現這種情況，換成西洋蔘就可以了。

其實防治抑鬱症有很多方法，吃深海魚油和魚也可以防抑鬱。

保健藥品裡的魚油是從魚中提煉出來的，老年人長期服用，能降低心腦血管疾病的發生率，延年益壽。調查研究還發現，魚油對抑鬱症有不錯的療效，常吃魚的人，其抑鬱症發病率也明顯低於沒有吃魚習慣的人。每週只要吃魚類食物或魚油膠囊兩次以上，就能減輕抑鬱狀態。

老祖宗的智慧

安神補氣的人蔘，還能抗憂鬱？

現代醫學研究證實了人蔘治療抑鬱的功效，因為人蔘所含的人蔘皂苷，能夠降低大腦裡引起抑鬱感覺的神經物質含量，從而達到治療的效果。

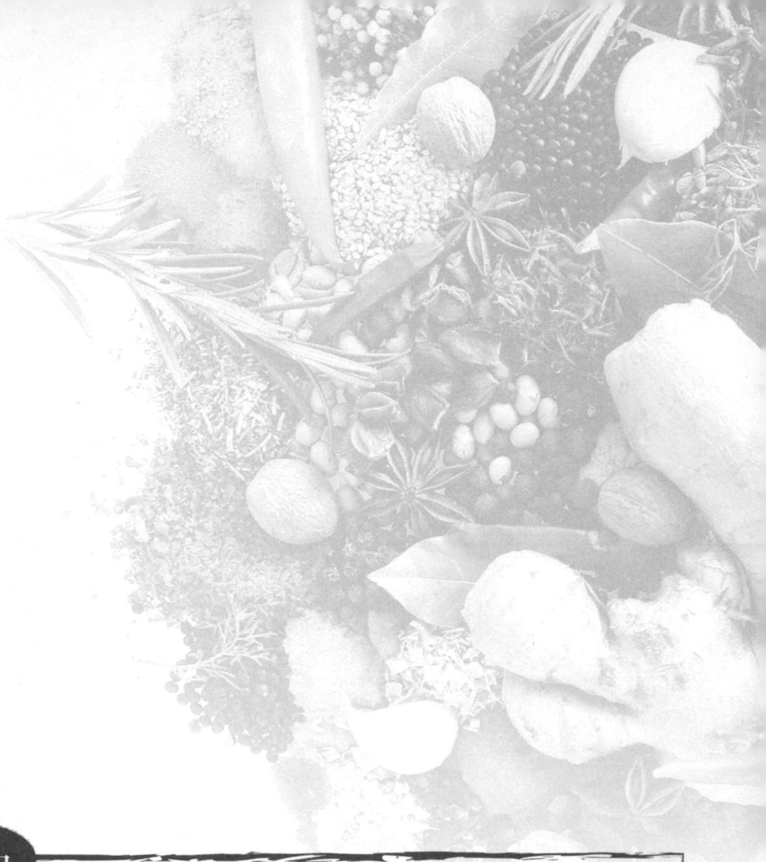

食膳
療癒力

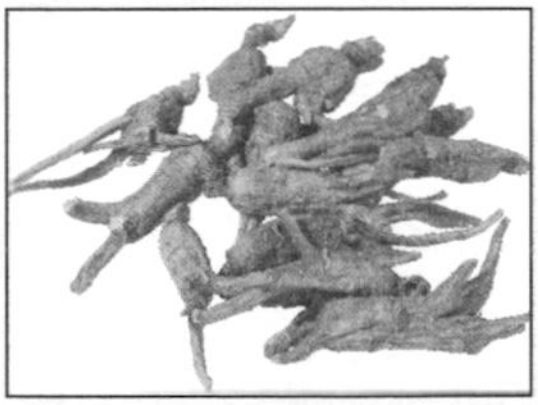

人蔘茶

【食材】人蔘片三克、水。

【做法】取人蔘三克，泡水飲用，每日二到五次。

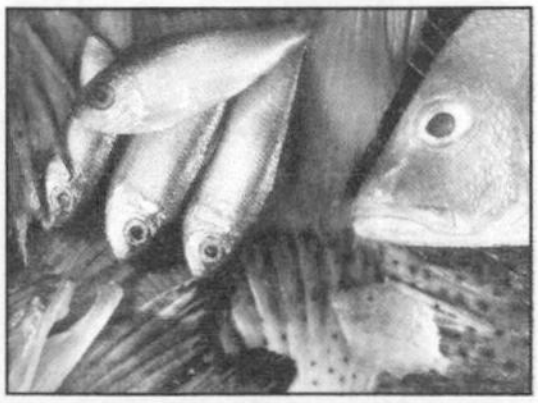

魚肉魚油

【食材】魚或魚油膠囊。

【做法】每週吃兩次或兩次以上的魚類食物，或者每天吃一粒魚油膠囊。

學起來分享，心臟健康，拯救千萬人！

好發時間

季節交換，天氣多變的時候

好發族群

高血壓患者、中老年人

護心，不再兩眼昏花、地轉天旋。

高血壓已是文明病，其實只要正確飲食，有食療方就能協助降壓，中藥在降壓上也有不少的選擇。

老中醫這樣做，快學超養生！

首先推薦的是杜仲，《神農本草經》記載杜仲有降壓的功用。現代研究也發現，杜仲含有一種叫松脂醇二葡萄糖苷的成分，它能抑制血管壁平滑肌的鈣離子內流，使血管擴張，從而達到降壓的目的。在降壓藥裡有鈣離子拮抗劑這類藥，就是專門抑制鈣離子內流的，比如大名鼎鼎的「拜新同」、「聖通平」等藥物，都屬此類。

接著是枸杞子。枸杞子可以泡茶，也可以泡酒。枸杞酒裡面含有的少量酒精成分，能活血通竅，還能降低日後心腦發病概率。

葛根也有降壓作用，葛根裡含有的葛根素，能降低高血壓患者血漿內之皮素，從而達到降壓效果。另外，葛根對高血壓常引起的心臟肥大症具有療效，可達到保護心臟和逆轉肥大的作用。

但是任何療方或藥物都不可能百分之百有效，使用時應當經常監測血壓。有明顯效果的話就放心繼續使用，無效的話再另想辦法，這才是科學的態度。

中藥降血壓的療法在醫學界雖然公認有效，但效果有限。如果效果不好，就應該及時服用醫囑的降壓藥，畢竟把血壓控制住才是最重要的。

老祖宗的智慧

枸杞除了明目，還能保護心臟、降血壓？

枸杞子裡的枸杞多糖，對於收縮壓、舒張壓都有降低作用；少量酒精成分，能夠活血通竅與降低日後心腦發病概率。

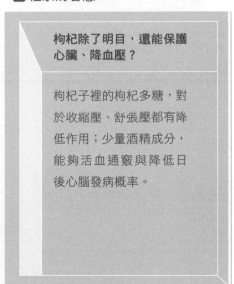

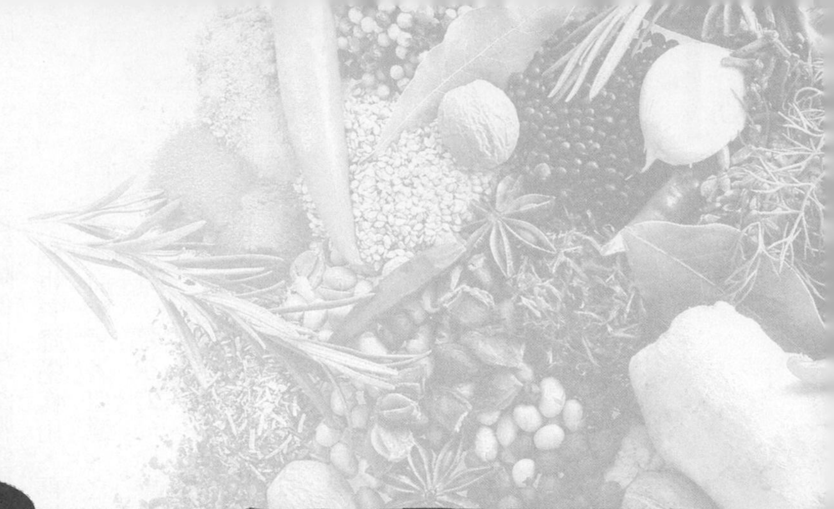

食膳
療癒力

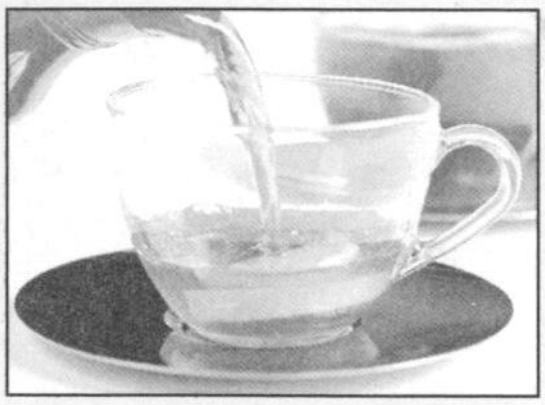

杜仲茶

【食材】杜仲十克、水適量。

【做法】將杜仲泡水服用，早晚各一次。

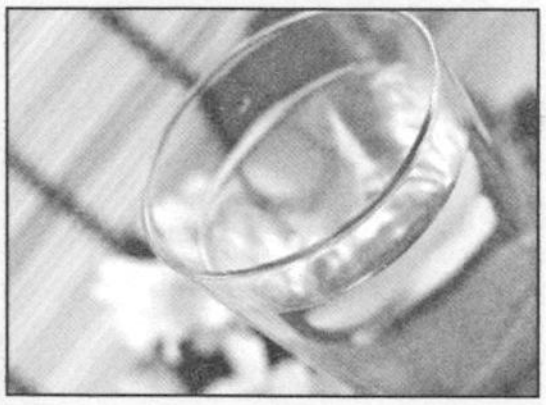

枸杞酒

【食材】枸杞子三百克、白酒（燒酒）一千克。

【做法】將枸杞子浸泡在白酒中，浸泡兩星期左右。晚上飲用一小杯。

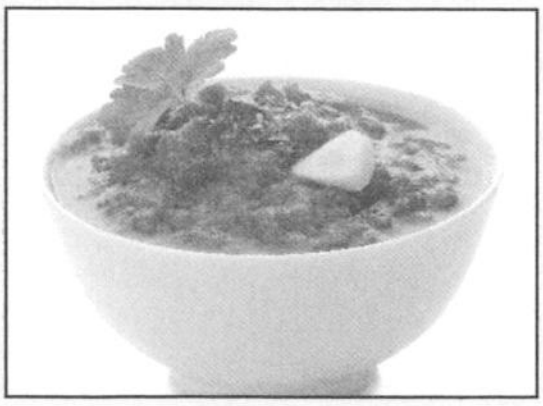

葛根粥

【食材】葛根三十克、粳米一百克、水適量。

【做法】將葛根與粳米加水煮粥服用，每日一次。

不是真的吧！？
這樣做，一下子就睡著！

好發時間

每個無法入睡的夜晚

好發族群

壓力大、躁鬱者

輕鬆喝茶，治失眠。

睡眠對人的健康至關重要，甚至有人認為「睡眠是最好的藥」。

俗話說：「千金難買好睡眠。」人一天一般需要八個小時以上的睡眠時間，且應該確保睡眠的品質。

老中醫這樣做，快學超養生！

如果長期睡眠不足或睡眠品質太差，大腦的疲勞難以恢復，其機能就會受到嚴重影響，聰明人也會變糊塗，很多人神經衰弱就是嚴重睡眠不足引發的。一段時間下來，不僅人消瘦了，脾氣也變得急躁易怒。

晚上睡不好，白天沒精神，經常感

覺頭昏眼花、頭痛耳鳴，工作效率也下降。抗焦慮藥劑量越吃越多，可能引發諸多副作用。

其實，喝茶是個治失眠的好辦法。早上十點前喝紅茶、晚上喝五味子柏子仁茶可安神、安眠。

早上喝和晚上喝作用各不相同。早上喝普通的紅茶，具有興奮作用，目的是提神醒腦，這樣白天精神便會較為充足；晚上喝枸杞子茶，五味子、柏子仁這兩味都是中醫裡經典的寧心安神、安眠鎮靜類食療方。正好適合長期失眠、因心理壓力導致的疲憊狀態。

《本草綱目》記載，柏子仁【編按】具「養心氣，潤腎燥，安魂定魄，益智寧神」之效，五味子裡的五味子甲素、丙素、醇乙，柏子仁裡的柏子仁皂苷和柏子仁油均有確切的改善睡眠的功效。

至於枸杞子，雖然沒有直接的安眠作用，但它卻是一味滋補中藥，可以抗疲勞，加快清除體內的代謝產物。

除了喝茶外，最關鍵的是要保持心情放鬆、樂觀，只有進行心理調節，過了這一關，失眠就能完全消除了。

【編按】柏子仁為柏科植物側柏 Biotaorientalis (L.) Endl. 的種仁，其主治養心安神，潤腸通便。用於虛煩不眠，心悸怔忡，腸燥便秘等症。

老祖宗的智慧

睡不著還喝茶，豈不是會越喝越失眠嗎？

早上喝普通的紅茶，具有興奮作用，目的是提神醒腦；晚上喝枸杞子茶，其中五味子、柏子仁這兩味都是寧心安神、安眠鎮靜類食療方。

食膳
療癒力

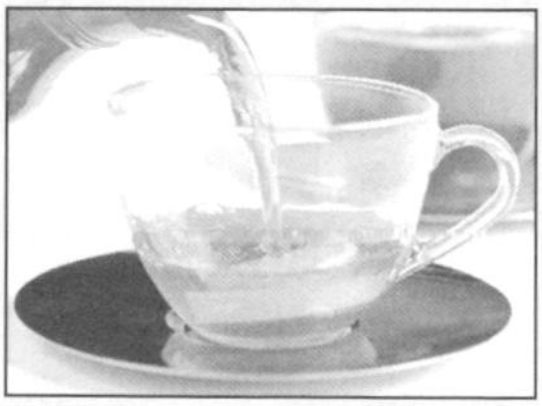

早晚喝茶

【食材】紅茶、枸杞子茶。

【做法】早茶：上午十點前喝紅茶。晚茶：枸杞子茶。取枸杞子十五克、柏子仁十五克（也可以用五味子十克代替）以熱開水沖泡，加蓋燜五分鐘，每晚代茶飲用。

只要這一招！立刻消滅暈動症，上船坐車快樂出遊！

好發時間

坐飛機、搭車搭船，搖搖晃晃的時候

好發族群

內耳平衡功能較差者

07

一個動作，一片瘦痛貼布，輕鬆不暈車！

許多人出去旅遊，最難過的不是天氣不佳，而是暈車，暈車暈船雖不是什麼大毛病，但仍帶來了許多不便。

這類症狀為暈動症，是因交通工具的速度與路途震動，超過了內耳平衡器官的適應能力所致。

老中醫這樣做，快學超養生！

暈動症在旅途當中很容易出現，所謂暈動症，是指人們在乘船，坐車或飛機時，船、車或飛機的速度時快時慢，加上顛簸震動，超過了內耳平衡器官的適應能力，因而出現頭痛、頭暈、嘔吐、噁心、虛脫、休克等症狀，同時還伴有出冷汗、臉色蒼白、心動過速或過緩等症狀。如果本身體質不佳，且周圍的環境極為污濁，容易誘發或加重該病症。

一般人在出發之前服用暈車藥就可以了，提前半個小時到一個小時吃暈車藥，這樣才能使藥效得到發揮。但是有人不管是吃止暈藥也不能緩解症狀，無法根本地防止暈動症發作。

要有效緩解暈動症，有個簡單的方式，就是每次坐車或是坐飛機前半小時，先用溫水將肚臍周圍的皮膚洗乾淨，然後在上面貼上痠痛貼布；如果覺得這樣做不保險，還可以在內關穴上貼兩張。這樣提前做好準備，基本上就不會出現暈車現象了。

中醫裡面講到「公孫內關胃心胸」，其主要含義是公孫穴和內關穴專治胃部、胸部的不適，對於暈車時出現的症狀十分適用。臍部又名神闕，它與脾胃的聯繫非常密切，其經脈與任脈、督脈相連，因此敷臍療法是中醫最常見的止暈方法。臨床上對懷孕後劇烈嘔吐、梅尼爾氏症【編按】都有相當的效果。

暈動症患者如果一時之間找不到痠痛貼布，使用OK繃也可以有相同功效，只要貼對地方就行。這個療方主要依靠對穴位的刺激，貼布上的藥物只是增加了刺激的作用。

【編按】梅尼爾氏症，一種內耳疾病，會引起陣發性眩暈、耳鳴、耳內壓力或悶塞感及波動性的聽力喪失。

老祖宗的智慧

只要一片貼布，不只治痠痛也治失眠！？

中醫講到公孫穴和內關穴專治胃部、胸部的不適，只要刺激正確的穴位，就能有效止暈。

保健
養生功

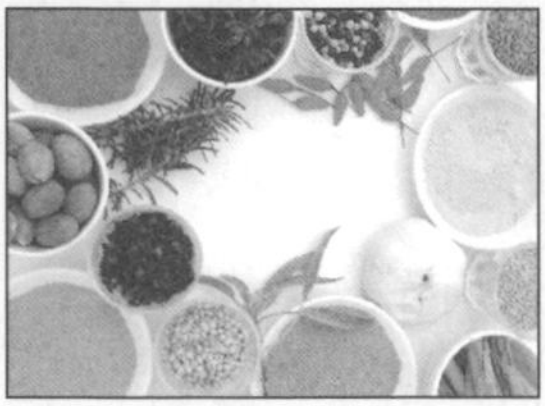

痠痛貼布貼肚臍

【部位】肚臍。

【做法】每次坐車或是坐飛機前半小時，先用溫水將肚臍周圍的皮膚洗乾淨，然後在上面貼上痠痛貼布；如果覺得這樣做不保險，還可以在內關穴上貼兩張。

打針不怕腫起來！醫生不一定會說的，超簡單靜脈炎急救方法！

好發時間
無特定
好發族群
打點滴之病患

神奇馬鈴薯，具有活血、化瘀、止痛「三效」之功。

靜脈炎是因藥物刺激血管壁，產生局部血管及皮膚組織炎性滲出，或者打點滴時手腳移動，使藥液滲出到血管外組織而引起的一系列炎症。

臨床表現是患肢有條索狀硬結，按壓有明顯疼痛，局部皮膚變紅、發腫、發熱、疼痛。一般來說，只要用熱敷的方法就能治癒。

老中醫這樣做，快學超養生！

其實只要用馬鈴薯就好了，因為馬鈴薯含有膽鹼烷衍生物茄鹼，能促進血液循環，達到活血、化瘀、止痛作用。

若是想讓效果更好一些，可以用六神丸。

六神丸有清熱解毒、消癢止痛的效果。研究發現，蟾酥、牛黃和冰片，這三味藥具有強大的消炎止痛效果，因此對於靜脈炎極為適用，能達到顯著的效果。不過要注意，敷藥後需定期往紗布上滴水，以保持濕度。通常敷三、四天就能把病治好。

由於六神丸有較強的消炎鎮痛作用，用於治療口瘡、咽喉腫痛、扁桃體發炎；外敷還可治療癤瘡、癰疽瘡毒、紅腫熱痛等急性皮膚感染和炎症。如果用於止牙痛、牙齦炎、牙周病等，效果也特別好。

其治療方法：每次含服四粒，再用五到十粒研磨成細末，塗於患部，一個小時左右疼痛就會消失。

但是不能把六神丸當作保健品濫用，因為裡面的蟾酥、雄黃均有一定毒性，小孩子更要格外注意，須按說明書上的用量使用。

此外，六神丸含有的麝香易引起孕婦流產，所以孕婦忌用。

老祖宗的智慧

原來，二十年來我都錯用了馬鈴薯！

馬鈴薯所含的澱粉具有吸水作用，能吸收發炎、腫脹組織裡的水分，進而達到良好的消腫效果。

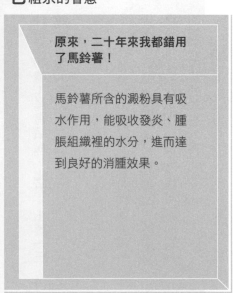

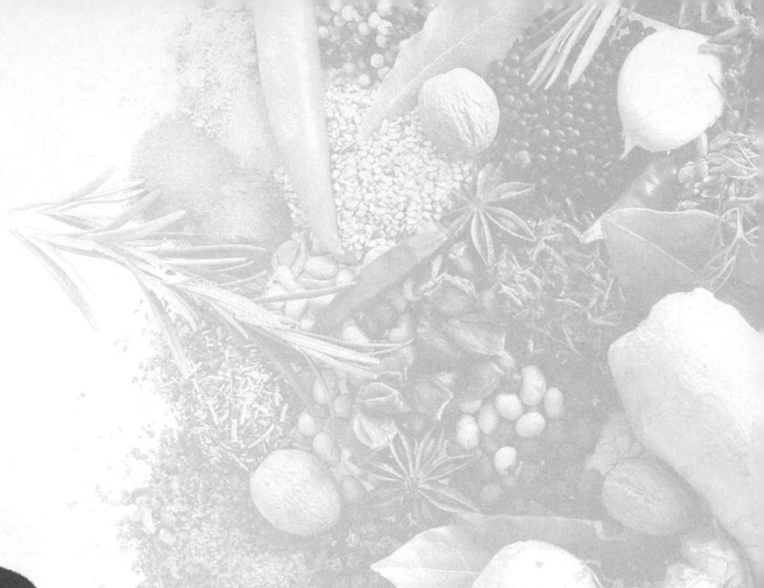

保健
養生功

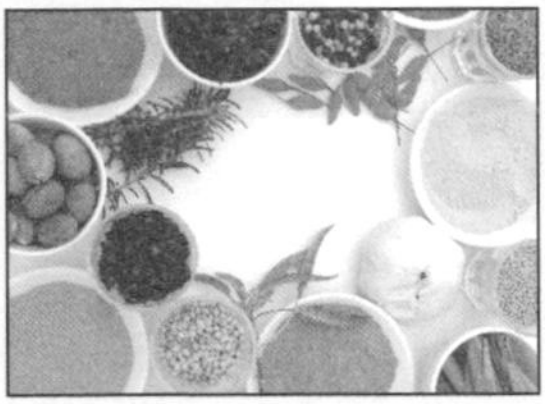

馬鈴薯片敷法

【材料】馬鈴薯。

【做法】將馬鈴薯切成馬鈴薯片或者是搗成馬鈴薯泥外敷，二到四個小時更換一次。

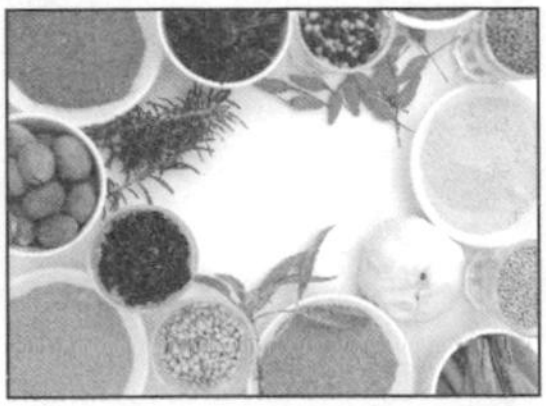

六神丸治療法

【材料】六神丸、酒（蜂蜜或者是醋都可以）。

【做法】六神丸適量研磨，用酒、蜂蜜，或者醋調成糊狀，然後均勻地塗在靜脈炎的患部，用紗布包好並固定。一般每日敷兩次，每次敷四個小時。

家有長輩一定要看！
一個步驟，小便失禁再也沒煩惱！

好發時間

隨時隨地都有可能

好發族群

年長者

腎氣不行，造成大小便失禁。

尿失禁的問題從傳統醫學的角度來看並不難解釋，主要的問題在腎上面。腎氣不充足會導致膀胱懈怠，收束無力而造成小便失禁。

老中醫這樣做，快學超養生！

腎主水，在水液代謝的整個過程當中，腎氣可以說是代謝的原動力，對每一個環節的功能都起到調節的作用，水液代謝是否正常直接反應腎功能的正常程度。

而且，腎主管大小便，與膀胱互為表裡，膀胱所運轉的動力也是由腎提供的，可見大小便出問題，肯定與腎有很大的關係。

一般小便失禁是控制不住自己的大小便，但是有些狀況較嚴重的長者，已經沒有感覺，建議先去大醫院看看，做清楚的檢查，不要覺得非常難為情，總是藏在心裡，惶恐不安的情緒也會影響到腎氣，讓小病拖成大病。

多做養生功，對小便失禁也是很有幫助，透過利用意念調動體內的氣，將被不正當的飲食和負面情緒影響而紊亂的氣回歸本位，符合人體流動的需要。一定要每天持續鍛煉，這樣才會見效。

這個動作雖然簡單，但是蘊含的中醫哲理是非常深的。任脈和督脈都是由我們的口中斷開，舌抵上上顎，就是將這兩條經脈連接在一起，任脈導引壯腎法，就是利用呼吸之法，讓體內的氣血正常地運行，並有很好的生津作用，可以健腎壯腎。

任脈下行，督脈上升，氣血暢通，身體的問題就可以得到調節。而肛門的收縮動作可以起到制約膀胱的作用，功效非常的全面。

最重要的是，假如長期執行，會發現，導引完以後，口中生津。這時，需要將津液【編按】緩緩地咽下去。「津液」可是非常珍貴的東西，道教將津液稱為「長生酒」，認為津液可以濡養內臟、骨髓，滋潤頭髮、五官，好處多多。

【編按】津液，指身體中的各種生理水液，包含各臟器體液與其他分泌液。

老祖宗的智慧

一個動作，
小毛病通通可以治！

任脈下行，督脈上升，氣血暢通，身體的問題就可以得到調節。而肛門的收縮動作可以起到制約膀胱的作用，功效非常全面。

保健
養生功

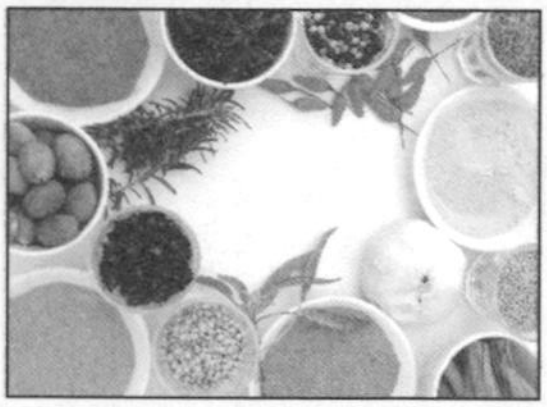

晨起呼吸法

【部位】舌頭、眼睛、肛門。

【做法】早上起床之後，先深深地吸一口氣再呼出來，讓呼吸均勻，然後用舌頭抵住上顎（持續的時候保持發「兒」的音），眼睛向上看頂部。隨後吸氣，肛門隨著做收縮的運動，然後放鬆呼吸，反覆至少二十次

一定要分享！能救千萬人的腦部保健方法！

好發時間
天氣冷颼颼的時候
好發族群
老年人

心脾腎，主宰老年癡呆症。

腦動脈硬化、老年癡呆的症狀，就西醫來說，可能需要服藥控制很長一段時間。

就中醫觀點來看，老年癡呆與心、脾、腎三臟有著非常密切的關係。

老中醫這樣做，快學超養生！

老年癡呆症與老年人血管退化、變狹窄，從而導致大腦細胞慢性缺氧缺血，引起大腦神經的損傷、退化有關。

舌頭是大腦神經末梢的一部分，對舌頭進行刺激，能夠有效提高血液對腦神經的補給，改善腦部缺血狀況。經常運動舌頭，可以對神經末梢進行刺激，減緩大腦神經細胞的功能退化。

人的舌頭，與心、脾、腎三臟都是相連接的，通過運動舌頭，就是對心、脾、腎三臟進行調節，可以說是「動一舌而調三臟」。

運動舌頭會刺激很多的唾液，「腎在液為唾」，唾液就是腎精所化生的，因此將唾液嚥下後，能夠起到補腎作用。

中醫理論認為，牙齒是由腎之精氣所濡養的。所以刺激舌頭就是運動腎臟，以及叩擊牙齒，也是起到補益腎臟的功能。因為中醫理論上講腎藏精，精生髓，髓聚於腦，所以說，腎臟是生髓的器官，腦為聚髓之海，採取吞唾液，叩牙齒，所起到的作用就是補腦。

此外，研究發現，人體分泌唾液的腺體，會分泌出一種叫「Ghrelin」的物質。這是一種生長激素的內源激素，有些學者稱其為「返老還童素」，在大腦的記憶、學習、睡眠等多種神經功能中扮演了很多的重要角色。經常活動舌頭，可以充分吸收「返老還童素」，對於治療老年癡呆症，具有一定的積極意義。

老祖宗的智慧

太驚人！動動舌頭，能治療老年癡呆！？

老年癡呆患者，舌底靜脈往往出現嚴重的瘀滯與曲張。藉由對舌頭進行活動，能夠促進舌底下靜脈血流的運動，從而有效降低曲張、瘀滯的程度。

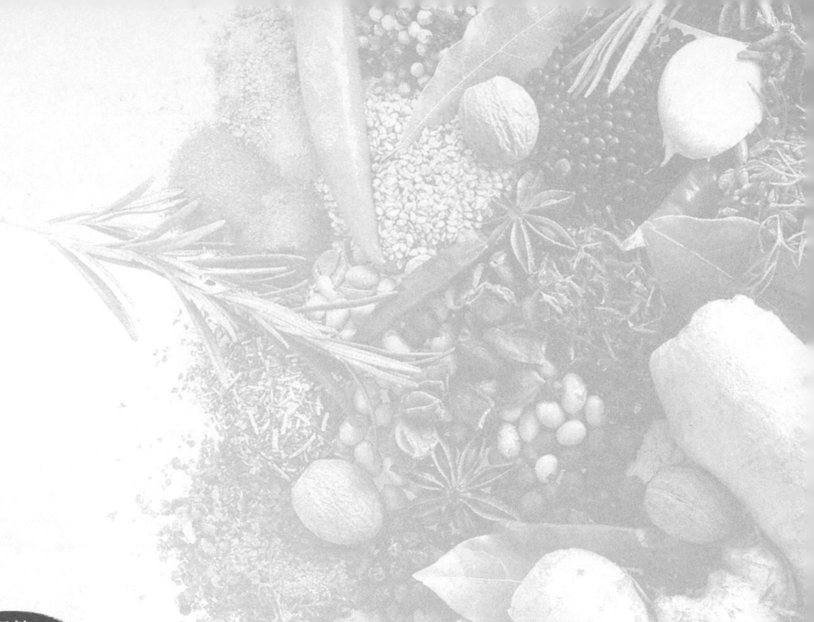

保健
養生功

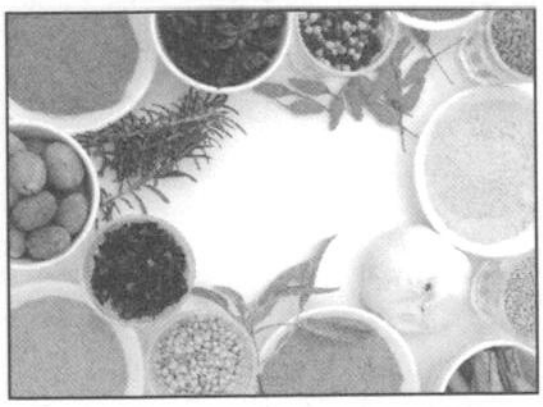

舌頭功

【部位】舌頭、牙齒。

【做法】一、用舌頭將牙床抵住，在口中沿著一定的規律進行轉動（順時針或逆時針），反覆攪十次，然後用牙齒輕叩四十次，接著以口中唾液鼓腮運動十次，最後將唾液嚥下。一日三次。

二、稍微將嘴半張，儘量將舌頭伸出後縮回，反覆進行十五次，然後學習「蛇吐信」的方式，把舌頭伸出後左右擺動二十次。上述動作做完後，同樣將口中的唾液嚥下，一日三次。

醫師都驚訝的安神益氣妙方

好發時間
天氣多變化
好發族群
情緒不穩定者

情緒，從口開始，吃對食物，心情就開朗！

嚴重的打擊，常會讓人受創，發生精神恍惚、驚恐不安、言語不清的症狀，對中醫來說，不只是心理問題，也是易哭泣、悲傷、煩躁、失眠、精神恍惚、心慌、胸悶的臟躁病。

老中醫這樣做，快學超養生！

「臟躁病」這個名稱，可以直譯為「臟腑躁動不安」。「臟躁」是一種有易哭泣、悲傷、煩躁、失眠、精神恍惚、心慌、胸悶等主要行為的精神類疾病。

而從現代醫學的觀點看，臟躁並非是單一的一種病症，而是包括了抑鬱症、更年期綜合症、經前症候群、歇斯底里等多種疾病。

中醫有些能安定心神的食療方，像是甘麥紅棗湯，加用了百合，可以潤肺清心、安神益氣。另外蓮子養心安神的效果也不錯。根據臨床經驗，「臟躁症」治癒率也是非常高的。

小麥能夠和肝氣、養心氣，特別是調節心臟。小麥再配合甘草，有補養心脾之效，加配性味甘溫的紅棗，全方有調和心、肝、脾三臟之效。

醫學證明，甘麥紅棗湯能夠對大腦中樞的興奮性產生抑制作用，可以幫助睡眠，起到改善心煩氣躁等鎮靜安神的效果。

換句話說，甘麥紅棗湯是一種效果明顯的鎮靜劑，對於心煩、失眠這些症狀效果非常明顯。

老祖宗的智慧

甘麥紅棗湯，
人生不憂鬱！

《金匱要略》記載：「婦人臟躁，喜悲傷，欲哭……甘麥紅棗湯主之。」《靈樞》雲：「心病者，宜食麥」後代醫學專著中也有相似的記載，證明這個方子療效確切。

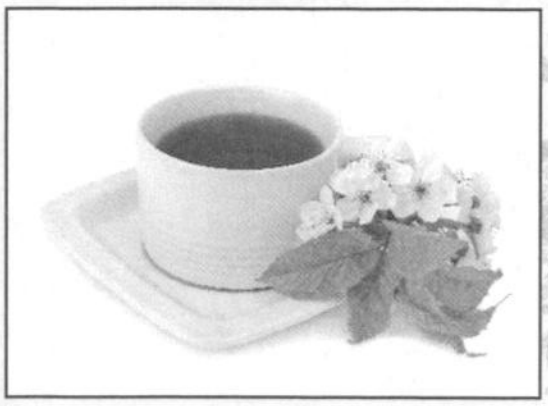

甘麥紅棗湯

【食材】甘草十五克、小麥四十克、紅棗十五克。

【做法】將甘草、小麥、紅棗一起放入鍋中加兩碗水，煎至一碗水，每天一碗，一個星期為一個療程。

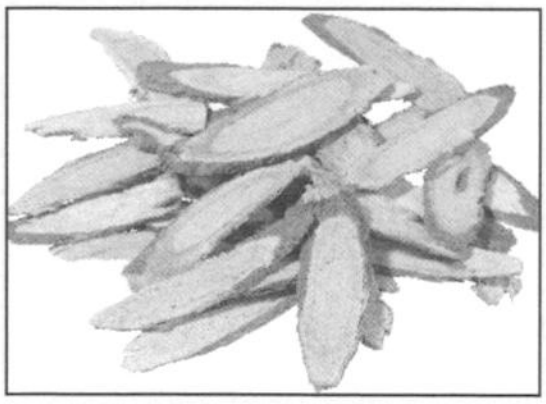

百合蓮棗甘草粥

【食材】乾蓮子三十克、紅棗十枚、甘草五克、乾百合二十克、米五十克。

【做法】將蓮子、紅棗用溫水浸泡半小時，甘草包裹在紗布之中，將浸泡好的蓮子與甘草紗布一同放入鍋中，加水煮至蓮子半爛，取出甘草紗包，另加白米、紅棗，以武火煮沸，加入百合之後改成文火煮爛即可，如果想要增加口感，可放入少量冰糖調味。百合蓮棗甘草粥煮好後，一天早晚各服用一次，兩週為一個療程。

轟動全球！改善老花眼的神奇療方，快給長輩看！

好發時間

不得不服老的時候

好發族群

老年人、需要長時間看螢幕的上班族

按摩刺激，眼睛更靈光。

到了一定年紀，有些人會覺得自己的老花眼越來越嚴重，什麼都看不清楚。

眼睛旁有許多穴位，透過按摩，讓眼睛周圍得到刺激，便能夠更好地保護眼睛，讓眼睛看得更加清楚。

老中醫這樣做，快學超養生！

熱毛巾法和按摩這兩個方法是非常古老的方法。

早晨洗漱的時候，把毛巾浸入熱水後，千萬不要將毛巾擰得過乾，折起來蓋在額頭和雙眼部。眼睛微微閉上，直至毛巾的溫度降低之後拿開。每天熱敷三次，一個月為一個療程。

熱毛巾法後，還可以進行按摩。用雙手食指對兩邊的太陽穴進行按摩，中指對準瞳孔正上方、眉毛中部的魚腰穴，兩根無名指對準眉毛內側的攢竹穴，輕輕地閉上眼睛，按摩時最好有一定的節奏，按壓的時候略帶旋轉按壓的動作，每次按揉三十分鐘。

此外，還可以對光明穴進行按摩。光明穴位於小腿外側，外踝尖上五寸（除大拇指以外的四指併攏，在四指的中指關節上度量的長度為三寸）的位置。每次可以按摩十分鐘。

另外，若要治療老花眼，可以試試枸杞菊花茶。清代的陸定圃在其所著的《冷廬醫話》一書中，極為推崇枸杞子、菊花為護眼的良方。

當時還流行一種叫作枸菊丸的護眼良藥，吃之前先用水融化。如果眼睛老花的度數很大，不妨試試上述方法，對老花眼度數加深有緩解作用。

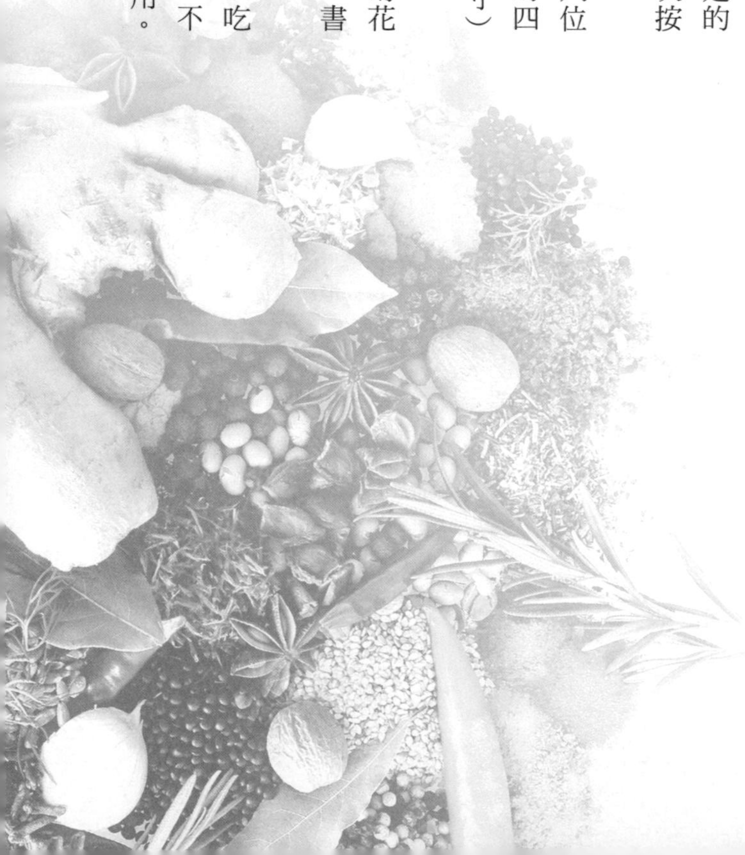

老祖宗的智慧

吃了枸杞，
輕鬆顧眼睛！

清代的陸定圃在其所著的《冷盧醫話》一書中，極為推崇枸杞子、菊花為護眼的良方。

保健
養生功

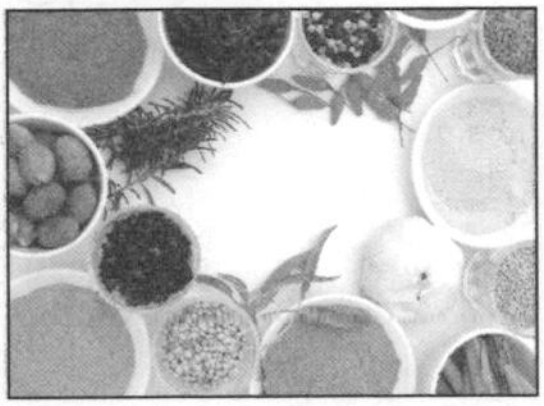

熱毛巾敷

【部位】眼睛、額頭。

【做法】晨起洗漱的時候，把毛巾浸入熱水後，千萬不要將毛巾擰得過幹，折起來蓋在額頭和雙眼部。眼睛微微閉上，直至毛巾的溫度降低之後拿開。每天熱敷三次，一個月為一個療程。

一招改善膝關節炎！看完驚呆了！

好發時間
冬季、雨季
好發族群
老年人

18

勤泡腳，驅走關節炎！

年長者只要一到晚上或下雨時，腿就會非常疼痛，有時甚至不能走路。

這是膝關節炎（俗稱「老寒腿」）的症狀，常常是由於生理性老化所導致。

老中醫這樣做，快學超養生！

一般人發作的時候，兩條腿的關節處就非常疼痛，有時候都不能走路，生活也不能自理，自己的起居飲食全要靠家人來幫忙。症狀表現為關節軟骨營養不良，代謝異常，並出現骨刺。

特別是到了大冷天，患有老寒腿的人可謂是備受煎熬啊！

「老寒腿」治療必須以驅寒為主，

「百病從寒起，寒從腳下生」。人體有十二條經脈，其中有六條運行於腳部，所以泡腳有刺激經脈運行的效果。此外，經常泡腳還對養生有著很大的益處，中醫裡有兩個秘方：

秘方一：粗鹽包。

粗鹽包這個方法能有效地快速緩解關節疼痛，只要堅持一段時間，就能明顯改善症狀。但腫脹、發炎的關節炎患者不能用此療方。

秘方二：花椒水。

花椒是性辛溫之物，可以去除五臟六腑中的寒氣，還能通血脈、調關節。除了花椒，還可以在水裡加上一些艾葉。熱水加上熱性的藥物，祛寒效果會更好一些。

還有乾洗腳，洗腳時雙手相合，抱住大腿根部，然後使勁向下按壓，一直壓到腳踝部，接著再從腳踝返回至大腿根部，一共反覆二十次，按摩時可以坐著也可以站著。

這個方法主要原理是通過刺激腿部的經脈，來促進腿部氣血循環，從而起到祛寒的效果。

老祖宗的智慧

七彩蔬果，
寒氣退散！

患者還應該多食用一些胡蘿蔔、南瓜、番薯、芒果、其、果、梨子、橘子、檸檬、木瓜、杏仁、柿子、玉米、菠菜、苜蓿、甘藍、水芹等顏色鮮豔的蔬果。

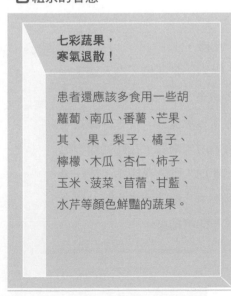

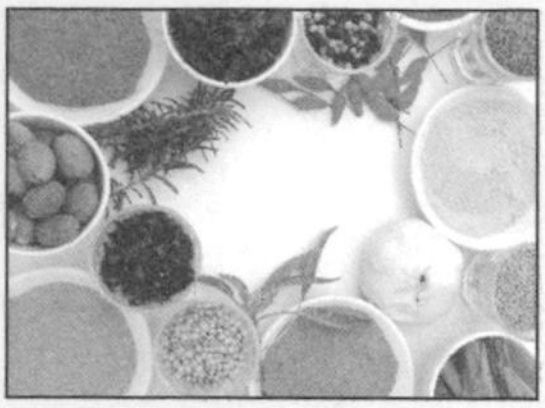

粗鹽包

【部位】腿部關節。

【做法】首先，將一條毛巾對折，用線把三個邊縫起來，僅留一個洞口。縫的時候最好縫得細密一些，否則粗鹽顆粒有可能會漏出。

取一只炒鍋，將買來的粗鹽倒入，炒熱至燙手為止，然後再將粗鹽從剛才預留的洞口倒入毛巾，最後將洞口縫起來。這樣，粗鹽包就做好了。把做好的粗鹽包放置在疼痛、怕冷的關節部位。每次熱敷時間為十五到二十分鐘，直到粗鹽逐漸冷卻。如果熱敷包的溫度比較高，可以在患處再多襯墊一塊毛巾，防止燙傷。此外，熱敷包還能反覆利用，只需用微波爐加熱即可。

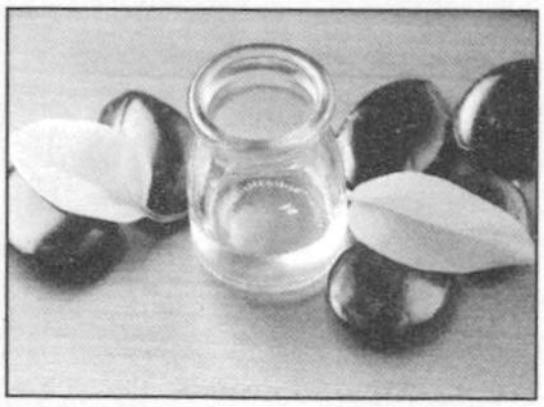

花椒水

【材料】花椒、水。

【做法】抓取一把花椒，加入適量水煎，待藥物充分融入水中即可倒入盆中，先用蒸氣薰雙腳，待水溫降到可以下腳時則用來泡腳。在此過程中也可以不停地加入熱的花椒水，最好讓水蓋過腳踝，一般需泡半小時，待全身微微冒汗即可結束。

第二章

貳

口臭、流鼻血、眼睛痠痛輕鬆根治，

九成的人都忽略的超有效醫生養生法！

現代人生活中依賴電腦、手機等各項 3C 產品，往往長時間盯著螢幕看，對眼部造成負擔。

人的手指和手掌上，有很多和眼睛有關的反射區、經絡以及穴位，勤做手指護眼操，能夠透過刺激與眼睛對應的反射區，來消除眼部疲勞。

每天喝，超退火！
沒有口臭充滿自信！

好發時間
每個精神壓力的時刻

好發族群
長期精神緊張者

口臭，首重清熱、瀉火。

人在高度緊張、飲食無規律的情況下，消化功能也會變差。

口臭是因為氣滯、胃熱，長時間精神緊張被稱做肝鬱，肝功能主身體氣機，因此，肝鬱會導致氣滯。

老中醫這樣做，快學超養生！

肝屬木，脾胃屬土，木剋土，因此「肝鬱則犯胃」，使得脾胃不調、脾胃氣滯。

此外，脾胃消化功能不好，則腐蝕化火，並且長久氣滯也會化火，進而形成胃熱，胃熱薰蒸胃中腐食，腐濁之氣上行至口，形成口臭。

大多數人出現的口臭與胃部幽門螺旋桿菌感染有關，此菌會分解腸胃之中滯留的食物，產生大量氨氣，等到氨氣達到一定濃度時會通過食管、口腔呼出，形成口臭。

治療此病應當從理氣和降火兩方面入手，黃連為中藥中清胃火之主力，具有非常好的清胃熱、瀉胃火之功，適用於熱性口臭患者。

許多人經常膽怯，精神緊張，再加上胃部有灼熱感，飲食又不規律，容易患上了慢性胃炎，就是由幽門螺旋桿菌感導致口臭。黃連對細菌的殺滅、抑制作用非常強，每天喝上一杯黃連水，通常半個月左右就能夠將幽門螺桿菌殺滅根除。

搭配白蘿蔔汁效果會更好，喝白蘿蔔汁則主要是為了順氣，白蘿蔔可促進胃腸蠕動，其功效之強甚至能夠和「嗎丁啉」這類胃腸藥相比，此外，白蘿蔔性寒，正對胃熱之症。另外，刷牙的時候要連同舌頭一起刷。

因為舌苔上容易殘留食物殘渣和細菌，細菌將食物殘渣分解之後，釋放出硫化物，口臭會因此加重。

老祖宗的智慧

黃連治口臭，超有效！

黃連對細菌的殺滅、抑制作用非常強，每天喝上一杯黃連水，通常半個月左右就能夠將幽門螺桿菌殺滅根除。

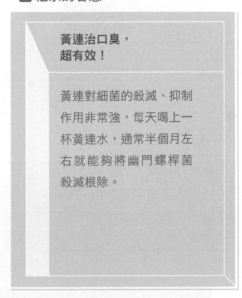

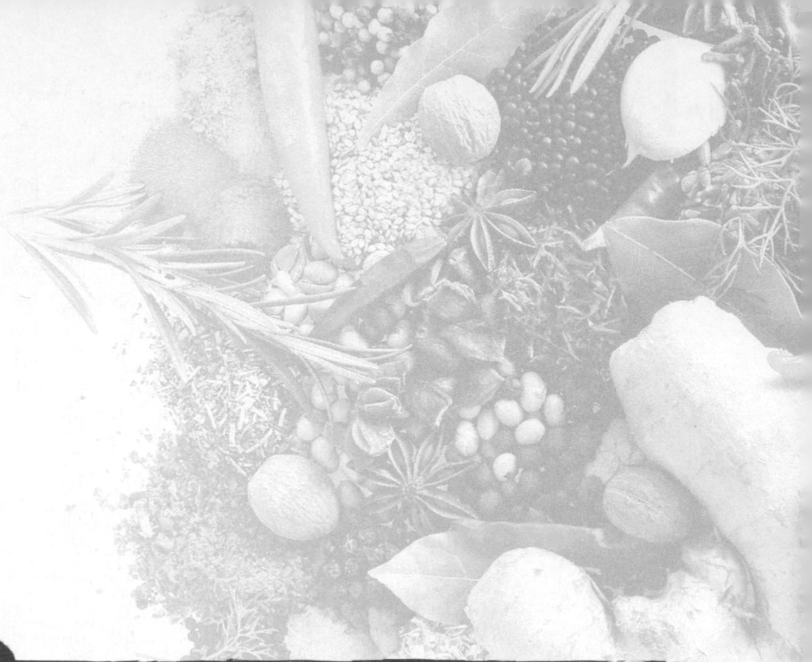

食膳
療癒力

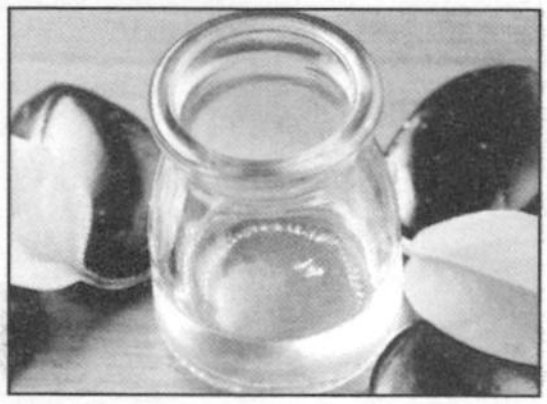

黃連泡水

【食材】黃連五克、開水一百毫升、白糖二十克。

【做法】取黃連五克放到乾淨的容器中，倒入一百毫升開水，再加入二十克白糖，攪拌均勻後分成早、晚兩次服用。

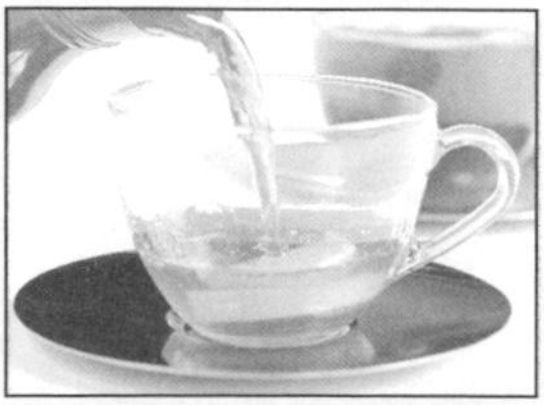

白蘿蔔汁

【食材】白蘿蔔。

【做法】取新鮮白蘿蔔，切成絲或片狀榨汁，之後調入適量開水飲用，每天喝兩次，每次大約一百毫升。

十年來我都做錯了！流鼻血別再抬頭！

好發時間
天乾物燥時
好發族群
兒童

天乾物燥時，小心流鼻血！

天氣乾燥，容易流鼻血，流鼻血是小事，但是大多數的人處理方式不正確，就不容易止血。

老中醫這樣做，快學超養生！

許多人一流鼻血就抬頭，事實上，流鼻血後最好不要抬頭。

因為抬頭雖然可以止鼻血，但是血液會流入咽喉，甚至食道中，這種做法根本不能算是止血，因為流出的血液還是一樣多，只不過沒有從鼻子流出罷了。

鼻腔出血大部分發生在鼻子內一個叫立特氏區的部位，尤其兒童這個部位的黏膜比較薄，此部位又內含豐富的血管，在秋冬乾燥季節，這層薄黏膜上非常容易結痂，此時打個噴嚏都有可能衝破痂，進而損傷其下方血管，導致出血。

雖然中年人的立特氏區黏膜已經變厚，但還是有可能在乾燥、撞擊等刺激下局部造成黏膜破潰，引發出血，偶爾流鼻血屬於正常現象，不用過於擔心。但是如果中年人經常流鼻血，就要及時到醫院查證，很可能是鼻息肉、鼻癌、血小板減少等症所致。

流鼻血時，可以用拇指和食指捏住鼻樑上部硬骨兩側凹陷的地方，壓迫此位置下的立特氏區，進行壓迫止血。喝一口冰飲，含在嘴裡不能吞下去，最後再冰敷前額幾分鐘，鼻血就能止住了。

因為血管在遇到寒冷刺激的時候會收縮，也就是說，立特氏區血管在冰敷下會收縮，進而達到止血的目的。

此外，也可以盛一大碗冰水，將小手帕捲成細條狀浸泡在冰水之中，最後塞到出血的鼻孔裡面，塞得越深越好，目的是壓迫出血點，刺激局部血管收縮，同時將整個鼻子浸泡在水中，增強冷刺激。若鼻子的出血量過大，也可以直接將鼻腔浸泡到冰水之中。

其實，在乾燥季節時，亦可以採取一些措施，預防流鼻血。倒一碗水，將鼻腔浸泡其中，然後吸氣、呼氣，將水吸到鼻腔中，也可以直接用手蘸取適量清水，送入鼻腔之中。

鼻腔濕潤了，痂就不容易被衝破，自然能夠預防流鼻血。

老祖宗的智慧

這樣做，
鼻血一下子就止住了！

將鼻腔浸泡於冰水中，鼻腔濕潤了，自然能夠預防流鼻血。

保健
養生功

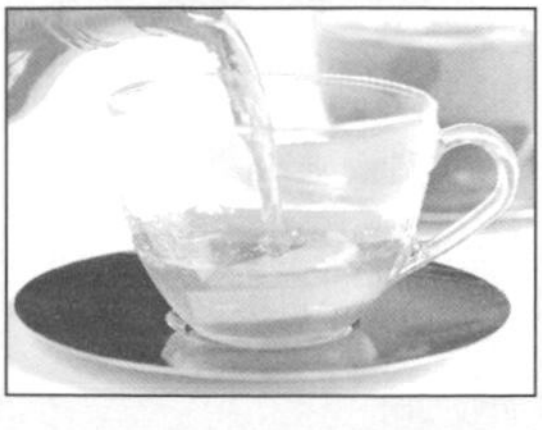

冰鎮可樂

【食材】冰可樂。

【做法】用手捏住鼻樑上部硬骨兩側凹陷的地方，然後喝一口冰可樂，之後用力將冰可樂瓶貼在前額處。

每天三分鐘，眼睛清爽不負擔！一定要分享的護眼操！

好發時間
一整天看電腦時

好發族群
用眼過度者

腦內啡，讓眼球不再疲憊！

現代人由於看電視、讀書、用電腦時，沒有保持適當距離和限制時間，使得很多上班族和學生都出現了嚴重的眼疲勞，這種現象屬於「亞健康」【編按】。

可是每天有忙不完的工作，要擺脫電腦是不可能的事，因此眼睛更需要好好照顧。

老中醫這樣做，快學超養生！

當眼睛感到疲勞時，有一種非常簡單的按摩方法，只要在工作閒暇的時候做手操按摩幾分鐘，就能夠緩解雙眼疲勞，讓視野更加清晰。

手操之所以可以緩解眼部疲勞，是

因為在人的手指和手掌上，有很多和眼睛有關的反射區、經絡以及穴位，透過做手操能夠刺激手部神經感受器，使得我們的大腦產生出腦內啡。

腦內啡能夠緩解眼部疲勞，放鬆全身，緩解大腦不適的症狀，因此，過度用眼、用腦，以及工作緊張的人，都可以藉由這種按摩方法放鬆自己。

配合搓手法效果會更佳，搓掌之前一定要擦乾雙手，因為手掌太濕或太細嫩都很難產生靜電，用這雙產生了靜電的手捂住雙眼，就會像通電一樣，這就是靜電刺激。

最後，日常在看書、看報、看電視、玩電腦等用眼的過程中，千萬不可以忘記時間，每隔一小時做一次按摩，不但能夠緩解眼部疲勞、放鬆雙眼，渾身也會覺得很輕鬆。

【編按】亞健康指人的健康狀態，處於健康和疾病之間的臨界地帶，心理或身體雖處於混亂，但並沒有明顯病徵。

老祖宗的智慧

一個動作，
眼睛好輕鬆！

摩擦的時候一定要能夠感覺到熱，以促進局部血液循環。

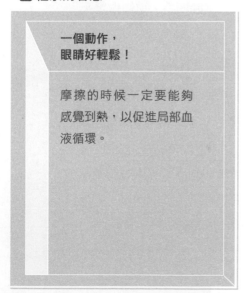

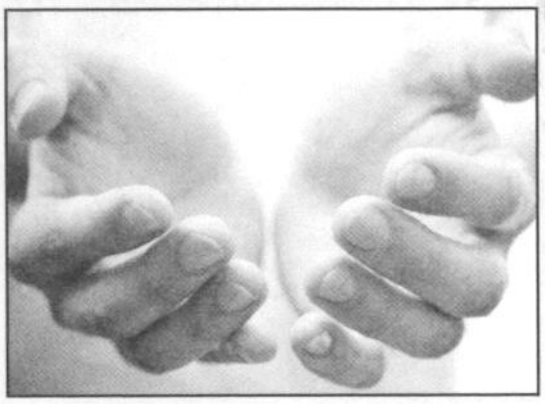

手操

【部位】雙手。

【做法】靜坐，閉上雙眼，雙手在胸前做十指對壓及握拳伸掌動作，重複做幾次；雙手手指張開，互擊指根和虎口；接著雙手握拳，按壓手心；大拇指依次彈其餘四指，重複做幾次。

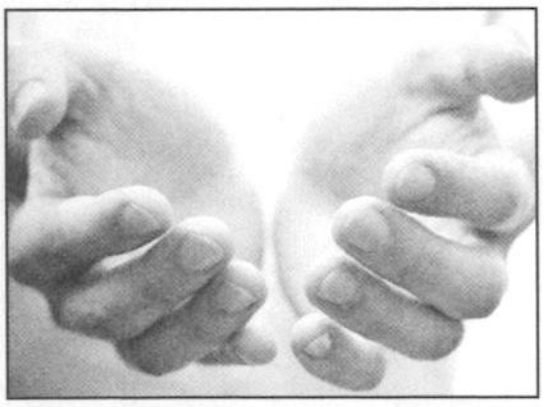

搓手法

【部位】雙手、雙眼。

【做法】靜坐，閉上雙眼，充分放鬆，用力搓雙手，等到手心發燙後立即用手掌捂住眼睛，每隔半分鐘重複一次，連續做四到五次，按摩的過程中眼球可輕輕轉動，促進恢復，之後慢慢睜開雙眼向遠處眺望，越遠越好。

全球最瘋傳，紅眼症治療法！

好發時間
隨時都有可能
好發族群
任何人都有機會感染

非禮勿揉，結膜炎不上眼。

紅眼病，即結膜炎，通常為細菌感染所致，只要做好個人衛生，揉眼前養成洗手的好習慣，便不會輕易被傳染紅眼病。

但是，許多人被傳染了之後，以為塗點消炎的眼藥水或眼藥膏就能好，卻沒想到塗了幾天都未好轉，只好來診所診治。

老中醫這樣做，快學超養生！

一般來說，紅眼症會出現水樣分泌物，量多但不黏稠。應該是病毒感染所致，遇到此類紅眼病時，使用抗生素類眼藥水的確有效，但如果所患的紅眼病為病毒感染，因此應當選擇抗病毒類眼藥水治療。

用野菊花水洗眼對於細菌和病毒類紅眼病均有效果，因為野菊花富含黃酮類物質，具有非常好的抗菌和抗病毒功效。

之所以要清洗患處十分鐘以上，為的是讓野菊花水在眼睛裡保存的時間更長些，並同時沖洗局部分泌物，以更快、更有效地為眼睛消炎消腫，幫助眼睛恢復到健康的狀態。

紅眼病的傳染性很強，因此在確定自己有紅眼病之後，一定要及時治療，與家人保持一定的距離，切莫同家人共用毛巾、洗臉盆等，並且注意做好眼部的衛生，以免加重病情。處理好眼部衛生之後，要及時對雙手進行清洗、消毒，避免交叉感染。

最後，紅眼病患者在接受治療的過程中，應當注意忌口，忌食蔥、薑、蒜、辣椒、羊肉等辛辣、熱性刺激食物，儘量避免吃帶魚、蝦、蟹等腥發類食物。儘量以清熱食物為主，可以熬些荷葉粥吃，清除熱邪，疾病也就更容易好起來。

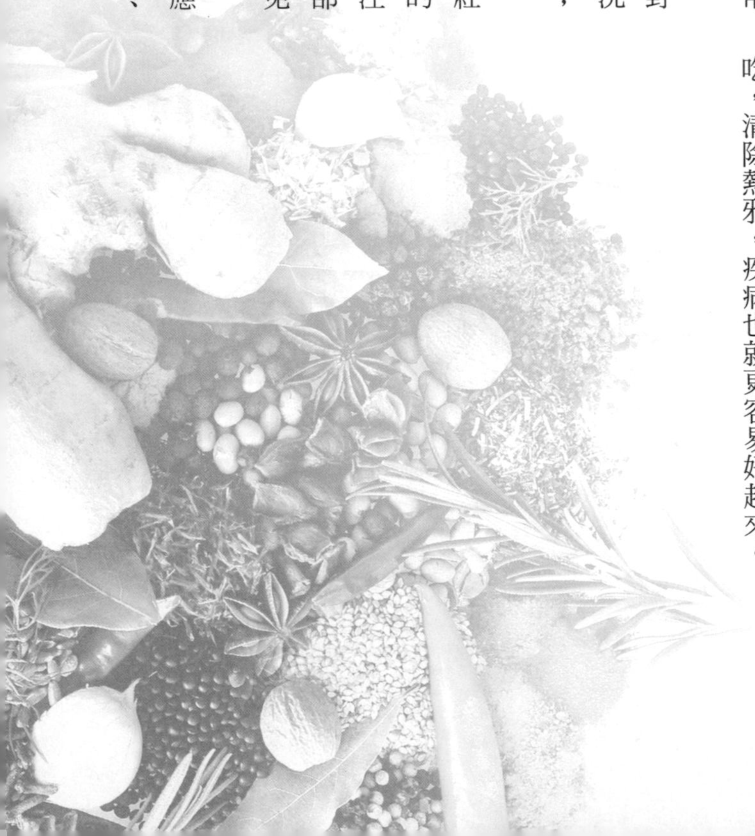

老祖宗的智慧

紅眼病小心，
病從口入！

紅眼病患者在接受治療的過程中應當注意忌口，忌食蔥、薑、蒜、辣椒、羊肉等辛辣、熱性刺激食物，儘量避免吃帶魚、蝦、蟹等腥發類食物。

保健
養生功

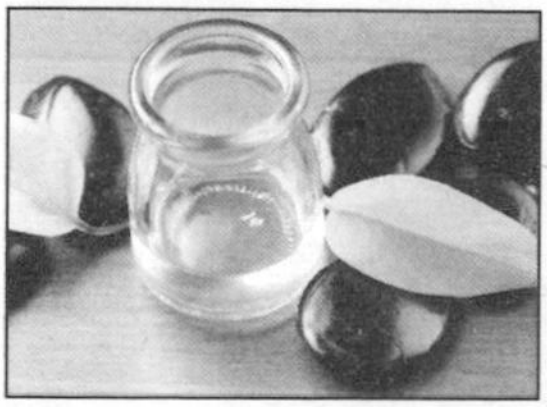

野菊花水

【食材】野菊花四十克，開水適量。

【做法】取野菊花四十克放入乾淨的杯子裡，倒入適量開水沖泡五到十分鐘，等到水溫適宜後清洗患眼至少十分鐘，每天清洗二到三次。

再也不用戴眼鏡！？
讓眼鏡行失業的近視新療法！

好發時間
隨時隨地
好發族群
用眼過度者

三十公分，物體和眼睛的完美間距。

面對大量文書檔案，長期對著電腦和文字紙張，現代人的近視度數不斷飆升，久而久之，度數繼續增加，以後摘掉眼鏡其實就和盲人無異。

老中醫這樣做，快學超養生！

正常情況下，人在看書、看報、看電腦時，眼睛的距離約為三十公分，想看清物體，眼睛的睫狀肌得要進行收縮，使眼球產生一定的調節度才可以。

長時間在這段距離下盯著這個東西，就意味著睫狀肌要一直收縮下去，久而久之，睫狀肌會出現緊張痙攣，形成假性近視。時間更久的話，就成了真性近視。

平時，注意讓眼睛休息一下，沒事做做眼睛保健操，能夠達到保護眼睛的效果。但是常常因為工作太過投入，而忘記時間，有時候筋疲力盡就懶得伸手做了。

近視的度數越來越深，就是因為眼睛睫狀肌的痙攣程度加大所致。如果因為工作而不能讓眼睛及時得到休息，造成睫狀肌不能充分放鬆，那麼戴老花眼鏡就是最簡單而有效的方法了。

戴上一副三百度的老花眼鏡，相當於讓眼睛接受三百度的調節，這樣一來，睫狀肌就不用再進行收縮了。這種方法在醫學界被稱作霧視療法，意指在戴上老花眼鏡之後，看遠方時，會覺得如同在看迷霧一般，醫學調查結果顯示，採用這種霧視療法的人，視力有提高的趨勢。

這種方法對於假性近視的人療效較明顯，真性近視患者眼睛的睫狀肌已經定型，恢復起來比較困難，需要通過手術才能得到矯正。

假性近視的患者在採用這種方法的時候一定要持之以恆，堅持不懈，他們的睫狀肌痙攣，只要堅持使用這種方法，就能夠充分放鬆睫狀肌，近視度數自然能夠降低。

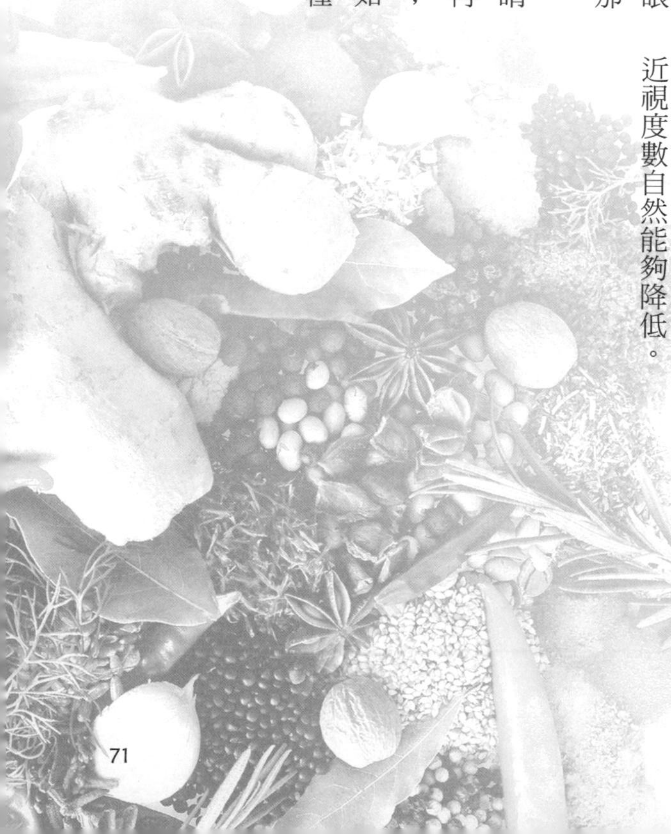

老祖宗的智慧

每天這樣做，
近視得救了！

假性近視一定要持之以恆，堅持不懈，就能夠充分放鬆睫狀肌。

保健
養生功

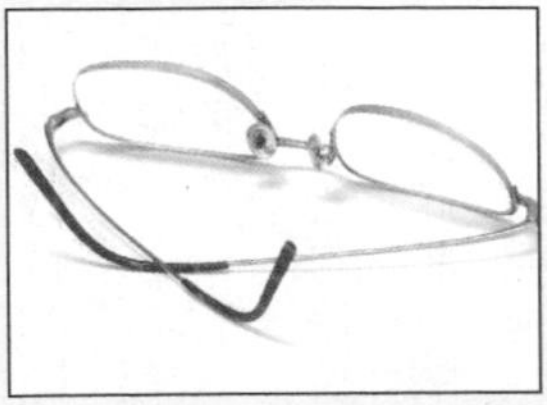

老花眼鏡

【器具】三百度老花眼鏡。

【做法】在用眼的過程中戴上三百度老花眼鏡。

太重要了！
眼部灼傷這樣做，拯救千萬人！

好發時間

意外隨時會發生、急忙疏忽時

好發族群

任何人

臨事以靜，意外不來。

常聽聞員工在化工廠的工作時，不小心被鹽酸燒傷了眼部，視線變得一片模糊，痛得淚流不止，還可能影響終生視力的遺憾新聞。

老中醫這樣做，快學超養生！

若是被灼傷的時間較短，可以緊急用苦瓜霜敷上，並且回家之後每隔半小時要換洗一次。

苦瓜霜的製作方法為：取未成熟的鮮苦瓜，切開，掏出瓜瓤，之後灌滿芒硝（一種中藥），將其對合，兩端用線紮緊，懸掛在通風的地方，等到苦瓜出現白色芽霜的時候，就可以刮入瓶子裡面，密封儲藏備用。

苦瓜霜具有解毒、瀉火的功效，能夠治療眼部燒傷，對於酸、鹼、化學燒傷，水燙傷等都有非常好的治療效果，製作方法也很簡便，在家中就可製備。外敷會產生清涼之感，患者容易接受，而且用苦瓜霜治療此類病變的效果是非常好的，不會出現任何不良反應。

此種方法適用於被灼傷時間較短，傷勢並不是太嚴重的患者。若灼傷面積較大，傷勢嚴重，要及時到醫院處理傷口，以免耽誤治療。

第二天再將四環素藥膏塗在眼瞼上面，以免眼瞼處的肌肉沾黏，同時讓服下黃連解毒湯。在適當的調理之下，是有機會恢復視力的。

受傷並不可怕，可怕的是傷後留下的終生殘疾，只有在受傷之後第一時間採取正確的措施、手段、方法，才能將傷害降到最低。

但是要注意，如果傷勢已經非常嚴重，應及時到醫院就診，而並非擅自使用自製的苦瓜霜，否則很可能會耽誤最佳的治療時機。

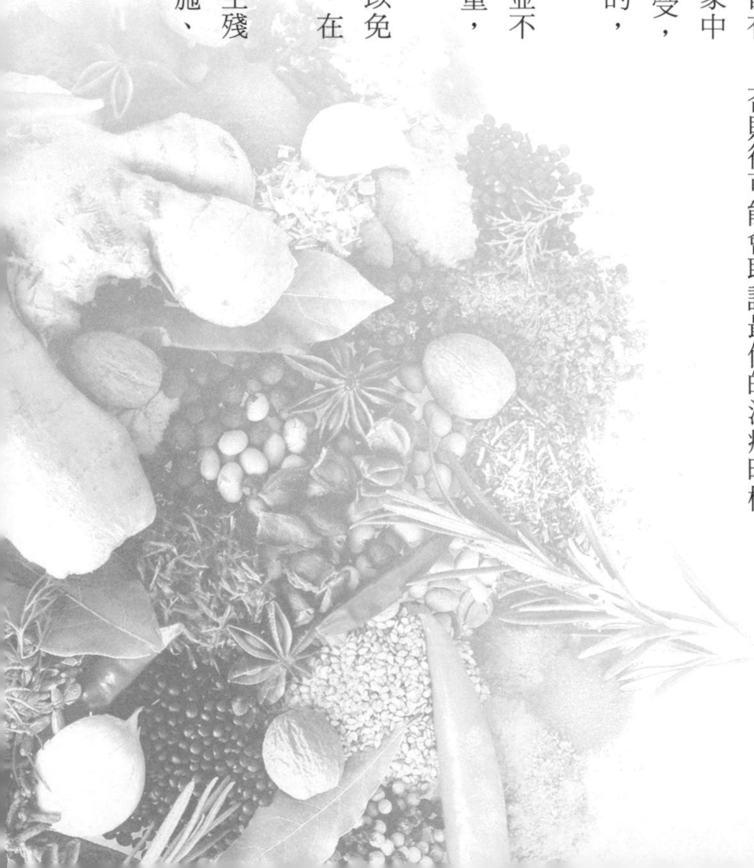

老祖宗的智慧

長知識！原來苦瓜這樣用，超有效！

苦瓜霜具有解毒、瀉火的功效，能夠治療眼部燒傷，對於酸、鹼、化學燒傷，水燙傷等都有非常好的治療效果。

保健
養生功

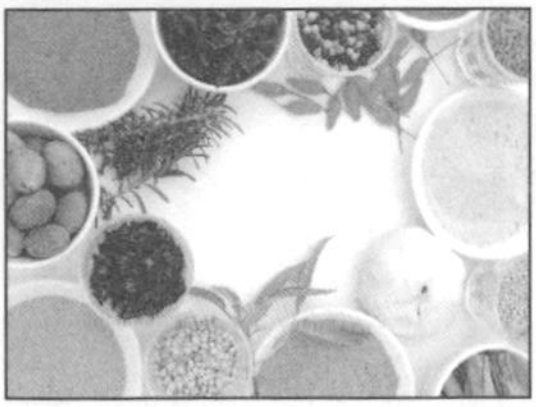

苦瓜霜

【食材】苦瓜、芒硝。

【做法】取未成熟的鮮苦瓜，切開掏出瓜瓤，之後灌滿芒硝，將其對合，兩端用線紮緊，懸掛在通風的地方，等到苦瓜出現白色芽霜的時候，就可以刮入瓶子裡面，密封儲藏備用。

太實用了！只要用這個，
過敏性鼻炎掰掰，鼻子不再紅通通！

好發時間
換季時分
好發族群
鼻過敏者

按摩刺激，再見紅糟鼻。

鼻子在接觸過敏原後，鼻腔黏膜就會發炎，導致過敏性鼻炎，發炎過程需要P物質參與，這種物質是廣泛分佈在細神經纖維裡的一種神經肽。

一旦鼻腔中的P物質消失，過敏性鼻炎就不會再復發了。

老中醫這樣做，快學超養生！

過敏性鼻炎是過敏原對鼻腔的刺激產生出來的，經常刺激鼻部，鼻子就會適應刺激，過敏原的刺激再襲時，也就不會有問題了，但是需要耐心與時間。

治癒過敏性鼻炎確實非常難，但若是控制就比較容易了，用辣椒水塗鼻子是不錯的方式。

用辣椒水塗鼻是有科學依據的，很多患者在運用這種方法之後都效果良好。雖然在操作時會比較難受，但能夠確保鼻炎半年到一年不復發。

辣椒水富含辣椒素，可以消耗鼻腔中的Ｐ物質，而它完全消除後，再接觸過敏原時，鼻炎就不會發作了。

有些人在使用辣椒水時會覺得很不舒服，鼻涕增多，不過使用的次數多了，辣椒素消耗掉Ｐ物質之後，刺激反應就會慢慢消失。這個療方並無法徹底治癒過敏性鼻炎，因為Ｐ物質會再生，只是暫時被辣椒素消耗掉，日後會再生成。再次復發時可繼續採用此法，久而久之，鼻炎的復發次數就會越來越少。

醫學界也認可這種方法，有些機構甚至開發出了辣椒素噴霧劑，這種方法比激素療法好，並且也沒有激素療法的弊端，可以說是一個安全有效的良方。

另外，搓鼻法可刺激鼻部穴位，進而疏通鼻部經絡，醫院中經常會透過針灸患者鼻部的穴位，防治過敏性鼻炎。

老祖宗的智慧

扎一針，
過敏皮炎掰掰！

醫院中經常會透過針灸患者鼻部的穴位，防治過敏性鼻炎。

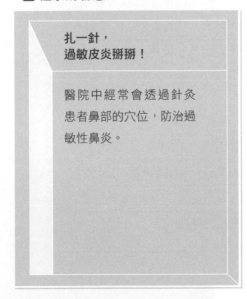

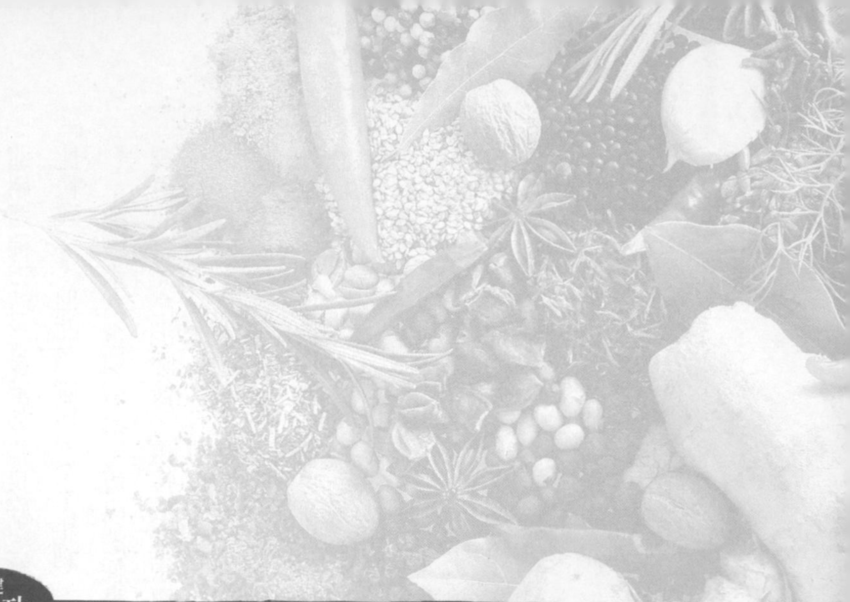

保健
養生功

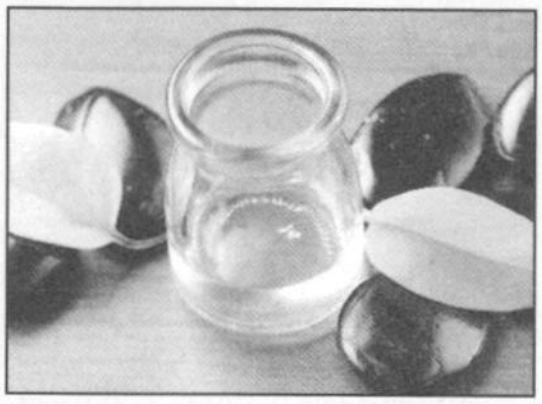

辣椒水

【材料】一到兩個乾紅辣椒。

【做法】取一到兩個乾紅辣椒，放到開水中沖泡十分鐘，或用小火煮十分鐘，之後以棉花棒蘸取辣椒水，伸到兩個鼻孔中塗抹，每天塗抹一次，一個星期為一療程。

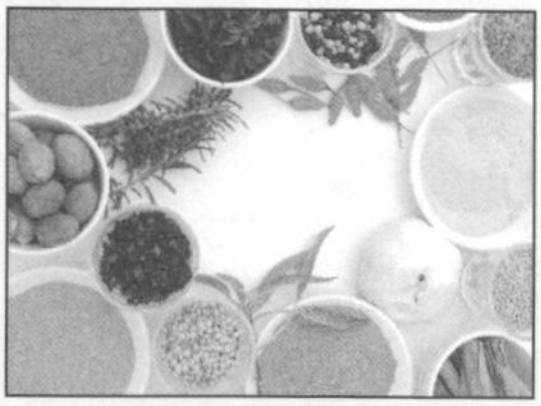

搓鼻法

【部位】鼻樑兩側。

【做法】用兩手的中指或食指，沿著鼻樑兩側上下搓揉，搓的範圍要遍及眼角內側迎香穴（即鼻翼根部）範圍，搓至發熱即可。

終於找到，一招掃除鼻竇炎！快收藏！

好發時間
隨時都有可能
好發族群
過敏、感冒者

善用鹽水，戒除發炎。

鼻竇，就是長在鼻子旁邊骨頭中的一些空洞，這些空洞在鼻腔中有開口，和鼻腔相通。

正常情況下，鼻竇中的分泌物會經由這些開口進入鼻腔中，然後排出鼻腔外。

老中醫這樣做，快學超養生！

鼻竇炎患者鼻竇中的空洞不但發炎，還存在大量分泌物，也就是黏稠鼻涕，使得鼻竇裡面的炎性分泌物排出困難，嚴重發作時可能會持續十天以上。

大多數人去醫院治療，醫生會開「安得新」、「伯克納」、「雷諾考特」等鼻腔噴霧劑，以及「克敏能」、「息斯敏」、「特非那丁」等口服抗組胺類藥物，但這些藥物只有在最初使用時效果較好，再得鼻竇炎時使用幾乎沒什麼效果。

西醫治療方法雖然療效迅速，但是很難根治鼻竇炎這種頑疾。遇到急性鼻竇炎時，為了儘快擺脫病痛折磨，必須使用抗生素，但絕不能單靠抗生素解決問題。同時，鼻竇炎患者還應注意做好防寒保暖工作，因為感冒的反覆發作，容易引發或加重鼻炎、鼻竇炎等症。

用鹽水清洗鼻腔，實際上就是將鼻腔中的鼻涕沖走，防止其堵住鼻竇出口，這樣一來，鼻竇炎才能更快地被治癒。

選擇濃度百分之二到百分之三的鹽水溶液，是因為這個濃度的溶液，能夠充分消除水腫和發炎症狀，提高鼻腔黏膜纖膜功能。

持續用鹽水沖洗鼻腔，鼻竇出口才能暢通，鼻腔的纖毛功能也就得到了增強，進而提升鼻腔免疫力，外邪再次襲來時，鼻腔自身就能應付了。

此外，若避免鼻竇炎反覆發作，還得做好保暖工作，不能「只要風度不要溫度」，否則很難控制病情。

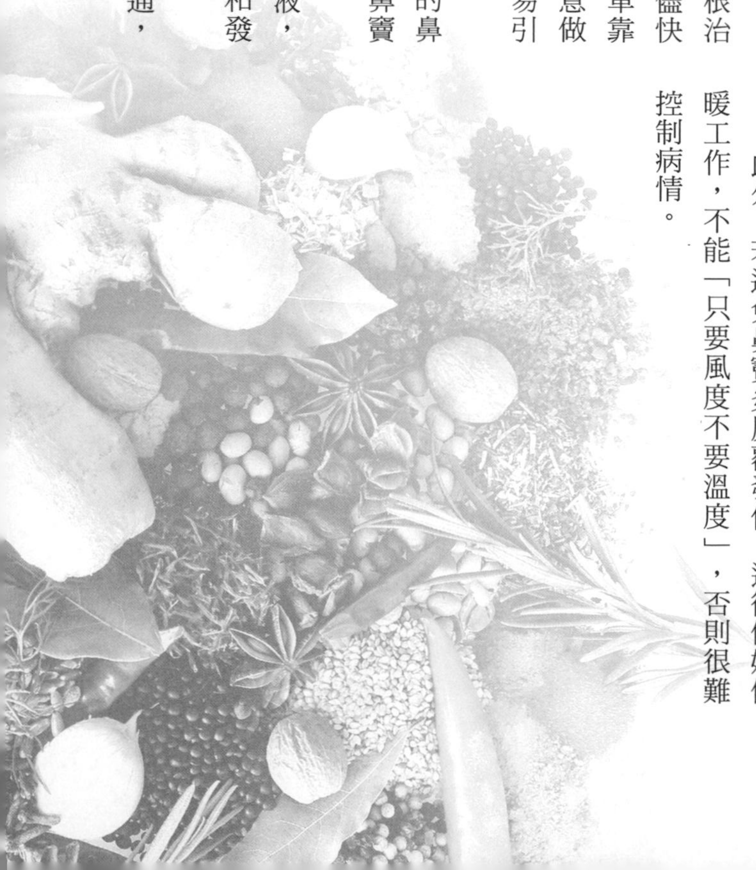

老祖宗的智慧

鼻竇炎只要用這個，
立刻就好了！？

百分之二到百分之三的鹽水溶液，能夠充分消除水腫和發炎症狀，提高鼻腔黏膜纖膜功能。

保健
養生功

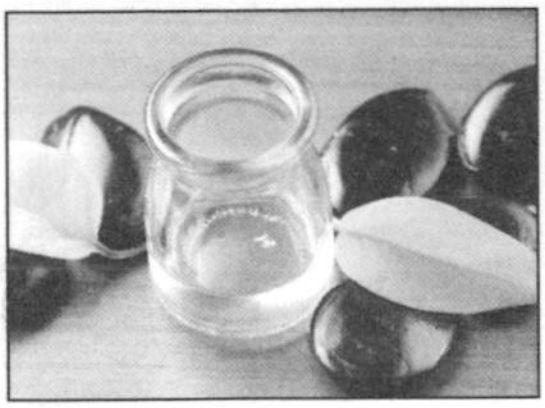

鹽水

【材料】鹽二到三克、溫開水一百毫升。

【做法】取鹽二到三克放入乾淨的碗中，倒入一百毫升溫開水，調和成濃度百分之二到百分之三的鹽水溶液，用無針注射器抽取鹽水，迅速注射到鼻腔中，對兩個鼻孔進行反覆沖洗。

牙痛要人命，
一個步驟立馬緩解！

好發時間
隨時都有可能
好發族群
牙齒清潔不佳者

漱口加按摩，完勝牙痛。

牙痛不發作則已，一發作就讓人坐立難安。

若平時沒有做好清潔保養，牙齒毛病可是會大大影響生活。

老中醫這樣做，快學超養生！

中醫上稱合谷穴為「面口合谷收」，意思就是說，面部疾病能夠透過合谷穴治療。

將一隻手拇指的橫紋，放到另外一隻手的虎口上面，彎曲手指的時候，指端處就是合谷穴，該穴為止痛的重要穴位，用力按壓約持續了二十分鐘，可以緩解症狀。

若是搭配花椒白酒水一起使用，效果會更顯著。

花椒白酒水之所以有效，主要是靠花椒。花椒味辛、溫，主治風邪氣，具有溫中、除寒痹、堅齒明目之功。花椒具有麻醉的作用是眾人皆知的，因此能夠麻醉神經，緩解疼痛。此外，花椒還具有消炎止痛、抑制炎症反應之功效，花椒中的某些成分還可以抑菌和殺菌，對於各種感染性牙病均具有一定的治療功效。

白酒具有殺菌消毒的功效，且白酒裡面的乙醇，能夠將花椒中的成分充分溶解在水中，大大地發揮花椒的抗牙痛功效。

需注意的是，很多老年人牙痛，卻很有可能是與心絞痛、心肌梗塞等疾病有關，患者並沒有胸口不適等症狀，但會覺得牙痛、手臂痛、咽喉痛等，此時應及時到醫院診治，而非表面性地治療牙痛。

最後，牙髓發炎引起的牙痛，含漱花椒白酒水效果並不顯著，因為此病的病根在牙齒內部，花椒白酒水很難進入牙齒內部，此療方的功效也就難以發揮了。

老祖宗的智慧

為什麼，
花椒可以治牙痛？

花椒具有麻醉的作用，能夠麻醉神經，緩解疼痛。白酒也具有殺菌消毒的功能，乙醇能夠將花椒中的成分充分溶解在水中，大大地發揮抗牙痛功效。

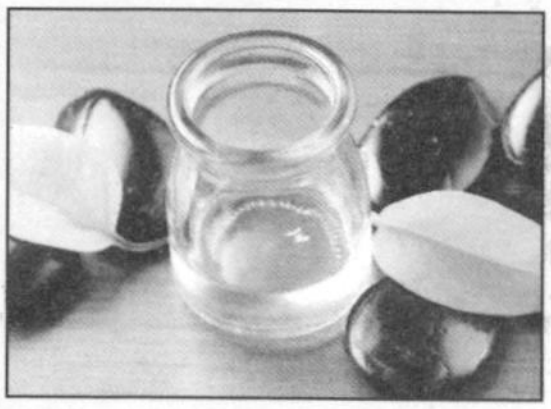

花椒白酒水漱口

【材料】花椒十克、白酒二十克、開水適量。

【做法】取十克花椒放入茶杯中，然後倒入半杯開水，之後蓋好杯蓋，浸泡五分鐘左右再倒入二十克白酒，等到水溫適宜時過濾掉裡面的花椒。含上一口酒水，像平時漱口那樣反覆含漱，這樣連續漱口十多分鐘之後，繼續按照上述方法含漱，每隔一小時漱一次，共漱三次，牙痛應該就會舒緩很多。

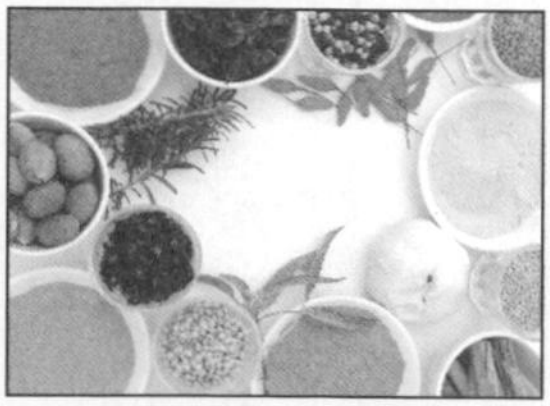

按壓合谷穴

【穴位】合谷穴。

【做法】找到合谷穴的位置，然後用食指或中指按壓此穴二十分鐘左右即可。

不可思議！簡單一步驟，結石不見，還我潔白牙齒！

好發時間

只要清潔不佳，時間久了就會發生

好發族群

愛吸菸、牙齒清潔不佳者

有效吃醋，擊潰細菌。

若是沒有每天刷牙，牙齒表面上礦化的菌斑及其他沉積物便會形成牙結石。

牙結石累積太多，堆積在牙齦和牙齒之間，使兩者分離，一吃東西就流血了。

老中醫這樣做，快學超養生！

牙垢為食物殘渣、唾液裡面的黏液、細菌等混合堆積而成，通常只要每天刷牙就能夠將其清除；牙結石是由牙齒表面上礦化的菌斑及其他沉積物形成，牙結石非常堅硬，緊緊地附著在牙齒上面，用牙刷很難刷掉。

一般來說，養成固定的洗牙習慣很重要，不用太頻繁，約半年一次即可。平常時用老陳醋漱口也能夠清除牙結石：晚上睡前將老陳醋含於口中，反覆流動二到三分鐘之後吐出來後，用牙刷刷牙，再用清水漱口，按上述方法連續操作二到三次即可。

因為醋性味溫酸，為散瘀止血、解毒殺蟲之品。此外，食醋能夠殺滅多種細菌、真菌、病毒。牙結石的主要成分是碳酸鈣，醋酸對它具有溶解功效。因此，用醋酸漱口之後再刷牙，能夠抑制口腔細菌生長以及牙垢的形成，並且還能夠清除已形成的結石、口臭。

不過這種方法雖好，但可不能連續、長期使用，兩個月左右使用一次即可，因為醋在軟化牙垢和牙石的時候，也會腐蝕到牙釉質，導致牙釉質脫礦，經常用老陳醋刷牙，牙齒容易被酸化，牙齒硬度會大大降低，使得牙齒容易過敏或患上齲齒。

但是嚴重的牙結石，使用老陳醋漱口也很難將其去除，效果並不會太明顯，建議還是到牙科看診，定期洗牙與檢查。

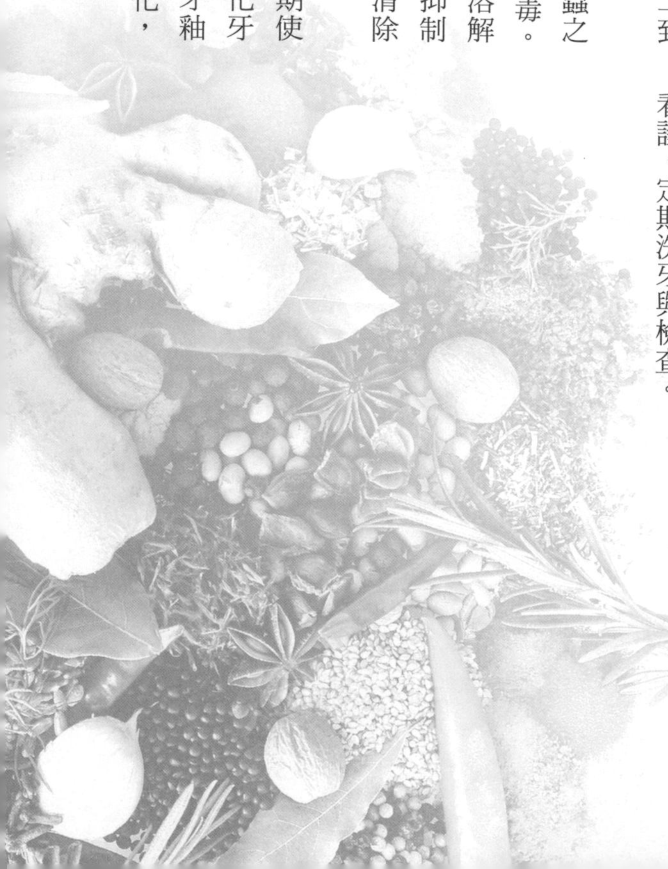

老祖宗的智慧

我都不知道，
原來醋可以這樣用！

用醋酸漱口之後再刷牙，能夠抑制口腔細菌生長以及牙垢，還能夠清除已形成的結石、口臭。

保健養生功

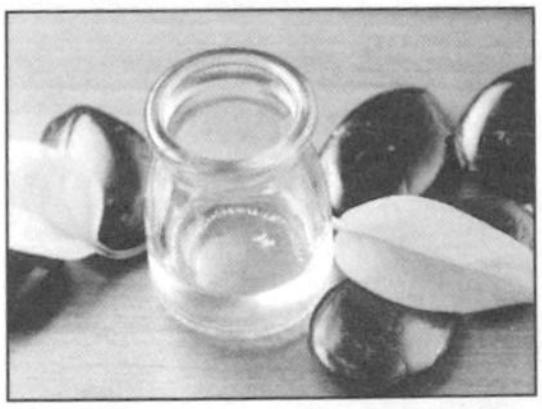

老陳醋漱口

【材料】老陳醋。

【做法】晚上睡前將適量老陳醋含於口中，反覆流動二到三分鐘之後吐出來，用牙刷刷牙，再用清水漱口，按上述方法連續操作二到三次即可。

11

影響全家的健康行為，家有長輩一定要學！輕鬆改善耳鳴！

好發時間

到了一定年紀後就會發生

好發族群

長輩

練習鼓氣，聽力大振。

老年性耳聾的原因尚不明確，但通常認為和血管硬化、循環不佳、內耳聽覺細胞無法獲得足夠營養、退化等原因有關。

許多長輩會因此悶悶不樂，開始閃避他人。

老中醫這樣做，快學超養生！

對於老年耳聾問題，一般西醫可能會先開些改善耳部循環的活血化瘀類藥物，讓營養輸送至內耳聽覺細胞之中。

改善局部循環也是臨床上治療耳鳴的重要原則，除了藥物治療，建議也要練習鼓氣療法。用雙手捏緊鼻孔，口閉緊，之後用力從鼻孔中呼氣至脹滿雙耳，並同時產生出「嗡嗡」聲，持續一至兩秒後鬆開鼻孔，張口，再重複上述動作。鼻腔和耳部相通，鼓氣時氣體會直接進入耳部，對局部進行氣體按摩，改善局部循環，進而達到治療耳聾的目的。

耳是腎之竅，此法不但能夠對耳部直接治療，還可補腎。

但是需注意，耳鳴症狀可能是鼻咽癌、聽神經瘤等腫瘤疾病所致，因此，出現耳鳴症狀的時候應及時到醫院檢查，排除危險因素之後再採用鼓氣法。

此秘方多被耳鳴、耳背患者應用，實際上，正常人平時也可以經常練習鼓氣，不但能夠促進耳部血液循環，還能夠預防耳鳴、耳背等。

疾病的治療固然重要，但是若不想被此病困擾，就要做好保健工作，以預防為主，治療為輔。

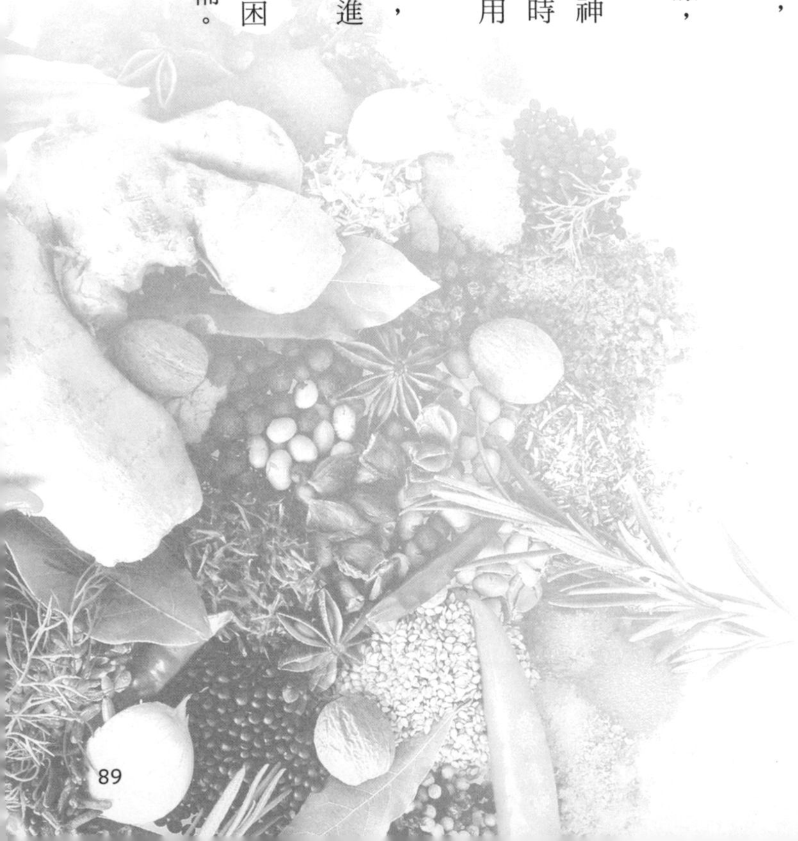

鼓氣療法對腎臟也有用？原來是因為……

耳是腎之竅，鼓氣療法不但能夠對耳部直接治療，還可補腎。

保健
養生功

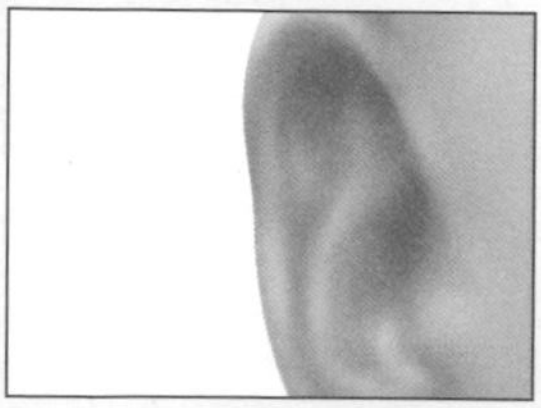

雙耳鼓氣

【部位】雙手、鼻子、雙眼、雙耳。

【做法】用雙手捏住鼻孔，之後閉緊雙眼，用力從鼻腔中呼氣直到雙耳脹滿，且同時出現「嗡嗡」的響聲，持續一至兩分鐘之後鬆開鼻孔，同時張口，再重複上述動作。

臉塌了怎麼辦！？
中醫一下就改善！

好發時間
春冬交替時分
好發族群
過度疲勞、壓力大者

敲擊面部，預防臉部小中風。

面癱的起因有許多種，普通面癱的主要原因為寒冷刺激、心理因素。

調節好自己的心情，睡前關好門窗，防止寒邪侵襲，就能夠預防面癱的發生。

老中醫這樣做，快學超養生！

面癱很容易留下後遺症，會使患者的容貌受到影響，及時治療才能避免悲劇的發生。

一般中醫治療面癱，常使用梅花針針灸，梅花針的構造非常簡單，如同敲木魚用的小錘，錘頭上面嵌著幾根細針，用梅花針像敲木魚一般在皮膚上敲擊，直到局部皮膚發紅，對於難治的面癱來說，使用梅花針療效更佳。

但是少數人有暈針的情形，建議用硬毛刷代替。硬毛刷和中醫針灸上的梅花針類似，準備一個硬毛牙刷，每天用牙刷的硬毛敲擊面癱一側的面部肌肉，每次敲打十分鐘以上，至局部皮膚發紅為宜。每天敲打三次以上，堅持敲打幾個星期。

發生面癱起三到七天內，敲擊部位儘量選擇面部健康一側，若在面癱側敲擊，則力度要盡可能輕一些，不能用力，也不用敲擊至局部皮膚發紅。

為什麼面癱的發病時間不同，敲擊的部位和力度也有所不同呢？這是因為面癱剛發病時，治療原則為控制面部神經水腫，以防止面部神經進一步受損，如果對面癱側肌肉進行強刺激，很容易加重面部神經水腫，違反了治療早期面癱的原則。

有些患者在面癱發病的時候就到醫院就診，此時醫生會開些激素、神經營養類藥物，讓患者口服，並囑咐患者服藥一週之後，再到中醫院進行針灸。

實際上，服用一週藥物是為了控制面部水腫，若面部水腫已被控制住的面癱患者，可以直接用硬毛牙刷，或透過針灸的方法，對面癱一側進行刺激，以確保面部肌肉迅速恢復正常。

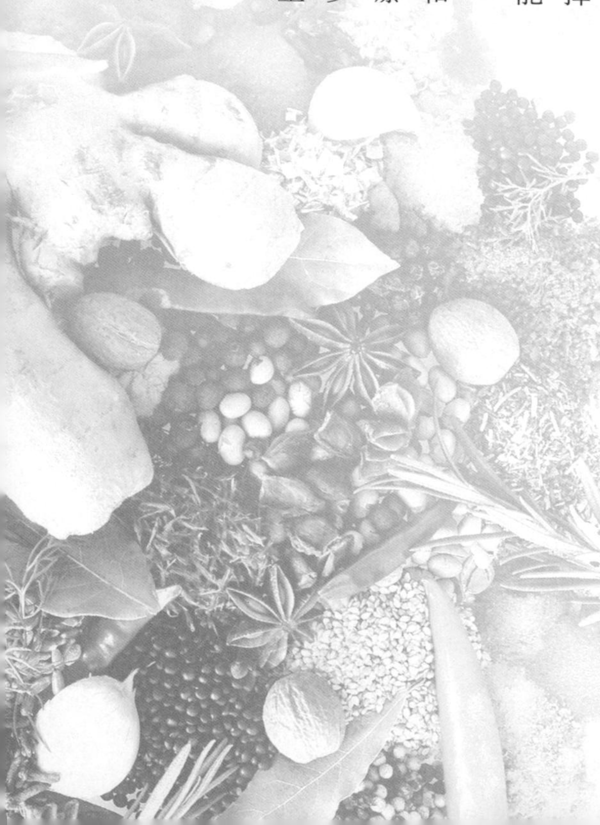

老祖宗的智慧

**只要這樣做，
面癱別害怕！**

在面癱起三到七天內，用硬毛刷敲擊面部健康的部位，即可漸漸改善。

保健
養生功

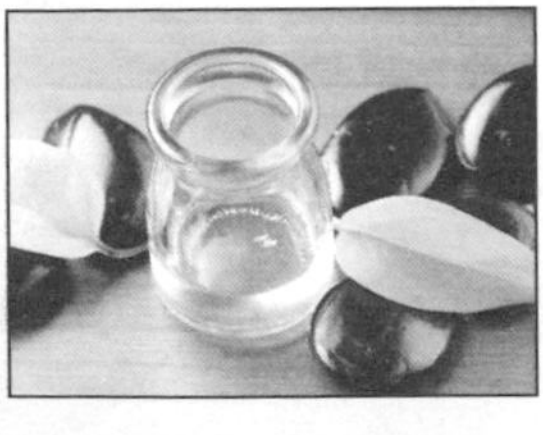

硬毛牙刷敲擊法

【器材】硬毛牙刷。

【做法】準備一個硬毛牙刷，用硬毛一面敲擊面癱一側肌肉，每天敲打三次，每次敲擊十分鐘以上。

真不敢相信，
只要一招就讓眼睛輕鬆無負擔！

好發時間

長時間盯著電腦螢幕，用眼過度時

好發族群

長輩、上班族

拒絕眼花、白內障，眼球常轉！

中醫理論中，只要確保眼睛獲得充足的氣血，如此水晶體不但會沒有瘀滯，也不易變形，就能延緩白內障發生。

老中醫這樣做，快學超養生！

導致白內障的原因很多，老人由於上了年紀，新陳代謝功能退化，進而誘發「老年性白內障」，看什麼東西都覺得非常模糊。

老花眼和白內障是令很多老年人困擾的問題，雖然要徹底解決這些問題並非易事，但如果平時做好預防工作，就能夠有效地預防該類疾病。例如，平時儘量不要讓雙眼受強光刺激，洗臉的時候用熱毛巾敷眼，以促進眼周圍血液循環等，都能在一定程度上預防白內障的發生。

只要每天轉眼球、按摩承泣穴就能夠控制白內障，同時治療、預防老花眼。

從中醫的角度來講：「目受血而能視」，這個血指的是血液，以及血液生化而來的各種營養物質，例如眼淚。眼睛只有在不斷吸收營養物質的時候才可保持、提高視力。

轉眼球的過程能夠疏通經絡，祛除瘀滯，讓眼睛得到血液充分的滋養。

承泣穴是最靠近眼睛的穴位，中醫上認為：「脾胃為後天之本，氣血為生化之源。」意思就是說，脾胃生化出的氣血最多，因此，按摩承泣穴能夠讓脾胃生化出更多氣血，灌注至眼睛，保持視力，確保眼睛獲得充足的氣血。

這樣一來，水晶體不但沒有瘀滯，也不易變形，對於老花眼、白內障均有治療作用。

但如果白內障是糖尿病、眼部挫傷等引起的，用上述方法便不會有明顯效果。

老祖宗的智慧

一個動作，延緩白內障！

轉眼球可以讓眼睛獲得充足的氣血，就能延緩白內障發生。

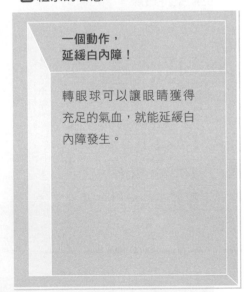

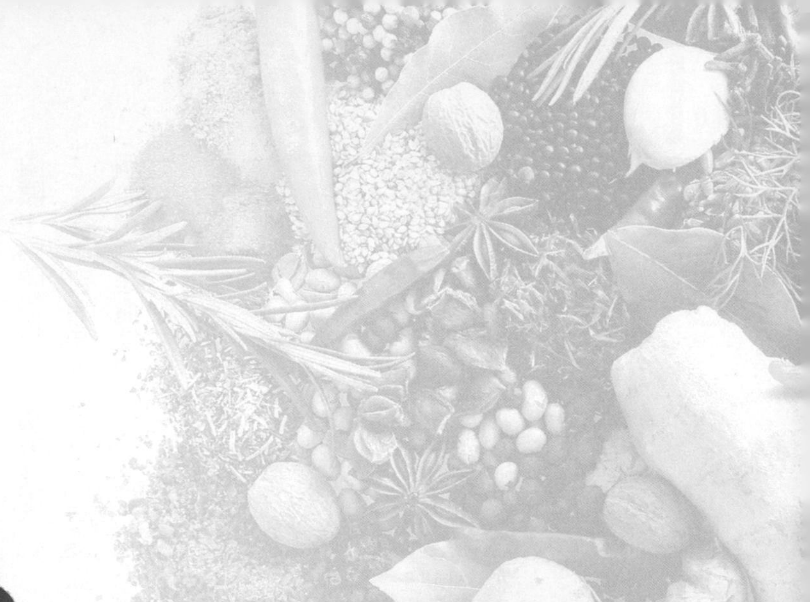

保健
養生功

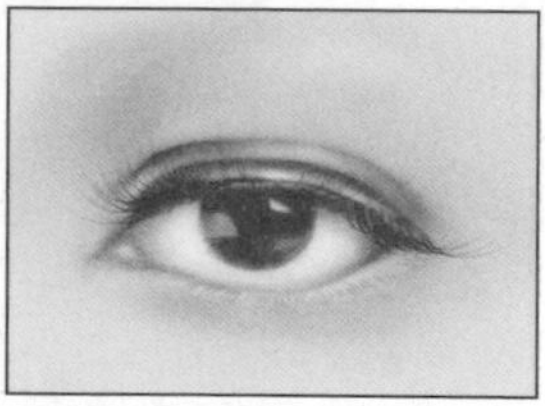

轉眼球

【部位】眼球。

【做法】閉上雙眼，然後順時針轉動眼球三十六次，再逆時針轉動三十六次，長期堅持鍛煉。

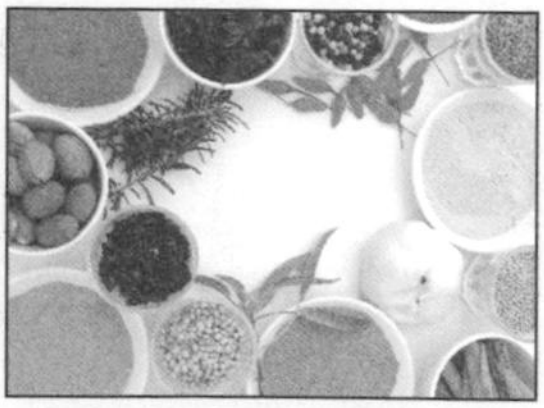

按摩承泣穴

【部位】承泣穴。

【做法】找到承泣穴（該穴位於面部，瞳孔正下方，眼球和眼眶下緣之間）的位置，用食指按住承泣穴，反覆揉搓。長期持續這兩種方法，便能夠在一定程度上治療白內障、老花眼。

第三章

參

老人斑、黃斑、痘痘、皺紋、褥瘡……

看完你會感激我！不可思議的美肌療方，好感度飆升！

愛美是女人的天性，自古皆然，如果體內的毒素太多，就會直接表現在臉上。

孫仙少女膏除了具有除皺、抗衰老的功效外，內含的黃檗皮和土瓜根還能過濾體內毒素，再加上入脾、胃經的紅棗，調理脾胃，讓妳「面色紅潤睡得香」。

驚呆！平常就喝生薑蜂蜜水，老人斑竟然不見了！

好發時間
四十歲以上一定需要
好發族群
長輩

有毒自由基，造成老人斑！

長老人斑是衰老的必然現象，原本是沒什麼關係，不過一旦影響到大腦，老年癡呆就麻煩了。

老中醫這樣做，快學超養生！

隨著年齡增加，人體內的自由基滅活酶【編按1】會越來越少，因此清除自由基的功能會逐漸降低，自由基有毒，在人體之中形成脂褐素【編按2】物質，積累在皮膚下，形成老人斑，如果這些毒素積累在腦細胞中，就會導致智力下降。

維生素E是目前公認的抗氧化劑，可以抑制脂褐素的形成，持續服用，老人斑裡面的脂褐素就會失去來源，在新陳代謝的過程中，斑點會越來越淡，直到消失。每天吃上一百毫克的維生素E，具有清除自由基與抗衰老之功。

要預防老化，平時喝些生薑蜂蜜水就可以改善。從現代醫學的角度來說，生薑蜂蜜水治療老人斑的原理非常簡單。生薑富含天然黃酮類物質和酚類物質，蜂蜜中富含酚類物質，具有非常顯著的抗氧化功效，二者搭配便能夠有效地祛除色斑。

用蜂蜜來調生薑水能夠緩和薑水裡面的辣味，避免服用生薑之後排汗過多，使得人體中的陰液過量損耗，二者之間可說是互補互利的關係。

除此之外，蜂蜜具有潤腸通便之功，既可以祛斑，又可以健腦通便，可以稱得上是一舉三得。

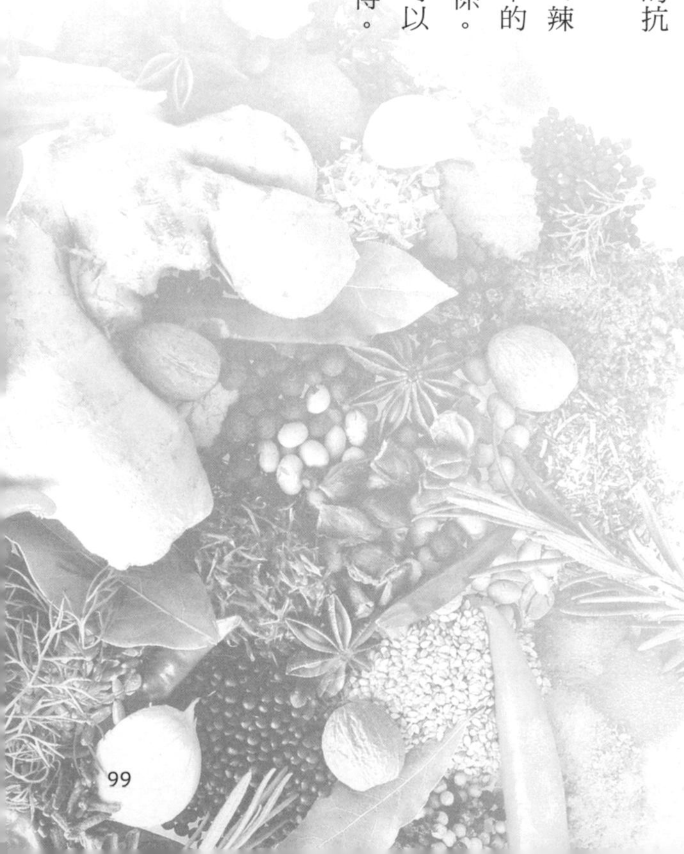

【編按1】滅活指降低病毒和傳染性病原體引起感染，或者致病反應的能力的過程。滅活為消毒專業基本術語，指使微生物喪失生長和繁殖能力。

【編按2】脂褐素的組成成分，為含有脂肪的殘存物與溶酶體消化物，是一種會隨年齡增長或細胞操勞而增加之色素。

老祖宗的智慧

震驚！生薑＋蜂蜜，
可以治老人斑！？

生薑富含天然黃酮類物質和酚類物質，蜂蜜中富含酚類物質，具有非常顯著的抗氧化功效。

食膳療癒力

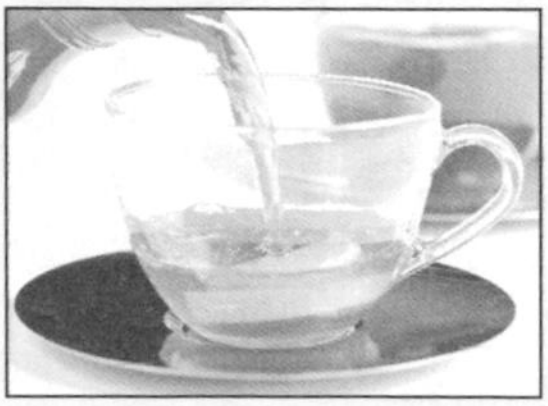

生薑蜂蜜水

【食材】鮮薑片十克、蜂蜜十到十五克、開水適量。

【做法】取鮮薑片十克，放入乾淨的杯子裡，倒入適量開水沖泡五到十分鐘，調入十到十五克蜂蜜，每天飲用一次。

穿鞋再也不尷尬的絕妙秘訣！神奇的抑制腳癢秘方

好發時間
天氣潮濕的時候

好發族群
腳部經常處於潮濕狀態者

花椒，讓雙腳不再癢癢。

台灣夏天潮濕悶熱，一旦下雨淋濕雙腳，加上整天悶在鞋子裡，很容易有香港腳等毛病，搔癢難耐，有時候看西藥仍無法根治。

老中醫這樣做，快學超養生！

但是中醫有個簡單易做的療方，經常照做就可有效止癢——就是花椒鹽水泡腳法。

取花椒十克、鹽二十克，倒入適量清水煮沸，然後開小火繼續煮十五分鐘，等到水溫適宜之後，倒入洗腳盆中就可以泡腳了，每天晚上泡洗二十分鐘左右，持續泡洗一個星期即可。但要注意，燙洗過後不能再用清水沖洗。

回到家後，每天晚上持續用花椒鹽水泡腳。一個星期後，就能有效止癢，甚至連腳汗和腳臭都消失。

花椒性溫，具有溫中散寒、除濕、止痛、殺蟲等功效，對於生發人體陽氣非常有幫助。因此，用花椒水泡腳的過程，能夠殺滅腳上的細菌和真菌等，進而達到抑制腳癢的目的。

在花椒水中添加食鹽，是因為食鹽也具有殺菌之功，將食鹽與花椒並用，殺菌功效更強，能夠更有效地治療腳氣，從而止癢。

此種泡腳方法比塗抹藥水或藥膏還要好，因為泡腳時整個腳面都會浸泡在溶液之中，而塗抹藥水和藥膏只能消滅腳上患處的細菌，殺菌不徹底也是反覆發作的原因之一。

雖然這種泡腳方法行之有效，但是一定要堅持不懈才可以，「三天打魚，兩天曬網」是不可取的，徹底消除腳上的致病菌才是正確的做法，這樣腳癢、腳臭等問題才能徹底解決。

但需注意，治癒之後，如果想要預防腳氣的復發，一定要注意保持腳部乾燥，可以在鞋外套上一層防水布，避免水分流入鞋中。

對於正常人來說，雖然鞋子進水的機率不大，但是有很多人會在鞋子還未曬乾時，就拿起來穿，這樣做不但容易引發腳氣，還容易患腳風濕等，一定要儘量避免。

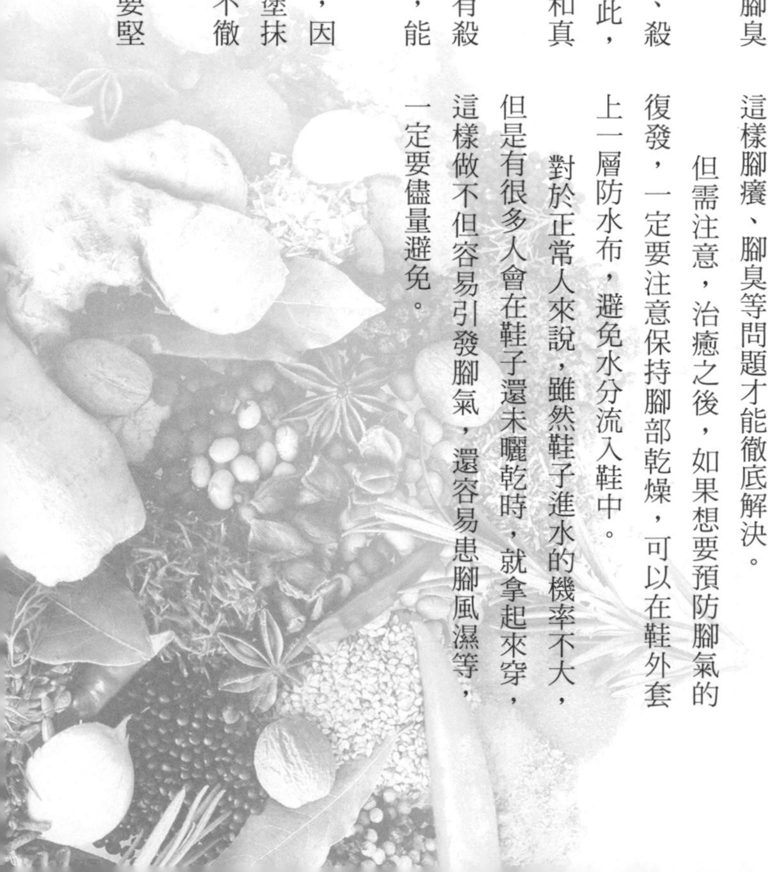

老祖宗的智慧

原來花椒與食鹽這麼好用，十年來都用錯了！

在花椒水中添加食鹽，是因為食鹽也具有殺菌之功，將食鹽與花椒並用，殺菌功效更強，能夠更有效地治療腳氣，從而止癢。

保健
養生功

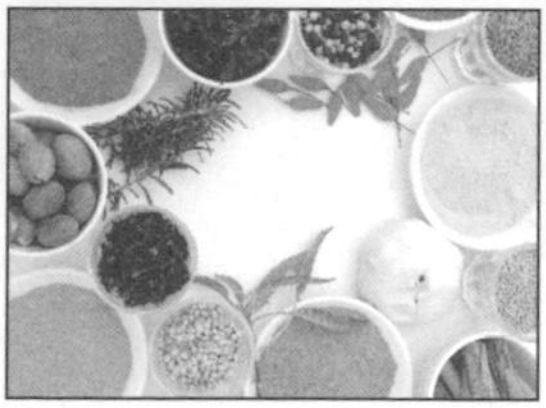

花椒鹽水泡腳

【材料】花椒十克、鹽二十克、水適量。

【做法】取花椒十克、鹽二十克，倒入適量清水煮沸，然後開小火煎煮十五分鐘左右，等到水溫適宜後，倒入洗腳盆中泡腳即可。每天晚上泡洗二十分鐘左右，持續泡洗一個星期。

出水泡、破皮、爛腳丫……這招，讓雙腳不再受委屈。

好發時間
濕熱節氣

好發族群
腳部經常處於潮濕狀態者

潮濕，是誘發腳氣的主要因素。

嚴重的腳氣病，一到夏天就會長出水泡、破皮形成爛腳丫，痛癢難耐；到了冬天則如同脫皮一樣反覆脫屑，癢得難受。

這才驚覺，腳板上的角質積得非常厚，角質處的皮膚厚重又粗糙。

老中醫這樣做，快學超養生！

腳氣是一種真菌感染性疾病，容易交叉感染，所以，儘量避免穿腳氣患者穿過的鞋子，避免使用這類患者用過的擦腳布、洗腳盆等。此外，潮濕是誘發腳氣的主要因素，所以一定要保持雙腳的乾爽，穿透氣性較好的鞋襪，防止真菌在溫暖潮濕的環境下大量繁殖，引發腳氣。

一般情況下，人們在得了腳氣時，首先想到的是到藥局買藥膏擦，但是這些藥物都有一個弊端，就是「治標不治本」，通常一擦就好，不過停藥一個星期又會復發。

嚴重的腳氣，普通方法治不好的，治療症狀嚴重的腳氣一定要有耐心，中醫上可以試試生薑配陳醋，取生薑一百克、食鹽五十克放入乾淨的鍋中，倒入適量清水煮沸，之後倒入盆中，加適量陳醋，將雙腳放到盆中浸泡半小時，每天泡一次。

薑配陳醋這個方法裡面的生薑、食鹽、陳醋，均具有殺菌之功，單一使用殺菌效果並不明顯，但將這三者一起使用，功效便會加倍。

由於腳上的真菌殘存時間較長，有些藏匿在腳趾縫中，泡腳的時間太短效果不明顯，持續泡上一個月，真菌就差不多被消滅乾淨了。

腳氣病容易復發，想要根治，不能覺得表面上已經治好了就放鬆警惕，半途而廢便會功虧一簣，腳氣再度復發時，之前泡腳的時間就算是白白浪費了。

最重要的是，預防勝於治療，治好之後要注意防潮濕，不能再讓自己的雙腳「受委屈」了。

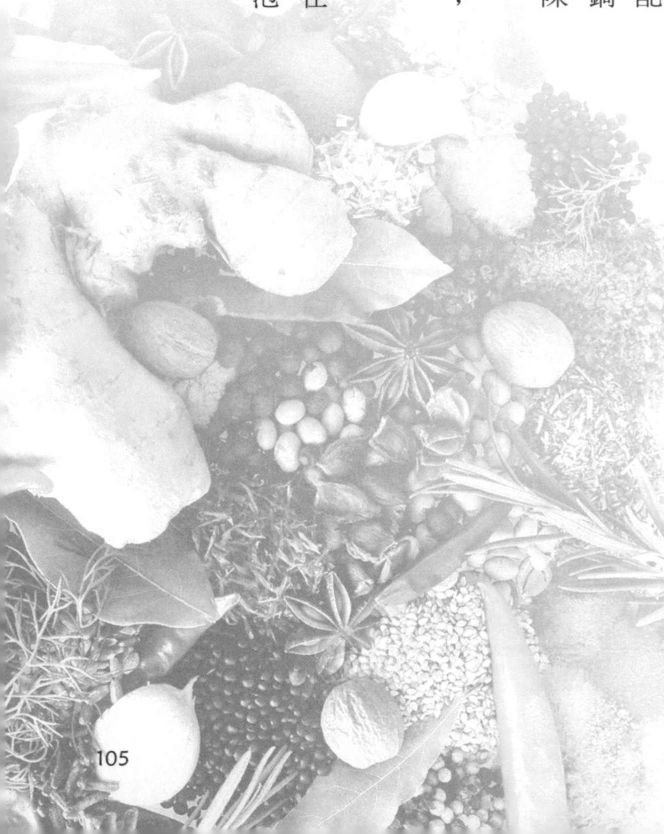

老祖宗的智慧

為什麼泡泡腳就不癢了？

生薑、食鹽、陳醋，均具有殺菌之功，單一使用殺菌效果並不明顯，但將這三者一起使用，功效便會加倍。

保健
養生功

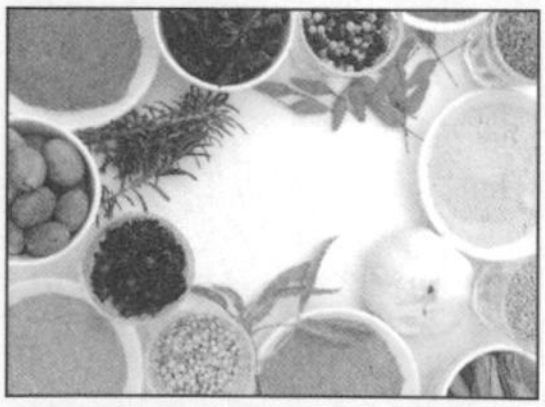

生薑配陳醋

【材料】生薑一百克、食鹽五十克，陳醋、水各適量。

【做法】取生薑一百克，食鹽五十克放入乾淨的鍋中，倒入適量清水煮沸，之後倒入盆中，加適量陳醋，將雙腳放到盆中浸泡半小時，每天泡一次。

看到賺到的不傳秘方！治療瘡癤的神器！

好發時間
潮濕悶熱的夏季

好發族群
無特定

蛋清中富含溶菌酶，有效殺死細菌。

瘡癤是細菌侵入毛囊，所造成的急性化膿性疾病，頭、臉上、背上都有可能長，疼痛難耐又不能碰，該怎麼辦？

老中醫這樣做，快學超養生！

夏季需注意保持皮膚的乾燥、通風，免受濕熱侵襲，這樣才能有效預防瘡癤。

瘡癤主要為金黃色葡萄球菌感染，任何部位都可能長出，頭、臉部、背部、腋下都很常見，其發病原因為外感熱毒或濕熱內蘊，熱毒外泄不出，殘存在肌膚所致。

一般來說，只要塗抹抗生素軟膏就能解決，若手邊正好沒有合用的藥品，蛋清是解毒良方。

將新鮮雞蛋，用水沖洗乾淨，再放在倒有白酒的碗中浸泡，十五分鐘後取出。

接著拿出脫脂棉，在瘡癤上面鋪一層，面積比瘡癤的範圍略大一點，之後取出一顆雞蛋，在雞蛋兩端分別打出一個小孔，搖晃幾下，蛋清很快就流了出來，滴到脫脂棉上。

過沒多久，脫脂棉就吸滿了蛋清，再用膠布將脫脂棉固定好。

蛋清富含溶菌酶，能夠將細菌的細胞壁破壞，進而殺死細菌，效果和祛除瘡癤的軟膏差不多。持續敷個兩三天，瘡癤就能痊癒。

老祖宗的智慧

為什麼雞蛋要泡酒？

雞蛋一定要先放到白酒中浸泡，殺滅雞蛋殼上面的細菌，防止二次感染。

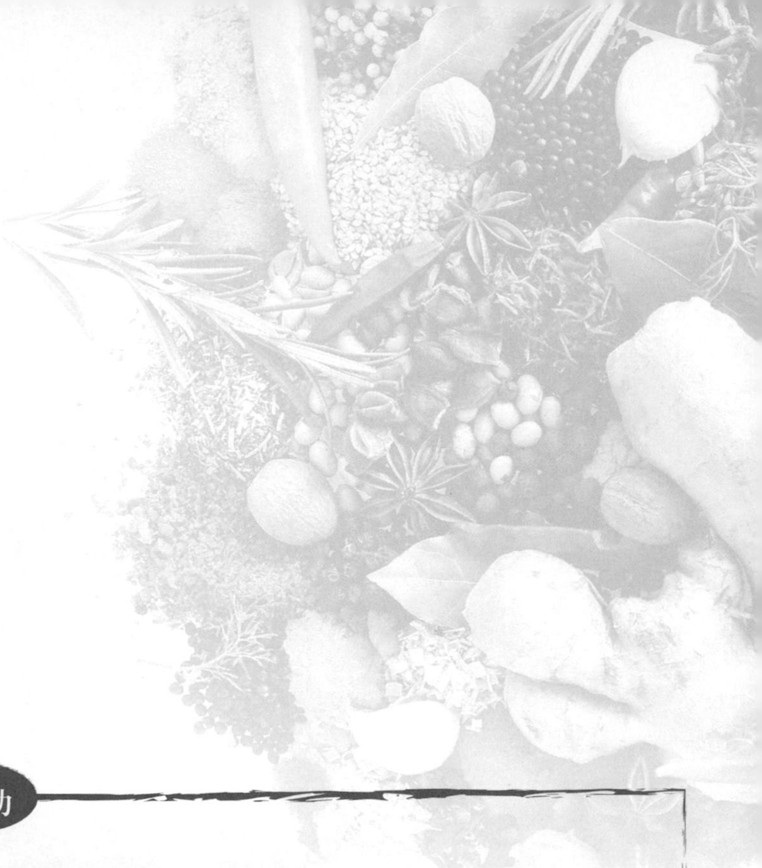

保健
養生功

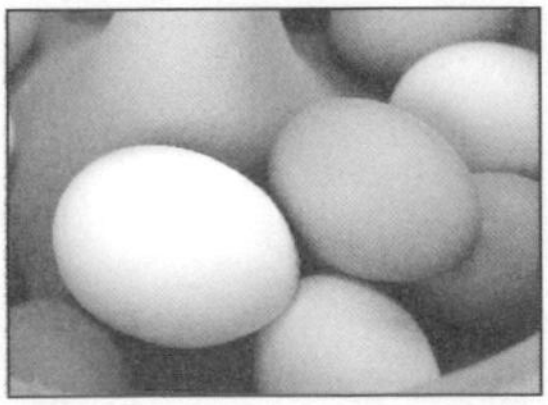

白酒泡雞蛋

【食材】白酒、新鮮雞蛋。

【做法】取出幾個新鮮雞蛋，清洗乾淨並放到一碗白酒中浸泡，十五分鐘後取出。讓患者露出瘡癬處，將脫脂棉鋪到瘡癬上面，面積需比瘡癬範圍大一點，之後，再將雞蛋兩端各打一孔，搖晃幾下之後倒出蛋清，滴到脫脂棉上，等到脫脂棉吸飽蛋清之後用膠布將其固定好即可。

頭皮屑！？
很久沒有看過了！

好發時間

季節交替、壓力大時

好發族群

對頭皮清潔不佳者

向惱人的頭屑說掰掰！

人的頭皮每天都在進行新陳代謝，大量細胞死亡的同時，也有大量細胞新生，死亡細胞則會變為細小的頭屑。

所以，不可能完全沒有頭屑。

老中醫這樣做，快學超養生！

頭皮屑過多主要是由馬拉色菌所引發的，它屬於真菌類，以頭皮油脂為食，對皮膚產生刺激，使得成片細胞如同雪花般脫落。

有兩個天然去屑的方法，需要持續使用才能發揮最大功效。第一個就是薑汁配溫醋。醋具有殺毒之功，而生薑能夠殺滅馬拉色菌，進而達到去屑的目的。

同時，生薑溫醋可擴張頭皮血管，提高髮根毛囊血液供應，這樣一來，頭皮的營養供應才得以充足。因此這個療方既能夠去屑，又可以養護頭髮。

第二個就是洋蔥擦頭法，因為洋蔥富含硫化物、黃酮等物質，具有很好的殺菌功效。此外，洋蔥中維生素、胡蘿蔔素等營養物質含量豐富，在去屑的同時還可滋養頭皮細胞。

這兩種方法皆須持續使用，因為頭皮每天都會進行新陳代謝，頭皮屑的生成在所難免。

長期使用這兩種方法，不但能夠抑制、殺滅馬拉色菌，還能夠及時清除新陳代謝產生的頭皮屑，防止頭皮搔癢。

老祖宗的智慧

**頭皮屑掰掰，
原來這麼簡單！**

醋有殺毒之功，而生薑能夠殺滅馬拉色菌，進而達到去屑的目的。同時，生薑溫醋可擴張頭皮血管，提高髮根毛囊血液供應。

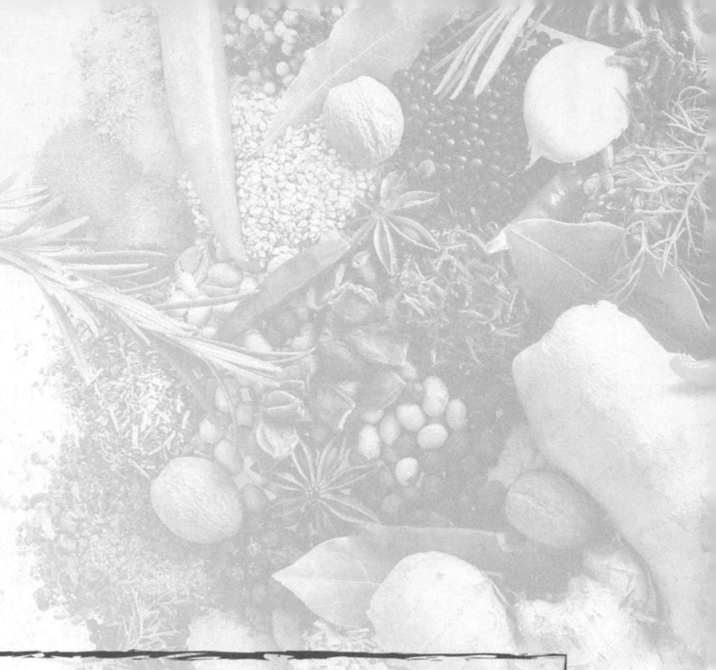

保健
養生功

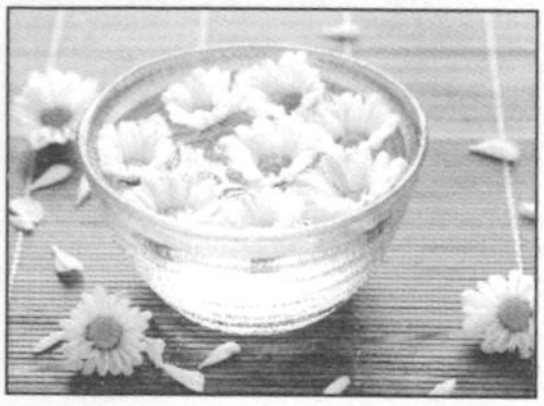

薑汁配溫醋

【材料】生薑、醋、水各適量。

【做法】將生薑切成片狀，之後放到鍋中，倒入適量清水，開大火煮沸，等到水溫適宜時倒入適量醋，將調配好的溶液倒入盆中洗頭即可。

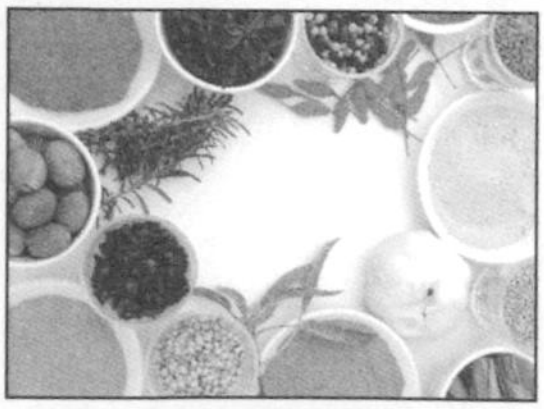

洋蔥擦頭皮

【材料】洋蔥。

【做法】取一個洋蔥，搗爛之後放到乾淨的紗布裡包好，之後用它擦頭皮，二十四小時以後再用溫水清洗頭皮即可。

這真是太神了！每天三分鐘，痘痘都不見了！

好發時間
無論何時，痘痘都有可能上門

好發族群
皮脂分泌旺盛者

拒絕痘花一族，讓你有「臉」見人！

青春痘並非少年的專利，許多人早過了青春期，還是為痤瘡所苦，長得滿臉都是，尷尬又困擾。

坊間很多去痘、去痤瘡的化妝品，效果都不是很好，甚至越來越嚴重。

老中醫這樣做，快學超養生！

痤瘡患者千萬不能用手擠破痤瘡，這樣做很容易留下疤痕。

出現痤瘡之後，要注意每天清潔臉部，使用較柔和的護膚品，儘量不要化妝，以免影響肌膚呼吸，使痤瘡更嚴重。

白果，也就是銀杏，是一種深受民眾喜歡的滋補保健品，具有平喘、止咳、化痰之功，很多人都見過或吃過白果，但是知道白果能夠治療痤瘡的人並不多。實際上，古人早已發現白果殺菌消毒的功效。

此外，白果含有一種特殊成分，能夠抑制或消滅引起痤瘡的丙酸桿菌和表皮葡萄球菌，白果中的白果內酯還可以有效抑制發炎反應。

由此可見，以白果治療細菌感染發炎導致的痤瘡，可以說是對症下藥。

這兩種方法任選一種都可以，但是要注意，白果有微毒，痤瘡治癒之後便應停止使用，尤其是第二種方法，因為酒精對皮膚會產生一定的刺激，塗抹在健康的肌膚上，容易長斑，反而有害無益。

老祖宗的智慧

聽說白果有毒，要怎麼用呢？

白果有微毒，會刺激到皮膚黏膜，使用之前可以先在耳朵後面的皮膚上試用一下，沒有異常，再塗抹在臉上和其他痤瘡處，以免出現過敏，使面部問題惡化。

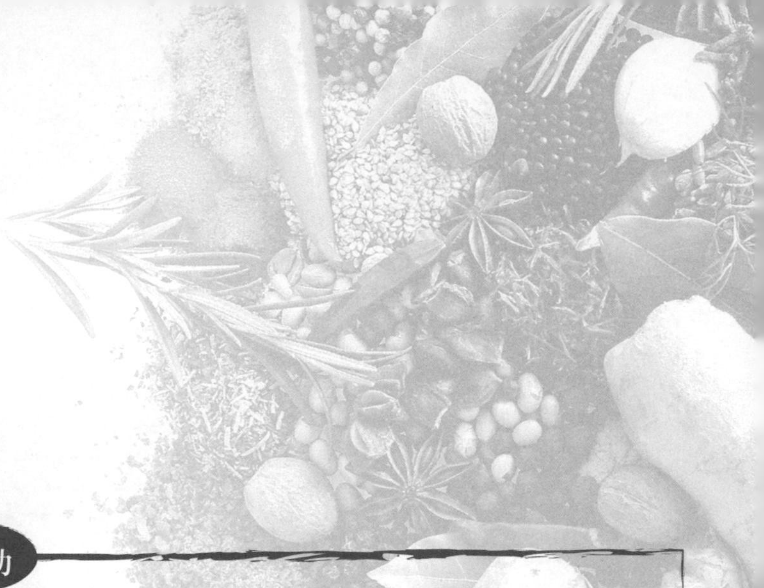

保健
養生功

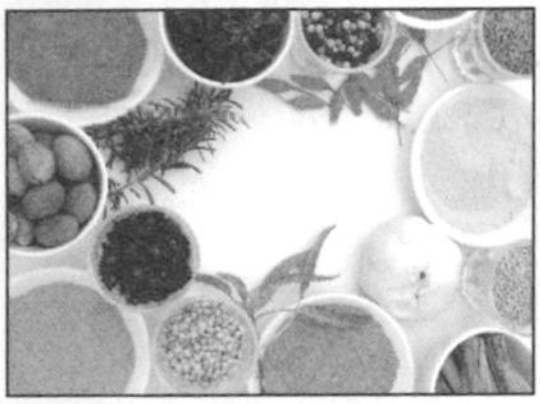

白果擦塗法

【材料】白果。

【做法】取一到兩顆白果，去掉外殼後切開，睡前先用溫水清洗患處，之後用白果的切面揉搓患處，邊搓邊削去用過的部分，換成新鮮切面之後繼續揉搓。

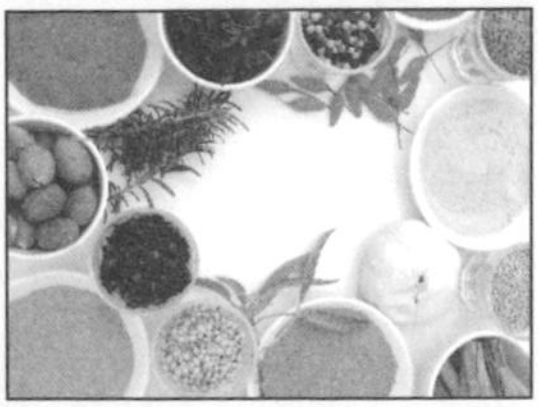

白果泡白酒

【材料】白果、濃度百分之七十的酒精。

【做法】將白果壓碎，之後浸泡到濃度百分之七十的酒精中一個星期，過濾果渣留藥液，每天用藥液塗抹患處二到三次。

值得收藏一輩子，
輕鬆治療膿皰的神奇秘訣！

好發時間

隨時都有可能

好發族群

油性膚質．清潔不佳者

保持潔淨，防患未然。

膿皰是個讓人非常困擾的病症，嚴重的人會求助無數皮膚科醫師，塗抹過消炎藥，但大多是抹抗生素，效果不會很好，無法根治。

老中醫這樣做，快學超養生！

膿皰實際上就是指含有膿液的皰疹，是常見的面部疾病，大量膿細胞堆積是導致膿皰的主要原因，且通常膿皰癒合之後都會留下疤痕。因此，膿皰還是應當以預防為主。

預防膿皰的具體做法為：平時便注意衛生情況，勤換洗衣服，勤洗澡，修剪指甲等，面對痱子、瘙癢等症要及時治療，以免導致細菌性感染。

如果已經出現了膿皰，應當及時治療，症狀較輕時可以透過魚腥草、牛蒡子來解決。

魚腥草為民間常見涼拌菜，被稱為「十藥」，意思是說它具有十種藥的功效。魚腥草素有「代刀草」的稱號，實際上就是在反映它的「拔膿」功效。等到某處膿皰將要流出來的時候，就將魚腥草變軟的葉子塗在上面，膿皰裂開之後，傷口就好了。

牛蒡子的油性雖然非常大，但卻無臭味，味微苦，入口後和唾液一同敷在膿皰上，療效非常好。但是要提醒大家，癰疽已潰爛、膿水清稀的患者不宜使用此方。

這兩種方法效果都非常不錯，見效也快，根據取材的難易度，任選其一即可。此外還要注意，治療的過程中不能隨便使用化妝品，以免引發二次感染。某些激素類藥膏雖然能夠短期去除膿皰，但容易導致膿皰反覆發作，到最後，再使用激素類藥物就沒有效用了。

如果症狀已經相當嚴重，不斷流出膿液，一定要及時去醫院治療，以免症狀惡化，延及其他健康肌膚。

老祖宗的智慧

**小心，
治療膿皰別做這件事！**

治療的過程中不能隨便使用化妝品，以免引發二次感染。激素類藥膏雖然能夠短期去除膿皰，但容易導致膿皰反覆發作。

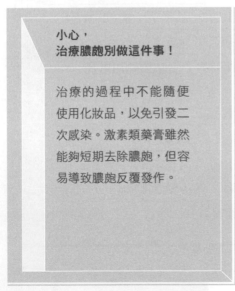

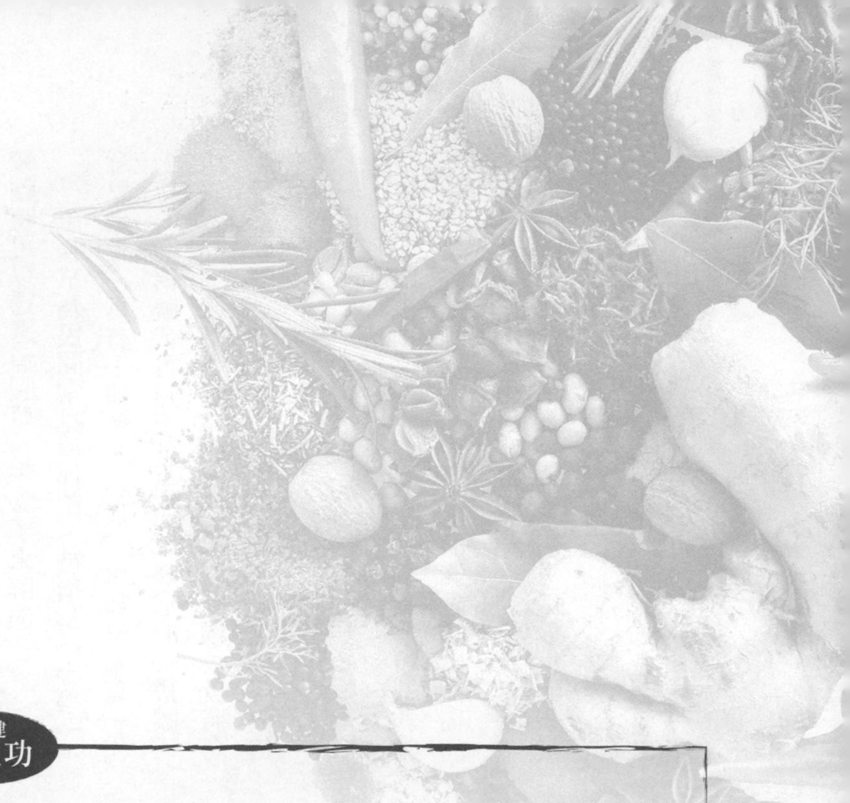

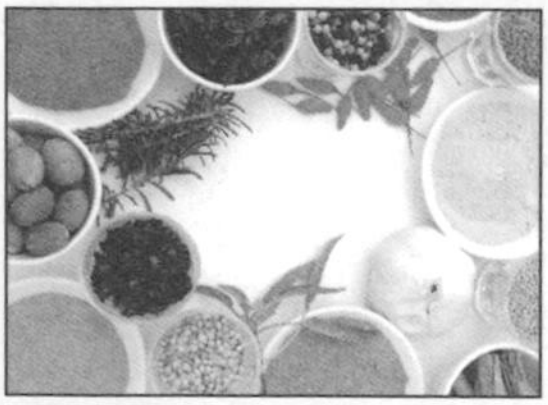

魚腥草敷法

【材料】魚腥草。

【做法】將魚腥草葉子清洗乾淨，然後用鋁箔紙包起來，放到小火中加熱，直到葉子變黏稠即可敷用。

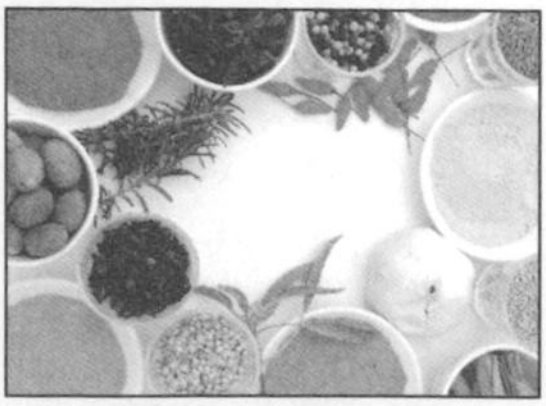

牛蒡子敷法

【食材】牛蒡子六克。

【做法】將六克左右的牛蒡子放在口中咬碎，然後敷到膿皰上，最後取一條繃帶將其固定好。

太重要了！一招解決蕁麻疹！

好發時間
隨時
好發族群
過敏體質者

韭菜味甘、性溫，汁液能消炎止痛。

蕁麻疹是常見的皮膚病，抓撓之後會起紅斑和風團，同時會劇烈瘙癢。

瘙癢甚至會伴隨咽喉腫痛，患者經常因此徹夜難眠。一般經過一段時間的治療，病情有了好轉，但是停藥後又容易復發。

老中醫這樣做，快學超養生！

若是單純的蕁麻疹，並未有高血壓、糖尿病、心臟病以及傳染病史，對藥物、食物等均未曾出現過過敏反應，也沒有外傷、手術、輸血史，家庭成員均沒有類似症狀，可以用簡單的方式治療。

外敷的方式，是食醋兌白酒與韭菜

汁塗抹法。

食醋，在中國的歷代醫學典籍之中，都記載著它可降膽固醇、軟化血管、降低血黏度，同時，醋富含多種礦物質、胺基酸，具有收斂、緊縮皮膚的功效，利於肌膚美容、肌體健康。韭菜味甘辛、性溫，它的根、葉搗成汁後都能夠消炎止血、止痛，所以可以緩解濕疹瘙癢、紅腫等。

內服食療方則為香菜蜂蜜汁，新鮮的香菜味辛溫，通脾，達四肢，可將一切不正之氣從身體內清除出去，具有發汗解表、宣肺透疹的功效，疹出不暢者可用。

藥材上，荊芥穗和紫蘇，具有發汗解表之功，紫蘇的散寒能力很強，荊芥穗祛風的能力很強，因此，理氣的藥方之中，經常會看到紫蘇的身影。而荊芥和防風同用，可達腠理、發汗散邪。

這三個方子各有各的特點，內服外敷的方法、用材雖然不同，但功效卻是相同的，患者可以根據取材的難易、自身接受情況等自行選擇。

老祖宗的智慧

蕁麻疹，
吃香菜會好！？

新鮮的香菜味辛溫，通脾，達四肢，可將一切不正之氣從身體內清除出去。

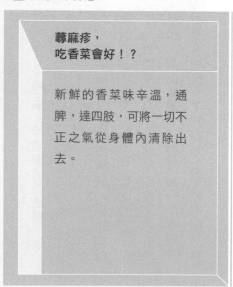

食膳
療癒力

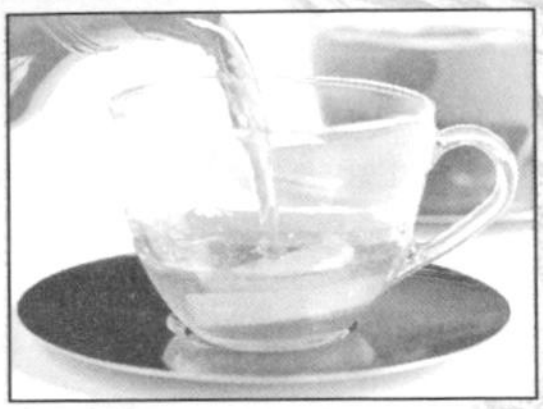

香菜蜂蜜汁

【食材】香菜、蜂蜜。

【做法】取適量新鮮香菜，去掉根鬚之後清洗乾淨，再放到鍋中煮五分鐘，調和適量蜂蜜，每天喝一次，連續喝三天。

保健
養生功

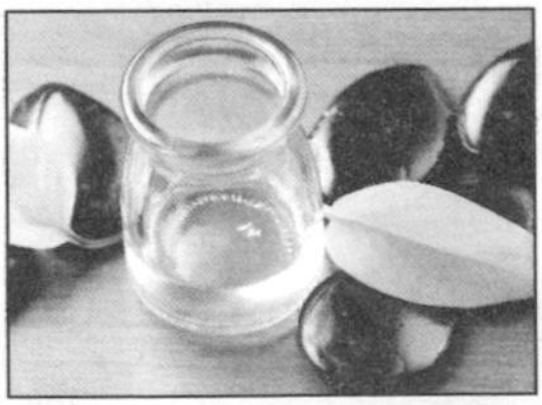

食醋兌白酒

【材料】食醋、白酒。

【做法】按照二比一的比例將食醋和白酒一同倒在乾淨的杯子中，調和均勻後塗抹到患處。

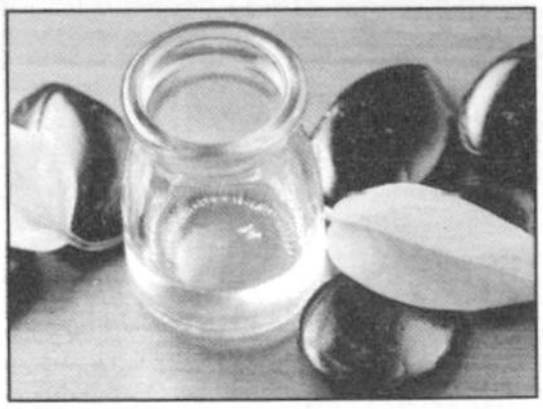

韭菜汁塗抹法

【材料】韭菜。

【做法】取一把新鮮韭菜，從根部切掉一段，用切面處擦拭患處，直到切面處的韭菜汁用完以後，再切上一刀，繼續塗抹。停頓十分鐘左右，如果蕁麻疹處仍然瘙癢，還要繼續塗抹幾次，通常每次塗抹兩到三遍，每天塗抹三次就可以了。

扁平疣把大家嚇傻了！？
一招輕鬆解決，快學起來吧！

好發時間
隨時隨地
好發族群
人人都有可能

避免扁平疣，不和他人共用毛巾。

扁平疣是人類乳突病毒感染所致，多發生在臉部、手臂和手背上。

雖然不會有明顯的症狀，卻嚴重影響著人的外在形象，嚴重的話半張臉上都是扁平疣，看起來好嚇人。

老中醫這樣做，快學超養生！

扁平疣會透過直接或間接接觸傳染，因此，扁平疣患者一定要與身邊的健康人群分開使用毛巾、臉盆等，防止傳染給別人。

長出扁平疣之後，別急著購買各種除痘藥膏，不但治不好，還會延誤病情。

治療扁平疣不難，一個小秘方就能

把它治好——蒜瓣敷臉法。

大蒜富含大蒜油、大蒜素等成分，這些成分具有非常強的滅菌之功，同時有一定的抗病毒功效，此外，大蒜還具有啟動免疫細胞，提升人體正氣，促進免疫細胞消滅扁平疣病毒的功效。

但是，像對大蒜氣味感到厭惡，或者對大蒜刺激出現過過敏現象的人，最好不要使用大蒜敷臉法，以免沒治好，又出現新問題。

也可以用蒲公英塗抹法，蒲公英具有非常好的抗細菌、病毒功能，能夠充分殺滅導致扁平疣的細菌和病毒，扁平疣便會痊癒。

這兩種方法不但簡單，且效果良好、取材方便。若是選擇西藥藥膏的話，可以試試維生素A軟膏、咪喹莫特軟膏等，效果都不錯。

老祖宗的智慧

現在才知道，
大蒜這樣做，超好用！

大蒜富含大蒜油、大蒜素等成分，具有非常強的滅菌功效，蒲公英也具有非常好的抗細菌、病毒功能，能夠充分殺滅細菌和病毒。

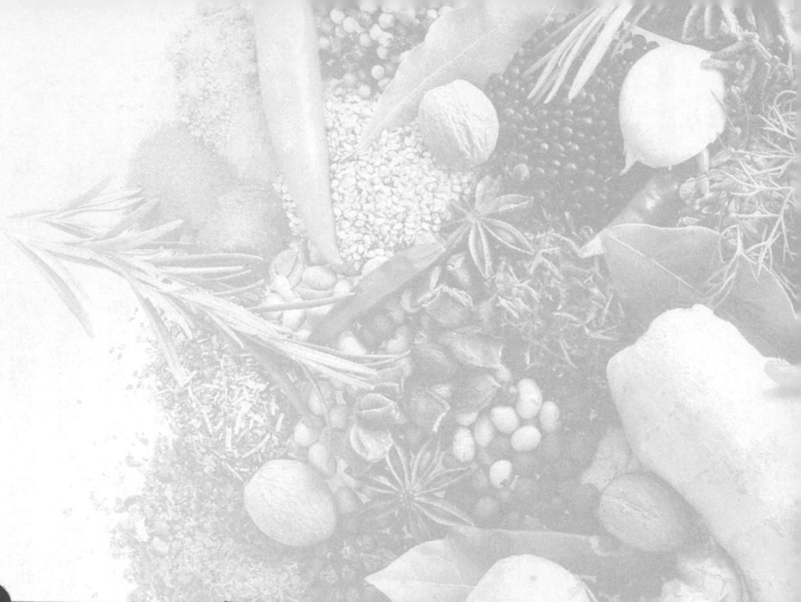

保健養生功

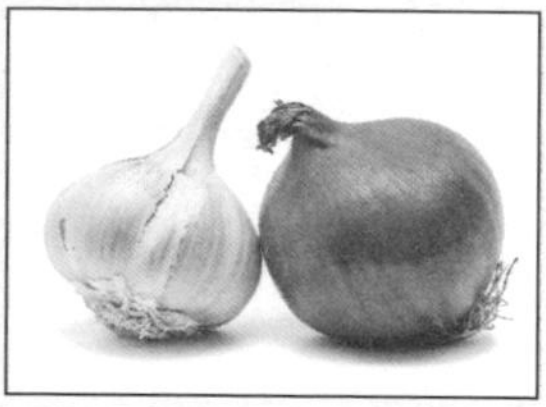

蒜瓣敷臉法

【材料】蒜瓣。

【做法】將蒜瓣切成和扁平疣大小一樣的薄片，然後拿出膠布將其固定到扁平疣上，每天早晚各敷一次。

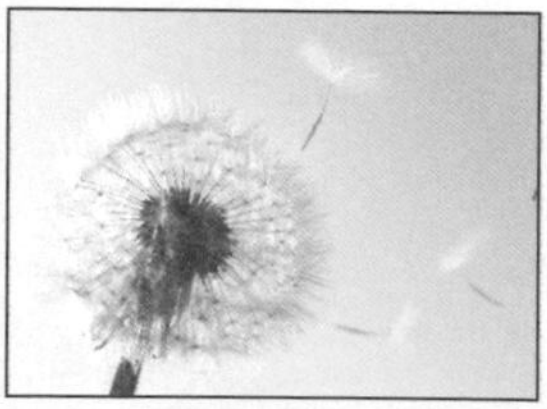

蒲公英塗抹法

【材料】新鮮蒲公英。

【做法】將採摘來的新鮮蒲公英放到清水之中清洗乾淨，然後放到扁平疣上反覆塗抹，每次擦五分鐘，每天擦三次，一個星期為一療程。擦過蒲公英之後不能立即洗臉，要讓蒲公英在臉上多停留一會兒。

看完你會感激我，美女保養頭髮都喝這一碗——桑皮柏葉湯！

好發時間

無特定

好發族群

頭髮染燙受損者

長期染燙整，髮質亂糟糟！

現代人為了美麗，常把頭髮又染又燙，變換許多造型，若沒有好好修護保養，久而久之頭髮會枯黃乾燥，即使用染髮劑，新長出來的髮色還是乾黃，周而復始，頭髮長期損傷。

老中醫這樣做，快學超養生！

毛髮乾燥並不是沒有解決辦法，用桑根白皮柏葉湯，就可以輕鬆地改善。將桑根白皮和柏葉稍微弄碎，然後用多一點水泡著，放在火上煮，大概沸騰五到六次，讓藥裡面的成分都滲透在水裡再去渣，然後多用藥汁洗頭。這樣持續一兩個星期就會見效。

桑皮柏葉湯中，桑根白皮氣味甘寒，《本草綱目》記載，它可治「髮鬌墮落，發槁不澤」，柏葉苦，微溫，有止血、烏鬚髮、止咳喘的功效，能「黑潤鬢髮」，治「頭髮不生，頭髮黃赤」，二者合用，對染髮、燙髮造成的損害有恢復作用。

有人會定期至髮廊護髮，然而，髮廊的護髮保養，也是將一些藥水塗在頭髮上，時間長久以後，自然就會對頭髮有一定的傷害，因此長期做護髮，並不是解決的辦法。想要讓自己的秀髮變得亮麗有光澤，還得要使用科學的養療法才行。

桑根白皮柏葉湯並不麻煩，曾有朋友使用兩個星期以後，頭髮果然比以前亮麗不少，在陽光下還閃著光澤呢！

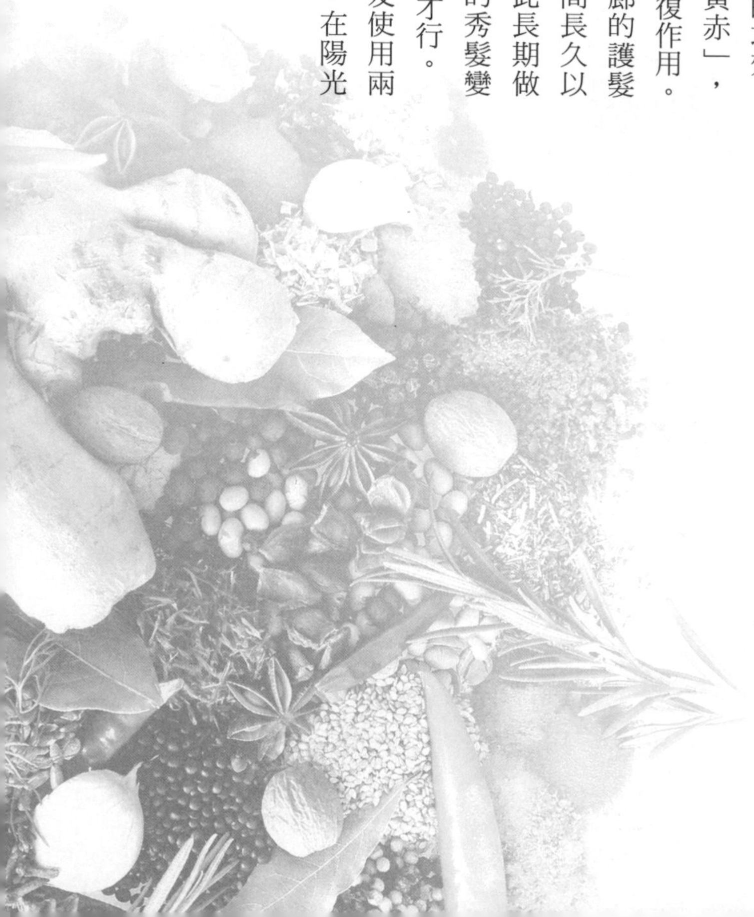

老祖宗的智慧

**美麗秀髮，
就靠這個了！**

桑根白皮氣味甘寒，可治「髮鬢墮落，發槁不澤」，柏葉有止血、烏鬚髮、止咳喘的功效。

保健
養生功

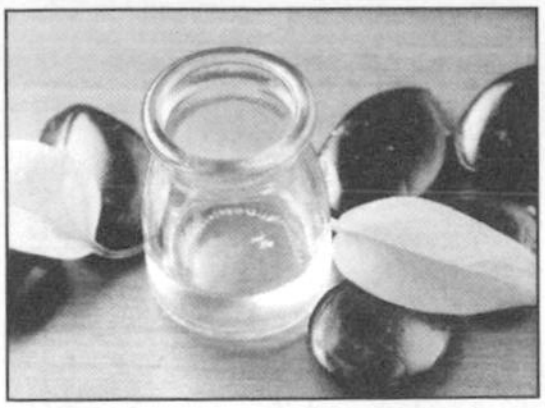

桑根白皮柏葉湯

【材料】桑根白皮和柏葉各一千克。

【做法】將桑根白皮和柏葉稍微弄碎，然後用多一點水泡著，放在火上煮，大概沸騰五到六次，讓藥裡面的成分都滲透在水裡再去渣，然後多用藥汁洗頭。

不輕易透露的，超強告別大油臉技巧！太令人驚訝了！

好發時間

悶熱的夏天

好發族群

皮脂分泌旺盛者

粒粒白米，有去油解汙功效。

油性肌膚的人，每到夏天就很痛苦，臉上經常會分泌很多油脂，需要用很多吸油面紙，即使吸完了，過半個小時又會出很多油。

老中醫這樣做，快學超養生！

有樣隨處可得的食材，可以輕鬆的讓臉上少出一些油，看起來更潔淨。——那就是我們每天吃的米飯。

米的主要成分是澱粉，很多人知道米飯可以充饑，卻不知道其實還有去除油污的功效。這個療方由來已久，在人們沒有使用肥皂清潔臉部之前，很多人都是用洗米水洗臉的。

另外，米飯糰黏性非常好，觸感柔軟，在臉上來回滾動就能達到清理面部的作用，會感覺臉部非常清爽，擦拭時，還能聞到米飯所散發的清香。

因為米屬於鹼性，能使油脂類物質水解成為別的物質。另外，白米含有一定數量的澱粉，在特定的環境下會轉化為「烷基糖苷」。大家可能不知道，這種物質是洗碗精的重要組成物質之一。而洗碗精具有那麼強大的去除油污功效，也不難看出為什麼白米具有清潔作用了。

白米不僅可以去除油脂，還含有多種維生素等營養物質，所以經常用洗米水洗臉，既能夠吸附臉上的油脂，又有美白、滋養皮膚、嫩膚、美膚的功效。

因此，經常用白米來揉臉或者用洗米水來洗臉，不僅會減少面部的油脂，同時還會讓自己的面部皮膚變得光滑細嫩。

老祖宗的智慧

十年來洗米水我都浪費了！原來它可以……

米之所以能夠發揮去除油污的作用，主要是因為米屬於鹼性，能使油脂類物質水解成為別的物質。

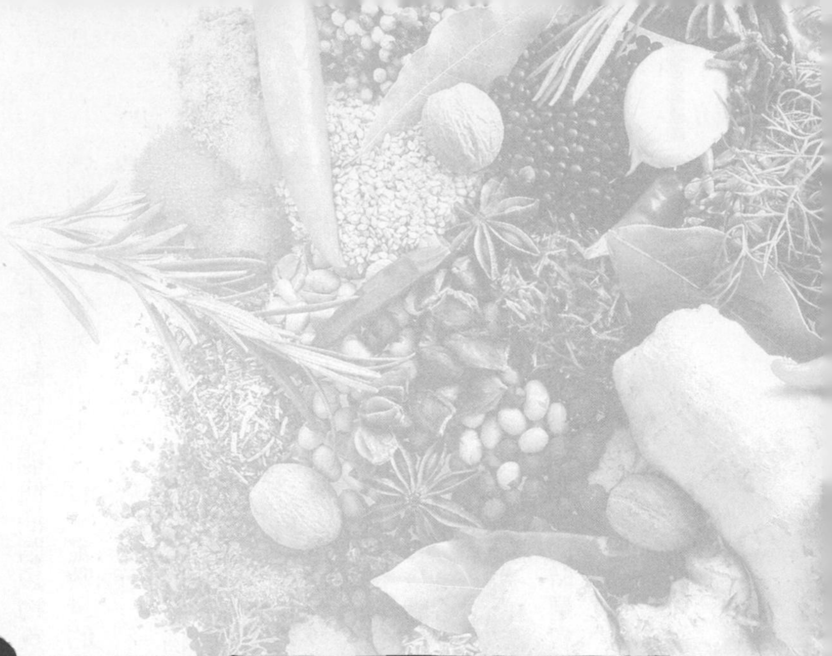

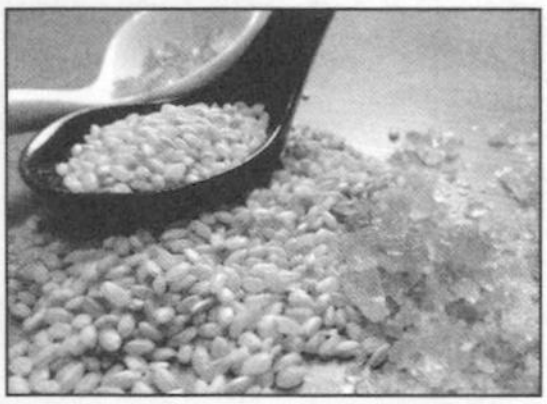

米飯洗臉擦油法

【做法】用米煮一小團米飯，用手搓成團，在臉部來回地滾動。

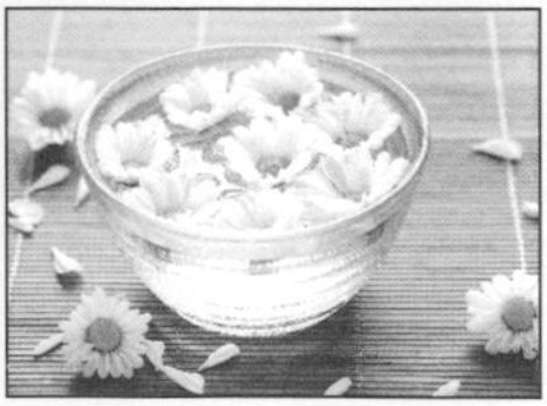

洗米水洗臉

【做法】取第二或第三遍的洗米水，洗臉二到三次就可以了。不怕麻煩的話，還可以將米飯放入容器之中，加水搓洗，然後將洗米水倒掉，再加一次水搓洗，留下第二次洗米水，放入冰箱後保存一夜，第二天放入溫水，效果會更加明顯。

太神了！一定要學會的，祛除黃褐斑方法！

好發時間
無特定
好發族群
女性、壓力大者

氣血失和，引致肝斑滿臉。

黃褐斑是身體虧虛的一種信號，可以透過吃中藥調理自己的身體，並且改善「面部情況」。

老中醫這樣做，快學超養生！

黃褐斑也被稱為肝斑、蝴蝶斑，是一種常見的顏面色素沉著斑，多發於女性，主要是因為女性的內分泌失調、各種婦科疾病、肝腎疾病以及極大的精神壓力等引起的。

從中醫的角度來講，黃褐斑是因為邪犯肌膚、氣血不和，肝鬱氣滯、氣滯血瘀導致的。肝失條達，氣機鬱結，鬱久化火，灼傷陰血等情況都會造成面部氣血失和，脾氣虛弱，運化功能減弱，從而使氣血不能及時運送到面部位置。

將陳皮、山楂適量，加入開水之後煮沸、放涼，最後加入蜂蜜後飲用，可以改善黃褐斑。

山楂性微溫，入脾、胃、肝經，有活血化瘀、消食健胃的功能。《本草求真》記載：「山楂，所謂健脾者，因其脾有食積，用此酸鹹之味，以為消磨，俾食行而痰消，氣破而泄化，謂之為健，止屬消導之健矣。至於兒枕作痛，力能以止；痘瘡不起，力能以發；猶見通瘀運化之速。」

陳皮有三個效用，一是導胸中寒邪，二破滯氣，三益脾胃。這三點之中，最重要的就是行脾胃之氣。蜂蜜的營養成分最為豐富，能補虛緩中，《本草綱目》記載，蜂蜜「和營衛，潤臟腑，通三焦，調脾胃」，可以對黃褐斑起到輔助治療作用。

此外，綠豆、黃豆、紅豆各一百克，洗淨後加水浸泡，再榨汁以水煮沸，調入白糖飲用，一日三次，也能治療肝斑。

中醫學認為，黃豆有令人長肌膚、補虛開胃、填精髓、益顏色、健身寧心、潤燥消水、健脾寬中的功效。李時珍在《本草綱目》之中講過，黃豆可以讓人「容顏紅白，永不憔悴」、「作澡豆，令人面光澤」。

綠豆味甘性涼，有解毒清熱的作用，在《本草求真》中提到，綠豆「能厚腸胃、潤皮膚、和五臟及資脾胃」。

紅豆也是中醫常用的藥材，《本草綱目》記載，紅豆「味甘，性平，排癰腫膿血，療寒熱，治熱毒，散惡血，除煩滿，健脾胃」。可見，這三種豆類都能夠達到滋補氣血、調和脾胃的作用。

老祖宗的智慧

**山楂原來這麼好！
長知識了**

山楂性微溫，入脾、胃、肝經，有活血化瘀、消食健胃的功能。

食膳
療癒力

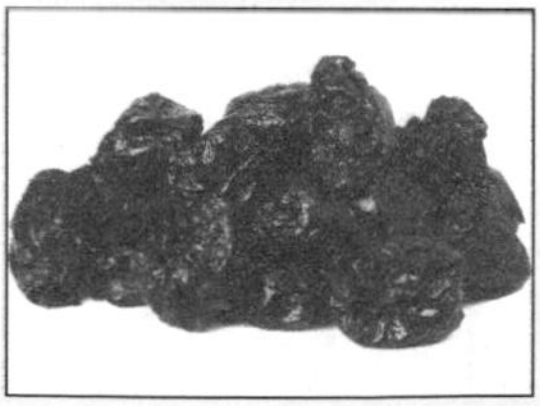

陳皮山楂

【食材】陳皮、山楂各適量。

【做法】將適量陳皮、山楂放入鍋中，加入開水後煮沸，自然冷卻後加入蜂蜜飲用。

想要撫平皺紋、留住青春，立刻要做的事！

好發時間
當青春小鳥一去不回
好發族群
年齡增長者

18

皺紋，竟是化妝品惹的禍？

化妝品是化學物質，對皮膚有一定的刺激作用。

長年累積下來，就會讓自己的皮膚變得鬆弛，產生皺紋。

老中醫這樣做，快學超養生！

愛美是女人的天性，自古以來都是如此。人們常用「粉黛」來指女性，其實粉和黛都是古代婦女化妝用品。

因為長期化妝品物質積累，而留下來的皺紋，其中還伴隨著一些色斑。化妝品是化學物質，就算再安全，對皮膚也有一定的刺激作用，所以，長年累積下來，就會讓自己的皮膚變得鬆弛，產生皺紋。

中國古籍《魯府禁方》當中，記載了許多美容方法，比較有名的「孫仙少女膏」。

每日早起加熱水洗臉，可去除皺紋，有清熱解毒、活血化瘀、潤膚白面的功效。原書中聲稱以此方洗面十餘日後，便容如少女，故得名「孫仙少女膏」。

此方中，黃檗皮性味苦、寒，有清熱燥濕、瀉火解毒、退虛熱等美容功能。外用一般會研磨調敷或煎水浸漬。

土瓜根又稱王瓜根、山苦瓜、毛冬瓜，味苦、性寒，它含有豐富的脂肪酸、胺基酸、胡蘿蔔素、膽鹼等多種成分，可活血化瘀，改良皮膚的血液循環，清除臉部黑點，醫治痤瘡及痘疤，既可生用，也可用鮮品。

紅棗是我們日常生活中接觸比較多的食物，同時也是藥品，其性味甘、平，入脾、胃經，具備補脾胃、生津液等美容功能。將這三種藥相配，解毒清熱去瘀、滋潤潤澤肌膚、抗皺防衰、強身健體的功能更佳。

現在很多美容大師都講究排毒養顏法，如果體內的毒素太多，就會直接表現在臉上。

黃檗皮和土瓜根兩味寒性的清熱解毒藥，就像兩道過濾器，把你身體裡的毒素全部過濾掉，再加上入脾、胃經的紅棗，調理脾胃，這樣才能「面色紅潤睡得香」。

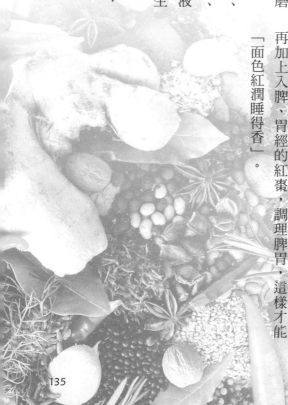

老祖宗的智慧

一個動作，
痘痘就不見囉！

黃蘗皮性味苦、寒，有清熱燥濕、瀉火解毒、退虛熱等美容功能，外用一般會研磨調敷或煎水浸漬。

保健
養生功

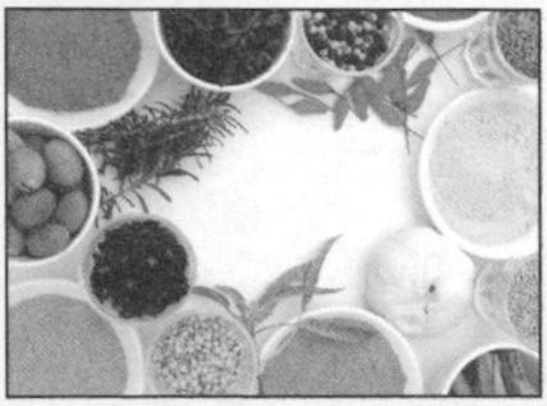

孫仙少女膏

【材料】黃蘗皮九克、土瓜根九克、紅棗二十一枚。

【做法】將黃蘗皮、土瓜根、紅棗一起研磨成膏。每日早上加熱水洗臉。

褥瘡有救了！快學起來，也給身邊的人知道！

好發時間
時間久了就會發生

好發族群
長期臥病在床之病患

褥瘡如何治？耐心與細心。

類風濕性關節炎在治療與照顧上，都非常辛苦。

患者四肢關節出現變形，癱瘓臥床，若沒有經常按摩、擦洗身體，很容易生褥瘡，流水流膿，一翻身就痛。

老中醫這樣做，快學超養生！

要治療癱瘓臥床的褥瘡患者，需要耐心與細心，可以使用雲南白藥加蜂蜜，緩解褥瘡的症狀，但是這個方法需要有人精心照顧，每天都必須使用才可以。

先用碘酒對瘡癤面進行清洗，再用無菌棉棒蘸酒精，對皮膚周圍進行消毒。然後用少許雲南白藥，加入三倍多的蜂蜜，調成糊狀，用棉棒蘸上塗在患處，外面包裹住一層紗布，最後用膠布固定。每天更換一次藥。

雲南白藥為黃色或淺棕黃色粉末，其主要成分為冰片、三七、麝香等。冰片清熱止痛，也能生肌；三七可以通經絡，和營止血，行瘀血而聚斂新血；麝香可活血通經、止痛。

冰片具有一定的止痛以及防腐作用；三七抗炎、耐缺氧；麝香有抗炎、抗菌的作用。

臨床試驗證明，雲南白藥對綠膿桿菌、金黃色葡萄球菌及白色念珠菌等細菌引起的炎症有治療作用，且還可以明顯促成纖維成長細胞和血管內皮細胞的生成，加速血管的生長及結締組織增生，從而有效地促進傷口的癒合及生長。

蜂蜜在這個療方中的作用甚至超過雲南白藥。臨床試驗證明，蜂蜜對葡萄球菌、鏈球菌、白喉桿菌等革蘭氏陽性菌具有極強的抑制作用，可減輕疼痛，減輕滲出，防止感染，促進傷口癒合以及組織再生。

蜂蜜還有一項優點。從現在比較流行的「濕性癒合」【編按】角度看，應該為缺血的潰瘍面創造出濕性環境，且要有良好的透氣性，同時具有防止滲出、防止創面組織浸泡及殺菌等作用，而蜂蜜濕敷與「濕性癒合理論」極為吻合。

【編按】濕性癒合，為傷口提供較為潮濕的環境，被動地創造有助於傷口癒合的環境。因此，對老年人來說，這個方法是最適合的。

老祖宗的智慧

**蜂蜜不只好喝，
還能殺菌！？**

蜂蜜對葡萄球菌、鏈球菌、白喉桿菌等革蘭氏陽性菌，具有極強的抑制作用，可減輕疼痛，減輕滲出，防止感染，促進傷口癒合以及組織再生。

保健
養生功

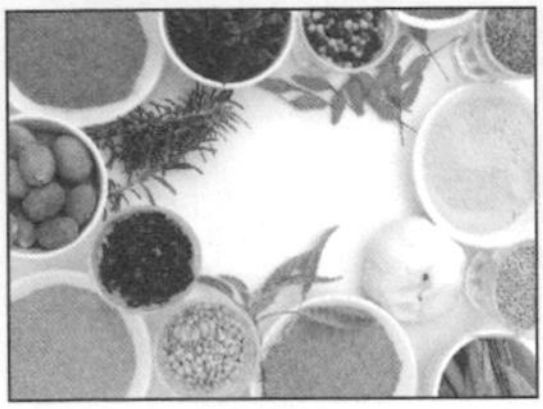

雲南白藥配蜂蜜

【材料】雲南白藥、蜂蜜。

【做法】先用碘酒對瘡癤面進行清洗，再用無菌棉棒蘸酒精，對皮膚周圍進行消毒。然後用少許雲南白藥，加入三倍多的蜂蜜，調成糊狀，用棉棒蘸上塗在患處，外面包裹住一層紗布，最後用膠布固定。每天更換一次藥。

第四章

肆

高血壓、頭暈目眩、盜汗、失眠……

一定要看！影響一生的安神食療方

現代人的生活中有各種壓力來源，在長期情緒疲勞和緊張下，具神經衰弱症狀的患者與日俱增。古時被人們稱為仙草的靈芝，可固本扶正；櫻桃則可以促進血紅素生成，讓腦部血液循環更加暢通，從而消除腦部的精神壓力，再加上銀耳，便成為對抗神經衰弱的一味良藥。

這樣吃，美味又舒壓！你一定要知道！

好發時間
忙碌過度，很久沒休息的時候
好發族群
壓力大者

01

靈芝、銀耳、櫻桃有效治神經衰弱。

夜夜失眠、精神不好等神經衰弱的症狀，若沒有積極治療，長年累積下來，對精神有很大的負面影響。

老中醫這樣做，快學超養生！

靈芝、銀耳、櫻桃等食物都有補腎、健腦、益肺、養胃的功效，所以對於治療神經衰弱有非常好的療效。

靈芝從古至今一直被認為是吉祥、富貴、美好的象徵，被人們稱為仙草。中醫一直將這種藥物視為滋補壯陽、固本扶正的珍貴藥物，其對於治療精神衰退、心悸怔忡、頭暈失眠都有很好的療效，長期服用還可以治療慢性肝炎、胃潰瘍、咳嗽等病症。

櫻桃含有大量的鐵。鐵是人體血液的重要組成部分，因此多吃櫻桃可以抗貧血，促進血紅素生成，讓腦部血液循環更加暢通，從而消除腦部的精神壓力，成為對抗神經衰弱的良藥。長期在電腦前工作的人，多吃一些櫻桃可以有效消除疲勞、改善睡眠品質。

將這三種食材放在一起，能夠治療，因長期神經衰弱而造成的頭暈頭痛、失眠多夢等症狀。加入水蜜桃，口感更加鮮美。

此外，靈芝還能調節人體自身的免疫力，有效對抗腫瘤，並增加患者對抗癌症的能力，是人體最佳的調節器。因為靈芝可以促進身體中白血球的生成，有效地吞噬身體中的有毒物質，防止癌細胞病變。

靈芝對人體也沒有任何的副作用，因為是天然補品，沒有毒素，這是其他抗腫瘤藥物比不上的地方。

老祖宗的智慧

吃靈芝可以抗癌，有這麼神奇？

靈芝可以促進身體中白血球的生成，有效地吞噬身體中的有毒物質，防止癌細胞病變。對人體也沒有任何的副作用，這是其他抗腫瘤藥物比不上的地方。

食膳
療癒力

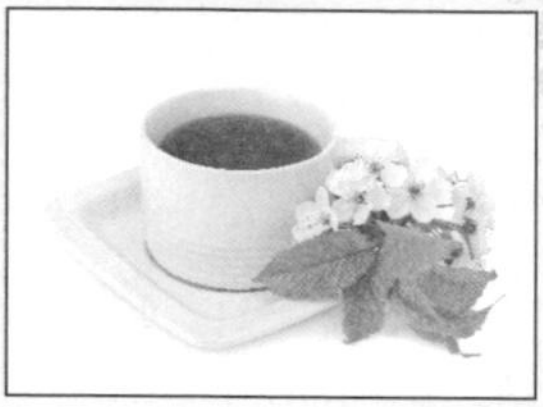

靈芝銀耳湯

【食材】靈芝十克、銀耳二十克、冰糖兩百五十克、櫻桃二十顆、水蜜桃兩個、雞蛋一個。

【做法】將靈芝清洗乾淨，切成薄片，然後放入鍋中，加入適量的水，用小火慢蒸後，將汁取出來、殘渣倒掉。

接著將銀耳放進熱水中浸泡半小時，將根腳處的雜質折掉，再放進溫水中浸泡，直至銀耳脹開。將櫻桃和水蜜桃中的核去掉，果肉切成片狀後放進鍋中，加入適量的清水，並放進冰糖。

將雞蛋的蛋黃去掉，留下蛋清攪拌均勻，待冰糖完全融化後放進鍋中，等到糖水的泡沫完全浮出水面，用湯勺將泡沫撈出來倒掉，再將剩下的全部盛出來放進碗裡，用濕布將碗口蓋住，放在蒸籠上蒸兩個小時即可。每天吃一次或是一個星期四次都可以。

家有長輩必看！
累的時候吃枸杞，精神百倍！

好發時間
隨時都會疲憊啊
好發族群
長輩

生命力頑強的枸杞子，是消除疲勞最好的藥物。

長輩年紀大了，經常看不清楚、食慾不振，每天都病懨懨的沒有精神。

若不處理，身體會垮掉，但是年長者補身體，也要補對才有效。

老中醫這樣做，快學超養生！

枸杞子生命力頑強、精力充沛，是消除疲勞最好的藥物。

枸杞子也能夠促進血液循環、防止動脈血管的硬化，還可以防止內臟脂肪堆積，因此是促進人體新陳代謝、防止老化的良藥。

此外，枸杞子還可以用來做菜或者

是泡茶，枸杞根也被稱為「地骨皮」，是一種很好的藥材，長期食用枸杞子，對身體也沒有副作用。

枸杞子還有溫熱身體的作用，因此對患有高血壓，或者是性情急躁的人很有幫助。平常大量食用肉食的老人，消化器官通常都不太好，但是經常食用枸杞子，就能讓老人的腸道暢通，面色相對也會變得紅潤。

如果是體質非常虛弱，或者是經常感冒、抵抗能力也非常差的人，每天食用還會有增強抵抗力的作用。另外，枸杞子還有明顯的增白、滋潤、護膚作用，可以減少身體中色素的沉積，預防黃褐斑。

年老時，黃斑部的位置位於視網膜後面最薄弱的部分，因此當感光細胞發生病變的時候，就會長出非常脆弱的新血管，這些血管一旦滲血，就會讓視力變得非常模糊。經常吃一些枸杞子，就可以淡化黃斑部病變，減少青光眼讓視力更加清晰。

枸杞子對癌細胞的生成和擴散也有明顯的抑制作用，可以增強抵抗力與白血球，防止細胞衰老，調節身體免疫力。

老祖宗的智慧

太神了！枸杞還能顧心臟，顧眼睛！？

枸杞子含有豐富的亞麻油酸、亞麻酸、油酸、維生素E等物質，這些活性物質能夠降低人體膽固醇含量，防止動脈粥樣硬化，並且能夠增強視力，有效減少青光眼。

食膳
療癒力

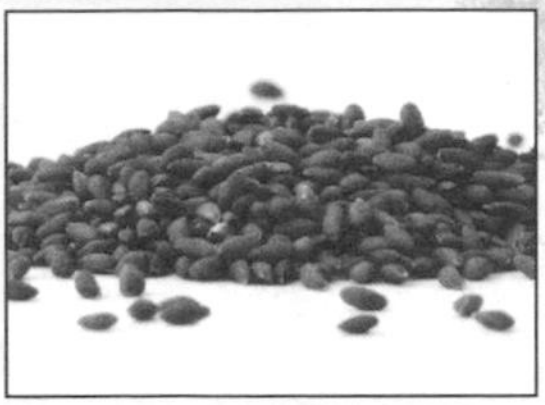

枸杞粥

【食材】枸杞子、水、白米。

【做法】將白米洗乾淨，鍋中放入一定量的水，然後將枸杞子放進去，煮爛後放入少許白糖即可。

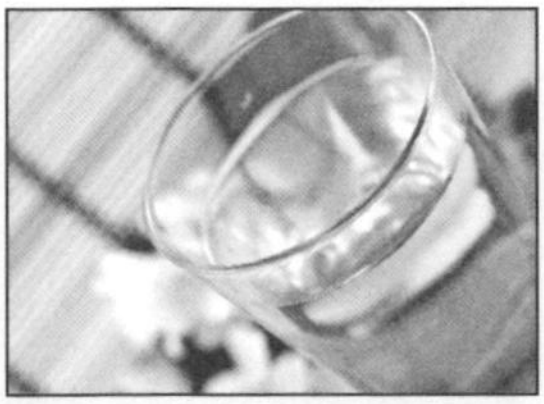

枸杞酒

【食材】枸杞子、白酒。

【做法】將枸杞子洗乾淨，放在一個容器裡，倒入白酒，浸泡十天以上，每日飲用一杯即可。

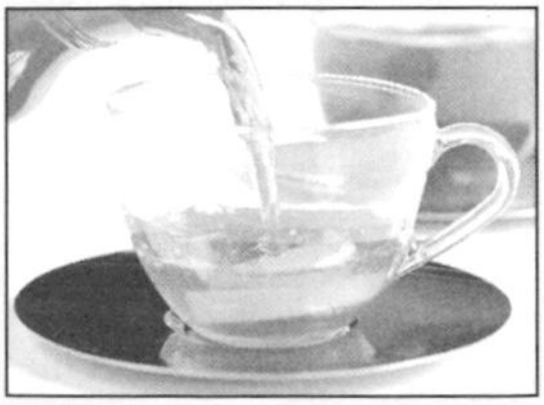

枸杞茶

【食材】枸杞子、茶葉、熱水。

【做法】將枸杞子洗乾淨，然後將茶葉與枸杞子放在一起，用熱水沖泡，每日飲用一次即可。

他吃了龍眼，多年的貧血就好了！？

好發時間

突然起立或深蹲時

好發族群

面色蠟黃、雙眼無神者

果中聖品——龍眼，有效治貧血。

貧血的毛病怎麼治都治不好，該怎麼辦？

吃龍眼吧！龍眼味甘性溫，適合為身體補血氣，能夠治療貧血。

老中醫這樣做，快學超養生！

龍眼能夠治療貧血，因為味甘性溫，適合為身體補血氣，且龍眼中含有大量的糖分，很容易被身體吸收，因此體虛、貧血的老年人非常適合食用。

每天吃三十個左右的龍眼，這樣可以達到補血的作用，但是發揮功效的時間可能會比較久，不像蒸食那麼快見效。

龍眼肉滋補的作用非常強，入心、

脾兩經，善於滋補心脾，且味道甘甜，是補氣養血的良藥。對那些常年氣血虧損的老年人來說，吃龍眼是最好的補品。龍眼種子也是補血養氣的好食品，可以將種子細細地研成粉末，每次喝茶的時候加一點，也可以達到補血的功效。

吃龍眼的時間也是有學問的，通常在下午四點的時候吃效果最好。若是在不正確的時間吃了龍眼，那麼就會引起肝火上升，嚴重還會出現流鼻血等症狀，因此吃龍眼的時候一定要注意時間。

此外，若是在上午十點鐘喝了龍眼種子泡的茶，然後在下午四點鐘時吃龍眼，這對長期茹素的人來說，就是最好的補品了。

龍眼也具有安神的功效，能治失眠、健忘、驚悸，還能滋補強體、養血壯陽、益脾開胃，也可以美容養顏、滋潤皮膚。因為其中含有大量的糖分，有效治療年老體衰、久病體虛、氣虧等症狀，還有「果中神品」之稱。

如果長期憂慮過度、失眠多夢，便會造成血虧。龍眼的性質甘溫，適宜補氣。很多老年人都是長期身體虛弱，面色蠟黃、雙眼無神，並且還健忘，這些症狀都是可以用龍眼來治療的。

老祖宗的智慧

二十年來我錯了，
原來龍眼這樣吃才對！

在上午十點鐘喝了龍眼種子泡的茶，然後在下午四點鐘時吃龍眼，對長期茹素的人來說就是最好的補品了。

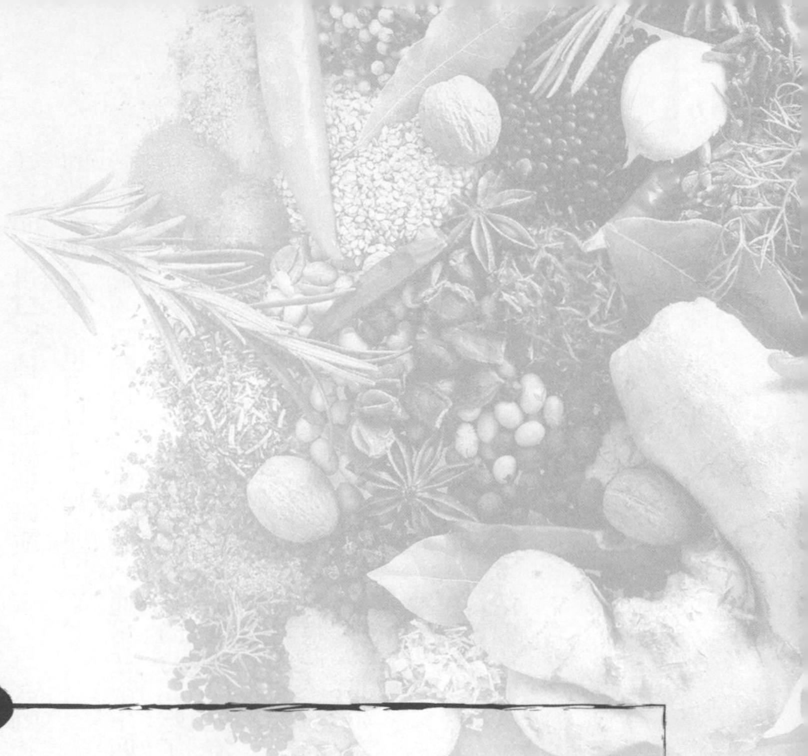

食膳療癒力

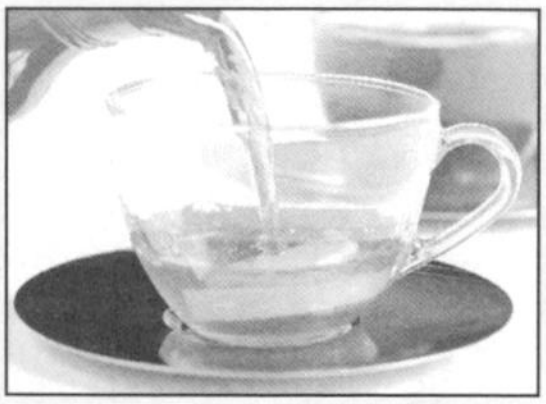

白糖蒸龍眼子茶

【食材】龍眼三十顆、白糖些許。

【做法】將龍眼的肉去掉，子取出來，與兩碗水一起放入鍋中，五分鐘後放入少許白糖，煮滾即可。

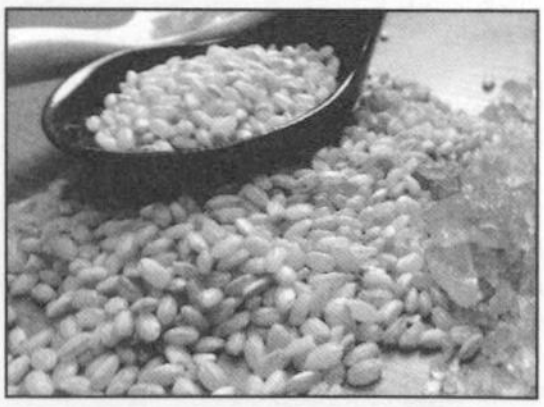

小米龍眼粥

【食材】龍眼三十克、小米與紅糖各適量。

【做法】將小米與龍眼肉一起煮成粥。粥熟後，調入紅糖。空腹食用，每日兩次。

高血壓救星——山楂！

好發時間
無特定
好發族群
年長者、飲食口味重者、酗酒者

外紅內白的山楂，開胃又降壓。

高血壓在現代已是文明病，可能頭暈眼花，渾身無力，有時候還會心悸甚至沒有食慾。

最常見的治療就是吃降血壓藥，但是長遠來看，對身體反而是有害的。

老中醫這樣做，快學超養生！

治療高血壓可以吃山楂黑棗粥，每天吃一碗，這樣就會有很好的療效。

山楂是外紅內白的食物，果肉非常鮮美，其果實成球狀，經常食用山楂，可以增加胃中消化酶的成分，尤其吃了油膩的食物後，食用一些山楂，對身體中的油脂成分有分解作用，達到減肥降脂，降低身體中的膽固醇含量，這樣就會減少高血壓病症發生。

若有厭食的症狀，可以吃山楂大米粥。有助改善膳食的狀況，有開胃的作用。但是要注意，白米和山楂煮粥孕婦不能食用。

山楂酸甜可口，有一定的開胃功效，可以促進腸胃蠕動，增加腸胃對食物的渴求度，這樣就可以成功治療厭食症。此外，老人常吃山楂，可以促進腦細胞興奮，較不容易患老年癡呆。

山楂還有很多別的作用。例如，山楂中有一種提取液，這種物質可以有效地抑制亞硝胺的合成，從而預防罹患腸道癌。山楂核煎水也是女人們的良藥，可以預防罹患子宮癌，而且山楂還有很強的抗菌功能，生吃就可以達到一定的抗菌作用。此外，山楂還有抑制積食、防止血塊堵塞的作用，可以有效預防老年人出現消化不良的症狀。

【編按】離胺酸（Lysine）是一種 α－胺基酸。離胺酸是一種人體必需的胺基酸，與精胺酸、組胺酸一樣，屬於鹼性胺基酸。

老祖宗的智慧

白米 V.S. 粳米，
哪一個比較營養？

白米中離胺酸的成分很少，需要從其他食物中補充，因此食用白米所獲的營養，遠遠不及粳米。

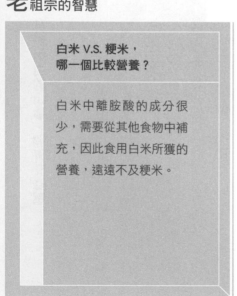

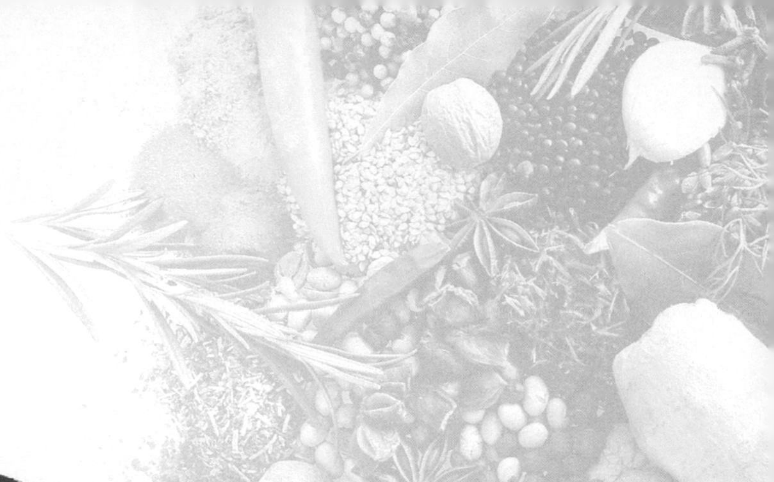

食膳
療癒力

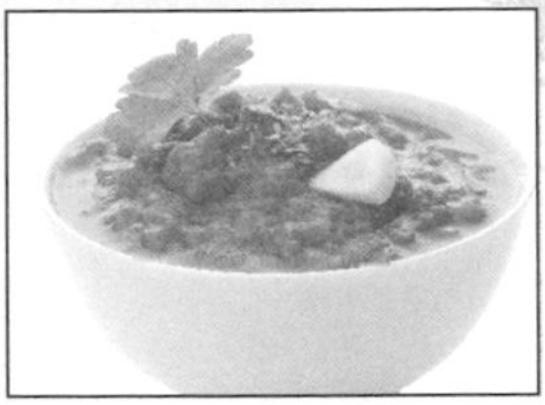

山楂粳米黑棗粥

【食材】山楂三十克、粳米與白糖各適量、黑棗八枚、水適量。

【做法】將粳米洗乾淨後瀝乾，並將山楂和黑棗都清洗乾淨，然後在鍋中加適量的水，煮至沸騰後放進山楂、黑棗和粳米，開始攪拌，接著將火改成小火，繼續煮二十分鐘，最後放入白糖即可。

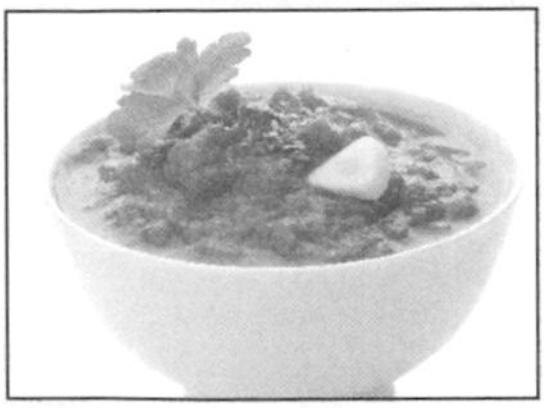

山楂白米粥

【食材】】山楂、白米、白糖、水各適量。

【做法】山楂煎取濃汁後，將汁加入白米、白糖煮粥，分二到三次服用，每天一劑，七到十天為一個療程。

上班族福音，一招消滅腳浮腫！

好發時間

久坐之後

好發族群

血液循環不良者

05

血液循環不良，引發膝蓋疲勞。

現在上班族長時間坐辦公室，很少走動，一整天下來，晚上不僅腰痛，連小腿也很疲勞，甚至有時候膝蓋以下還會出現浮腫的症狀，是許多人的困擾。

老中醫這樣做，快學超養生！

若是膝蓋以下有疲勞的症狀，而且不是由關節炎、風濕疾病等問題造成的，那麼大概就是由低血壓所引起，也有可能是血液循環不良而導致。長年累月，治療容易，但是貴在堅持，需要比較長的時間。

腳部疲勞或者是浮腫，多半是中午後才會出現的症狀，所以也可以將雙腳抬高，讓血液倒立循環減輕浮腫。若是長期的患者，就需要長期治療，控水已經不能夠完全控制，需要借助一些藥物。

將桔梗根磨碎敷在腳底，一個晚上後，第二天就會消腫，最好是連續敷一個月，這樣才能將身體的疲憊感完全消除。

桔梗有很多功效，例如化痰、鎮咳、平喘。其中含有的水和醇都能降低血糖。桔梗根還可以治療胃潰瘍。此外，桔梗還能夠減緩發炎症狀和增強免疫力，並且能夠有效降低膽固醇、消除身體的疼痛、降低血壓以及心率、防止心臟病突發症狀，更是一種很有效的殺菌劑。

當雙腳感到非常疲勞的時候，可以將蓖麻的種子和石蒜的球莖混合在一起磨碎，這樣就可以治療腳部的浮腫和疲勞。

老薑也有驅寒、去除疲勞的作用，把老薑磨碎，與桔梗根混合在一起敷在腳底的凹處，也可以達到抗擊疲勞、減輕浮腫的功效。

老祖宗的智慧

神奇的桔梗，
太有用了！

桔梗有很多功效，例如化痰、鎮咳、平喘、降低血糖、治療胃潰瘍，更是一種很有效的殺菌劑。

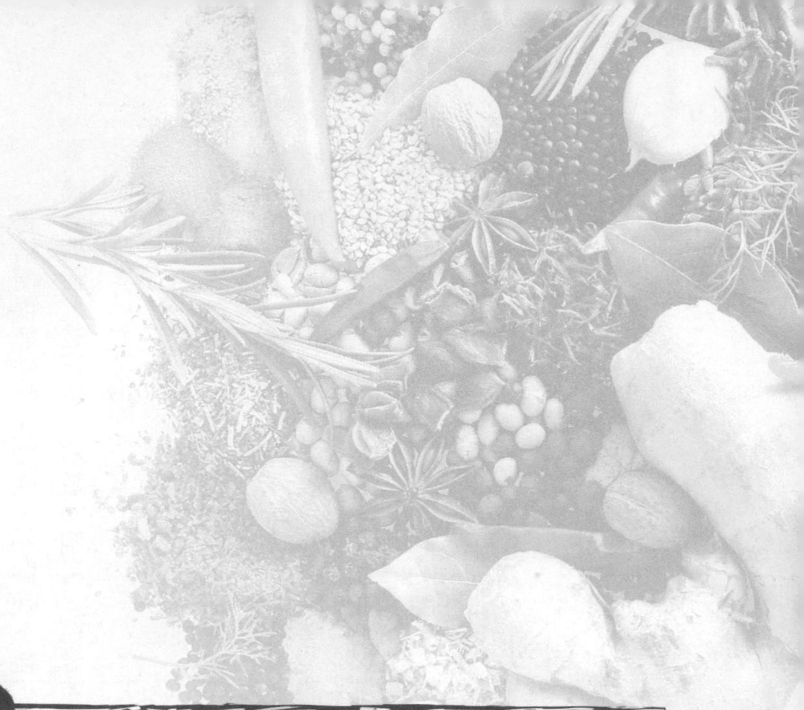

保健
養生功

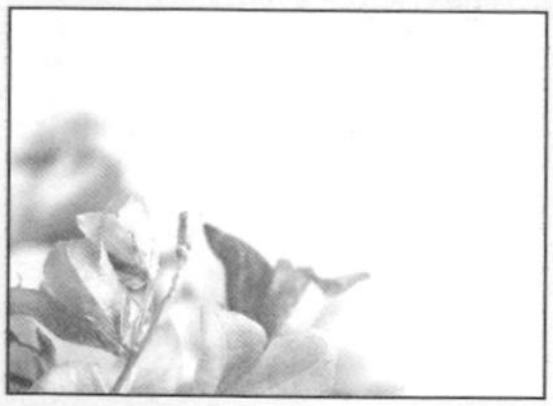

桔梗根敷腳底

【材料】桔梗根。

【做法】將桔梗根磨碎，敷於腳後跟，睡一晚後，第二天腳浮腫即會消除。

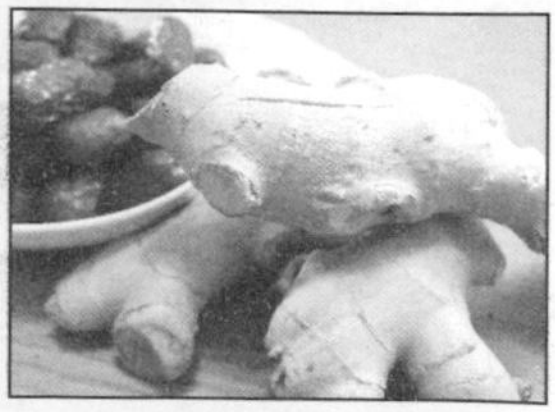

老薑桔梗根敷腳底

【材料】老薑、桔梗根。

【做法】將等量的老薑和桔梗根磨碎，混合後敷在腳底的凹處，也可以達到抗擊疲勞、減輕浮腫的作用。

值得收藏一輩子的，頭暈目眩治療方！

好發時間
無特定

好發族群
年長者

珍貴天麻，熄風定驚。

年紀大的人頭暈目眩，嚴重時走在路上也可能暈倒，是很危險的。

有時去大醫院做了檢查，也沒有檢查出什麼毛病，讓人非常擔心。

老中醫這樣做，快學超養生！

天麻對多種原因導致的老年暈眩，都是非常有療效的，並且還可以治療，老年人常有的高血壓和神經衰弱等疾病。

如果是十幾年的症狀，可能已經深入到神經的內部，想要去病除根，還需要恆心與耐心。

若是頭痛、頭暈目眩等症狀全部都出現了，那麼每天就需要用十五克的天麻來煎服，同時配上一隻童雌雞一起燉服，效果會更好。

天麻是一種非常珍貴的藥用植物，性味甘平，有很好的熄風定驚作用，因此能夠治療中老年人，因偏頭痛引起的頭暈目眩與失眠多夢等症狀，目前已有人工種植的天麻，野生天麻已因環境破壞而變得越來越稀有。

如果病人津液衰少、血虛、陰虛，都可以用天麻來做為補藥。

在煎服的時候，煎藥時間不宜太久，因為天麻的主要成分是天麻素，在遇到極熱的時候非常容易揮發，這樣天麻就會失去原本鎮痛的藥效，與其他藥物混合也不會出現效果。

所以，天麻最好還是先用少量的清水浸泡乾淨，等到已經軟化時再晾乾或曬乾磨成粉末，用煎好的湯藥沖服，或研磨進藥丸、藥散中一起服用。

老祖宗的智慧

從來不知道，
天麻這麼厲害！

天麻是一種非常珍貴的藥用植物，性味甘平，有很好的熄風定驚作用，能夠治療中老年人，因偏頭痛引起的頭暈目眩與失眠多夢等症狀

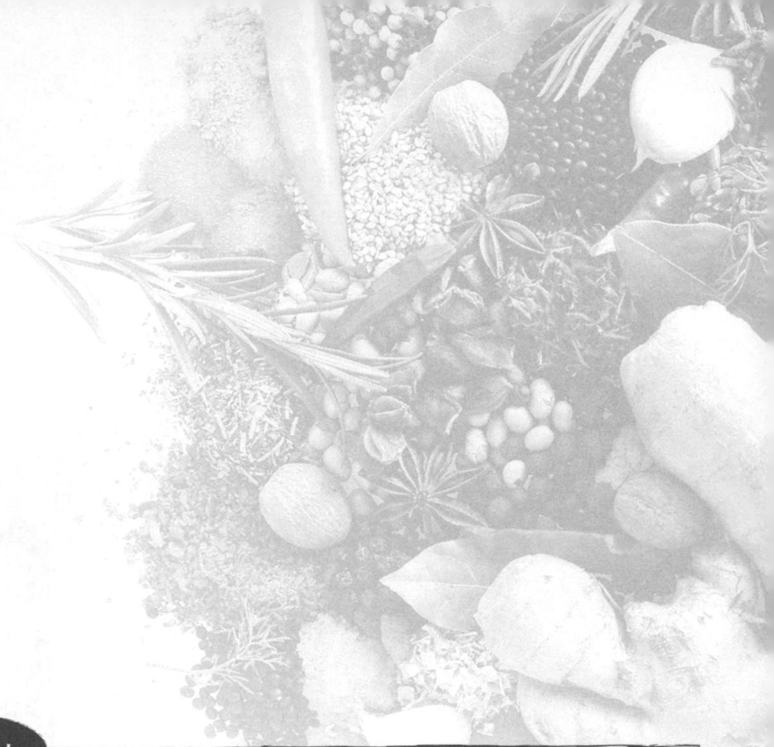

食膳
療癒力

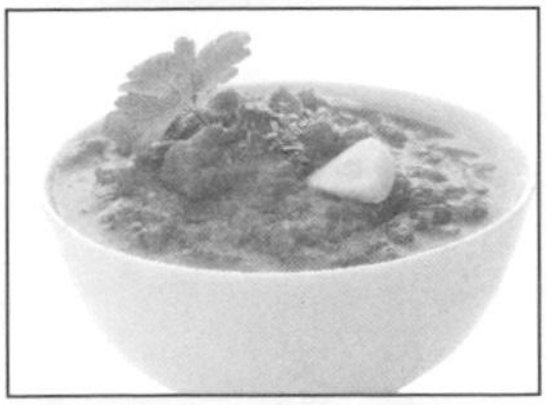

天麻粉

【食材】天麻、水。

【做法】將天麻研磨成細粉，然後與水一起服下，一日兩次即可。

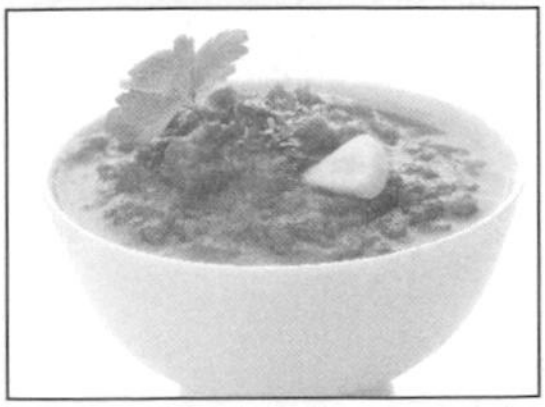

水煎天麻

【食材】】天麻、水。

【做法】取天麻六克，然後加入一大碗水，放在砂鍋中煎成半碗水後，再放入半碗水，煎至剩半碗的一半時服用即可，一日兩次。

改善人類睡眠的超有效療方，太好用啦！

好發時間

深夜數羊數不完

好發族群

壓力大者

長期用藥，致生抗藥性！

失眠的人常有厚重的黑眼圈，因為晚上輾轉難眠，入睡後又多夢，長期睡眠不足，精神不濟，記憶力會衰退。

經常失眠的人使用安眠藥，時間久了以後藥效便會不明顯，因為身體會產生抗藥性，所以不可以過於依賴藥物。

老中醫這樣做，快學超養生！

遇到失眠症狀，最好還是用中藥調理來根治。酸棗仁含有大量的脂肪酸和蛋白質，因此能夠有效降低血壓和調節神經。也可以用酸棗仁來煮粥，口感酸甜，人們大多會喜歡吃。

炒酸棗仁的時候，不可以炒得太過

頭，否則酸棗仁中的成分就會流失，影響食用的效果。

早在兩千多年前，中國的皇帝就開始用桑葚補身了。

因為桑葚的生長環境非常特殊，並且大多是野生的，沒有任何污染，所以營養價值非常高。

桑葚含有豐富的營養成分，包括活性蛋白、維生素、胺基酸、胡蘿蔔素、礦物質等，都具有非常好的功效，經常吃桑葚能提高人體的免疫力，還可以延緩衰老，有美容養顏的功效，並且還有抗擊疲勞的作用。

桑葚對人體的脾臟是非常有效的補品，可以增強血液循環、防止動脈硬化、增強新陳代謝。經常吃桑葚也能促進紅細胞的生成，有效治療貧血、血虧等症狀。

適量食用，還可以防止失眠多夢的症狀，保持中老年人的身體健康。

老祖宗的智慧

太晚認識了，
原來桑葚這麼強大！

桑葚對人體的脾臟是非常有效的補品，可以增強血液循環、防止動脈硬化、增強新陳代謝，也能促進紅細胞的生成，有效治療貧血。

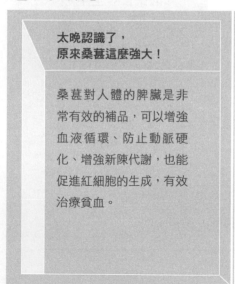

食膳
療癒力

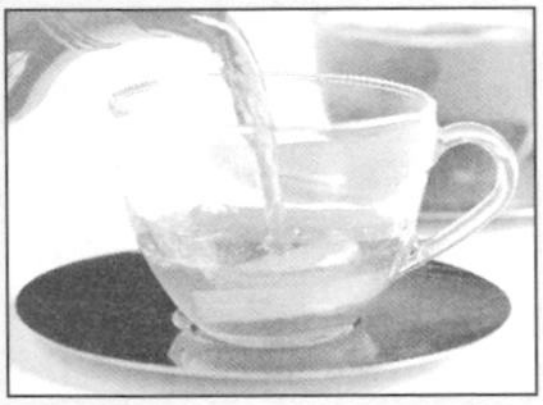

炒酸棗仁

【食材】酸棗仁二十顆、白糖適量。

【做法】將二十顆酸棗仁炒至半熟後，細細地研磨成粉末，加入少量白糖攪拌均勻，每次睡覺前用配溫水服用。

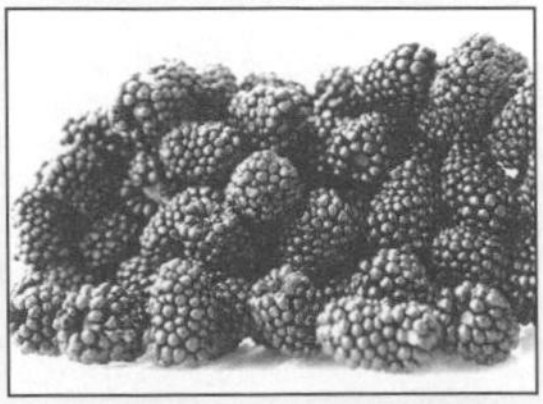

桑葚子酸棗仁

【食材】桑葚子二十克、酸棗仁五克。

【做法】將桑葚子和酸棗仁一起用水煎服即可，一日兩次。

顏面神經麻痺有救了，只要用這個就有效！

好發時間
春冬交替時分
好發族群
過度疲勞、壓力大者

生薑性溫，有興奮、溫暖等作用。

顏面神經麻痺，俗稱「面癱」、「歪嘴」，因為發病時，患者的口角會斜在一邊，連基本的臉部表情都不能做，所以也被稱為「毀容病」。

顏面神經麻痺發作時，樣子非常不雅觀，因此，很多人都會有嚴重的心理負擔。

老中醫這樣做，快學超養生！

顏面神經麻痺，其實用生薑就可以治療，方法很有效，但貴在堅持。

生薑性溫，有興奮、溫暖等作用。用生薑摩擦患側的牙齦，可促進血液循環，恢復血管彈性，改善臉部毛細血管的微循環能力，從而刺激面部神經，促進神經修復和再生。一般約兩週左右，就能明顯改善臉部歪斜的症狀，一個月左右就能治好。

不過，如果一個月都沒有明顯效果，就要做好長期治療的心理準備。有時候治療一到兩年才能好也是很正常的事。只要能堅持治療，就有可能痊癒，千萬不要覺得治不好就放棄了。

生薑的作用還有很多。經常食用生薑，可以減少心臟病和中風的發病率，生薑還可以治療感冒傷風等病症，民間就有這樣的說法：「三片生薑一根蔥，不怕感冒和傷風。」

同時，生薑還可以幫助病人發汗和排尿，有助於排出體內毒素，所以可以有效地治療由關節炎引起的病痛及風濕等病症。

即使在夏季也應該要吃生薑，因為夏天是細菌最活躍的時候，非常容易誘發一些病症，如腹痛、腹瀉或者是食物中毒等，因此多吃生薑會有一定的預防作用。此外，生薑對消化道的消化功能也有一定的增強效果。

但需注意，雖然人們在夏天的時候吃生薑，對身體非常有益，但是也要適量食用，因為夏天的天氣非常炎熱，人們容易口乾舌燥，而生薑性辛溫，是一種熱性的食物，所以在夏天的時候，通常在炒菜的時候放幾片生薑就好了。

老祖宗的智慧

爛薑不能吃，千萬小心，太可怕了！

腐爛的生薑是不能吃的，因為腐爛的生薑中有大量的致癌毒素，若是經常食用就會發生腸道癌或是胃癌。

保健
養生功

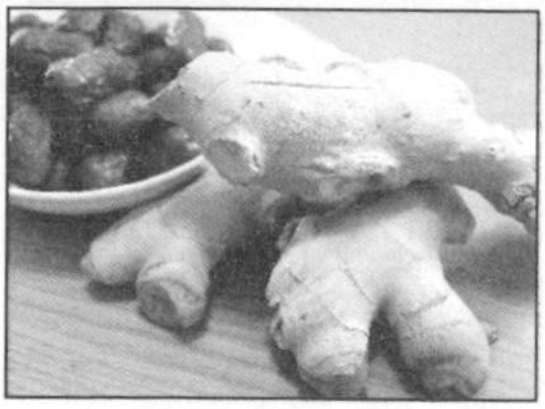

生薑擦牙齦

【材料】生薑。

【做法】將新鮮的生薑切開，然後用生薑的切口處摩擦患側上下牙齒，要讓生薑切口反覆左右交替地摩擦牙齦，直到牙齦有灼燒感為止，每天兩到三次，持續半個月即可。

史上最簡單，每天五分鐘，緩解腳酸！

好發時間

當一天快結束時

好發族群

久站者

09

人不可一日無鹽。

許多服務業的朋友，每天久站，長期下來腳痠痛無比，即使每天抬腿也未必明顯改善，上樓梯時關節更像是裂開了一樣疼痛。

老中醫這樣做，快學超養生！

因為工作關係，基本上一整天都站著和走路，身體分泌的乳酸太多，是一種腳痠和腳疲勞的症狀，只要消除疲勞就好了。

用鹽水泡腳就可以消除疲勞，在盆子裡倒半盆熱水，再放入五勺食鹽，然後充分攪拌，將雙腳泡進熱水中，一直泡到腳踝，每天泡五分鐘即可。這樣反覆持續幾天，就可以達到預期的效果。

人體中的水分主要透過汗液和尿液排泄，也有少量的水分從呼吸和糞便中排泄出來，若是攝入了大量水分，但沒有及時排出來，那麼體內多餘的水分就會因為走路時間過長，或是站的時間太久，而慢慢地寄存在腳部，這樣雙腳就會變得非常疲勞，並且還伴隨著痠痛感。

也有一些人是因為自身有低血壓的症狀，或者是身體循環系統不好，而造成這樣的病痛。

用濃鹽水浸泡雙腳，可以消除雙腳中的一部分水毒，緩解雙腳的疲勞，但是這個方法並不是對所有人都有用，例如對於在高溫下工作、大熱天還在勞動的人，還有運動員來說，都是沒有效果的，對於一般員工和家庭主婦來說，這個方法就非常有效。

鹽含有大量的鈉元素，對人體來說，鈉是非常重要的元素，因為它能夠有效促進人體蛋白質的合成，還能有效地調節身體中的激素對細胞的損害，防止肌肉收縮。

「人不可一日無鹽」，說的就是這個道理。鹽是生活中不可缺少的一部分，在平時炒菜的時候，必須要放的就是鹽，但每天攝取的鹽分不能太多，若是經常食用大量的食鹽，身體中的血液就會變得黏稠，更容易堵塞。

所以，鹽分雖然是身體中不可缺少的元素，也要適量才行。

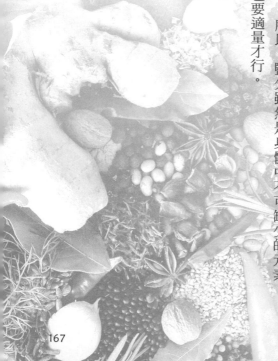

為什麼鈉這麼重要？

鈉是非常重要的元素，能夠有效促進人體蛋白質合成，有效地調節激素對細胞的損害，防止肌肉收縮。

保健養生功

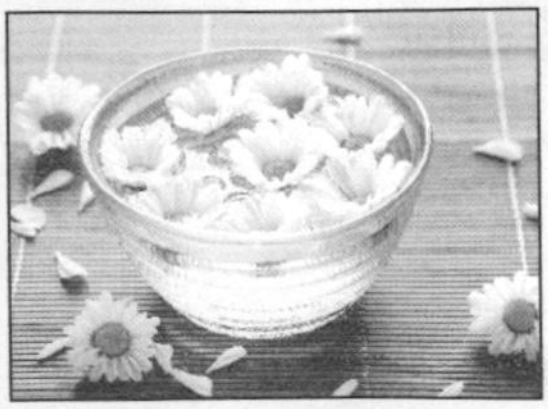

鹽水泡腳

【材料】鹽、熱水。

【做法】在盆子裡倒大半盆的熱水，放入五勺食鹽，充分攪拌，將雙腳泡進熱水中，一直泡到腳踝，每天泡五分鐘即可。

太簡單！
一個動作飯後心臟不會痛，還保健腸胃！

好發時間

無特定

好發族群

有心血管疾病者

脾胃乃後天之本，氣血生化之源。

人體內的大量血液在飯後會聚集到腸道之中，心臟獲得的營養自然就少很多，於是就會向大腦發出信號，出現發悶、發痛的現象。患有心絞痛毛病的人，吃完飯以後便容易發作，胸悶胸痛，如果沒有及時服藥，甚至會痛上一個多小時。

老中醫這樣做，快學超養生！

若患者發病是有規律的：每次發病都是在吃完飯以後。吃完食物就覺得胸痛、胸悶。如果不及時吃治療的藥物，疼痛的感覺會持續一個多小時。究其原因，大約與腸胃有關，可以多揉揉肚子。

從中醫角度來說，脾胃乃後天之本，氣血生化之源，若是脾胃虛弱，就會「氣血生化無源」，進而導致氣血虛弱。心臟沒有氣血的供養，則出現了「不榮則痛」【編按1】。另一方面，脾胃還主管人體的運化，脾胃虛弱則水聚為痰，痰阻則氣滯，氣滯則血瘀，最終將心臟的脈絡阻滯，導致「不通則痛」【編按2】。總之，脾胃與心臟的關係非常大，中醫上講「有胃氣則生，無胃氣則死」，更說明了脾胃對人體的重要性。

若從現代醫學的角度解釋老人的病情，具體來說，是因為老人的消化功能本來就很弱，飯吃得少，血液之中能夠吸收的營養自然也很少，心臟細胞無法得到充足的營養，處於「饑餓」的狀態。

揉肚子就是對「脾胃」進行「滋補」。肚子上的很多穴位都是主管胃腸道的。輸注臟器真氣進入人體前部的穴位。

揉肚子可以對這些穴位進行刺激，從而調胃理脾，幫助胃腸蠕動，增強消化吸收功能。

【編按1】由於臟器虛衰，氣血虧虛，不能濡養經脈所致的疼痛。

【編按2】由於寒凝氣滯、濕熱阻絡、痰濁阻絡、毒火結聚、瘀血阻滯等因素，導致氣機失調、絡脈不通所發生的疼痛。

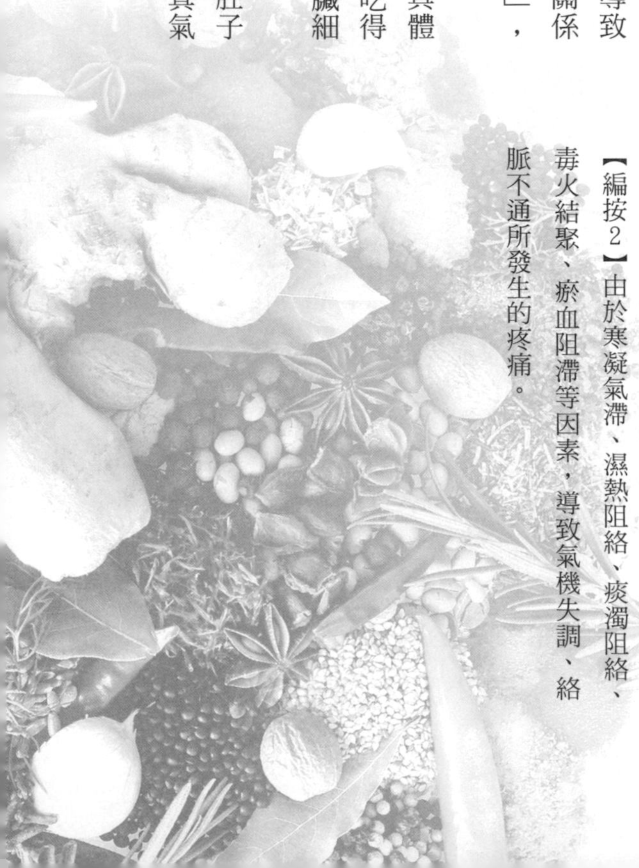

老祖宗的智慧

**原來只要這樣做，
腸胃就好了！？**

肚子上的很多穴位都是主管胃腸道的，揉肚子可以對這些穴位進行刺激，從而調胃理脾，幫助胃腸蠕動，增強消化吸收功能。

保健
養生功

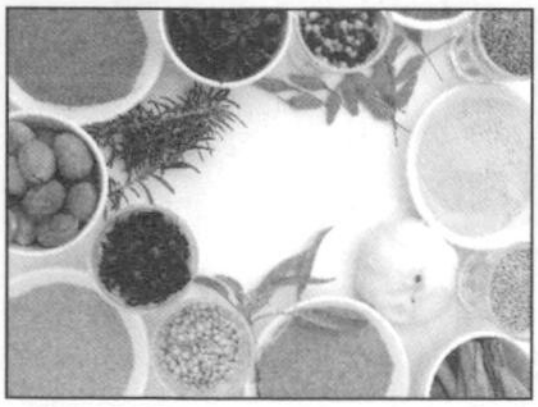

揉肚子

【部位】肚臍。

【做法】先將雙手放在肚臍上，以肚臍為中心，按照順時針方向轉圈，一圈圈揉搓，將整個肚子揉搓一圈。每天三餐之間反覆做四十次，揉完之後再吃飯，飯後再按揉至少十次。

一個月改善盜汗，他是怎麼做的！？

好發時間

壓力過大，過度勞累時

好發族群

過勞、壓力大、飲食作息不正常者

《素問・生氣通天論》：「汗出偏沮，使人偏枯。」

人若長期過度勞累，容易造成體力與腦力的共同失衡。

如果這個時候身體得不到休息，就會造成體內氣血偏衰，一直出汗，晚上有非常嚴重的盜汗症狀與胸悶心慌。

老中醫這樣做，快學超養生！

出汗是一種極為常見的生理現象，但多汗則是身體出現疾病的預兆，如自汗、盜汗等。自汗是一種並非因為天氣炎熱、勞累活動及穿衣過暖，或服用發散藥物而出汗的表現。盜汗則通常是入睡之後出汗，醒來以後汗也隨之停止的一種現象。

現代醫學認為，交感神經和副交感神經的功能性紊亂，會導致人體汗液大量流出體外，而上班族長期坐辦公室，工作緊湊，別說是要正常運動了，連正常的吃飯、睡眠都不一定有辦法，其神經、脊髓等方面都出現了非常嚴重的問題，出現自汗和盜汗是極為正常的生理反應。

《素問・生氣通天論》記載：「汗出偏沮，使人偏枯。」想要治好就需要使用紅棗烏梅湯這個食療方，連續服用半個月即可。

紅棗可以滋補氣血是人人都知道的事情，紅棗健脾和胃，含有豐富的蛋白質、醣類、脂肪、胡蘿蔔素、各種維生素以及鈣、磷、鐵和環磷酸腺苷等營養成分，可以消除身體疲勞，增加心肌收縮力，是倦怠無力、氣血缺失的良藥。

黑豆也含有很多的營養成分，其最主要的功效就是健脾止汗、滋陰補腎。黃耆是經常會用到的藥材，是固表止汗、補氣益中的良藥。

多汗與神經系統有所關聯，在調養的過程中也應該注意對高血脂、動脈硬化、頸椎病、冠心病等相應疾病的預防。飲食要均衡，低脂肪、少鹽、低膽固醇，多吃一些水果蔬菜，戒除菸酒等。

老祖宗的智慧

家裡一定要有的保健良品——紅棗

紅棗含有豐富的蛋白質、醣類、脂肪、胡蘿蔔素、各種維生素以及鈣、磷、鐵和環磷酸腺苷等營養成分，可以消除身體疲勞，增加心肌收縮力。

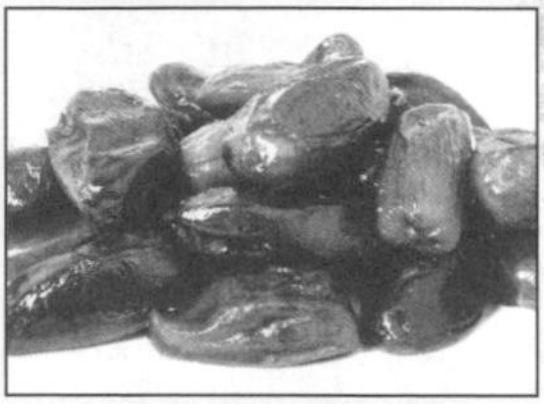

紅棗黑豆配黃耆

【食材】黑豆五十克、紅棗二十枚、黃耆三十克。

【做法】黑豆五十克、紅棗二十枚、黃耆三十克，加入適量的水，武火開鍋後以文火熬三十分鐘，倒出藥汁後再放入水液重新熬製，接著將兩次的藥汁混合，約莫會有一碗。這是一天服用的劑量，十天為一個療程。

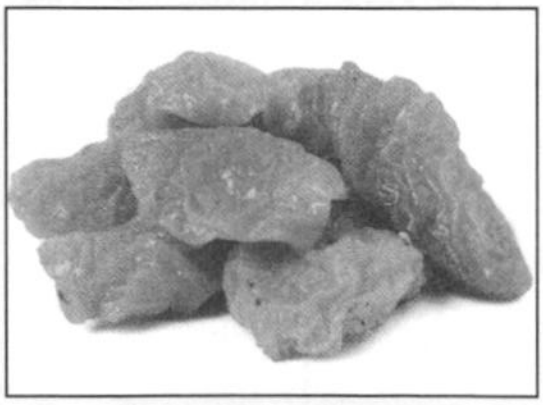

紅棗配烏梅

【食材】紅棗十枚、烏梅七克、浮小麥十五克。

【做法】將紅棗、烏梅、浮小麥用紗布包包好後煎煮，加糖調和服用。每日一次，半個月為一個療程。

天呀！牙齦流血怎麼辦！？快用醋水，牙周病不再來

好發時間
無特定
好發族群
壓力大、牙齒清潔不佳者

醋酸能斂壅熱，溫能行逆血。

牙周病，通常都是由牙齦發炎引起的，一般是因細菌感染而導致牙齦、牙周膜、牙槽骨以及牙骨質部位慢性損壞，最終導致炎症。

老中醫這樣做，快學超養生！

隨著時間增長，牙齒會逐漸鬆動，導致成人掉牙。中醫認為，牙齒需要氣血的濡養，腎陰虧虛、胃火上蒸、氣血不足等情況，都會造成牙周病。

《本草經疏》記載：「醋酸能斂壅熱，溫能行逆血」，因此醋能達到消食開胃、消腫軟堅的作用。用五十毫升的醋兌上常溫白開水漱口，持續兩個星期。使

用白開水，可以淡化醋的酸味，而水中的礦物質可以達到輔助治療的作用，如果換成山泉水效果會更好。

醋含有琥珀酸、醋酸、山梨糖、檸檬酸、維生素B_1、維生素B_2和煙酸、高級醇類等成分，可以發揮殺滅流感病毒的作用，對肺炎雙球菌、白色葡萄球菌、甲型鏈球菌、卡他球菌、流感桿菌有著極強的抑制功效，用醋殺菌比較常用的居家方法。

此外，含漱生薑水也能達到相同的功效。將適量生薑水煎好，用於每天早晨漱口，或以生薑水代替茶喝。根據科學研究發現，生薑含有抗菌成分，可以抑制細菌的生長繁殖，對於各種臃腫瘡毒有治療作用。

牙周病的防治其實極為簡單，大家在日常生活中必須注意保養，每兩三個月就應該更換一次牙刷，養成良好的飲食習慣，多吃富含維生素的蔬菜。

老祖宗的智慧

解毒清熱的良品，
金銀花來也！

若覺得生薑與醋都有刺激性味道，那麼可以用金銀花代替。金銀花從古至今都被奉為解毒清熱的良藥，它性甘寒，清熱但是並不傷脾胃，能夠正氣祛邪。

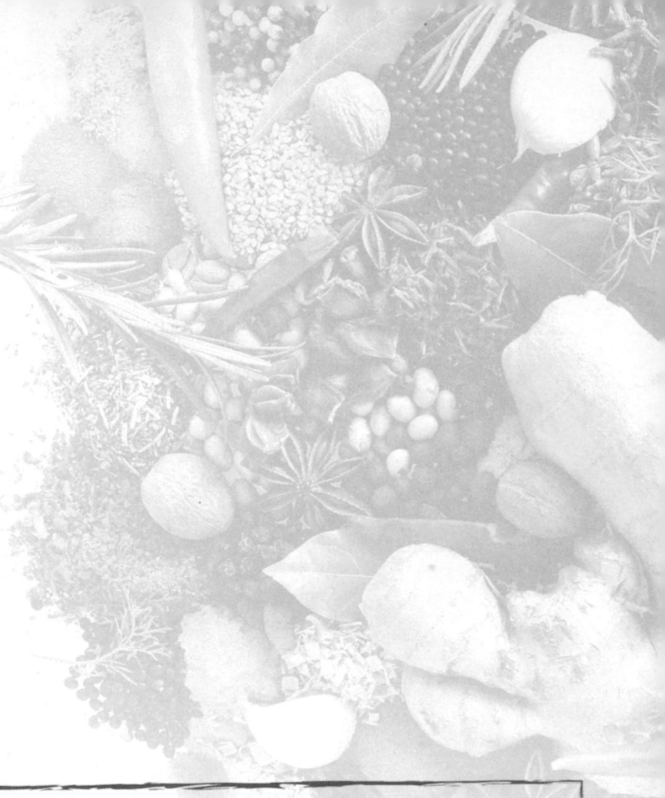

保健
養生功

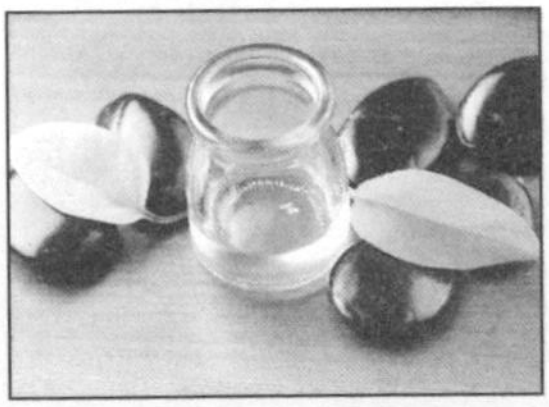

醋兌開水

【材料】醋五十毫升、白開水適量。

【做法】用五十毫升的醋加上常溫白開水漱口，持續兩個星期。

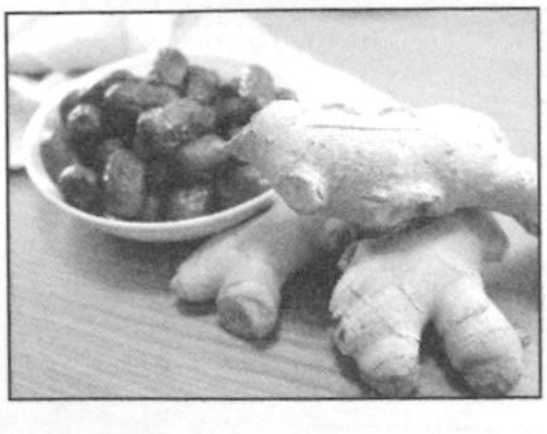

含漱生薑水

【材料】生薑片。

【做法】將適量生薑水煎好，每天早上用來漱口，或以生薑水代茶喝亦可。

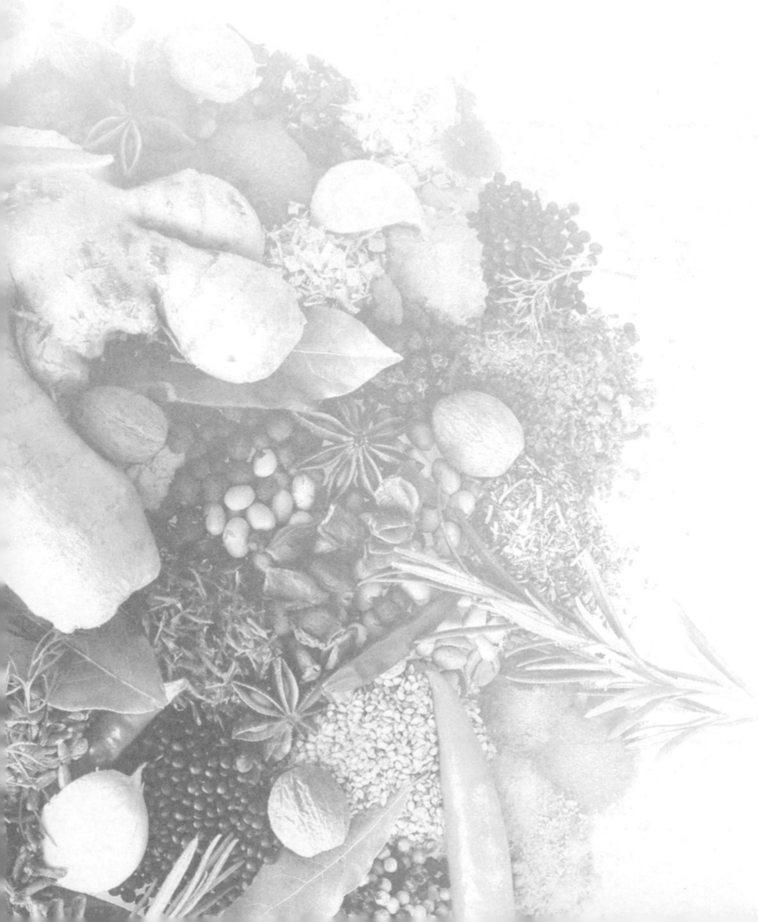

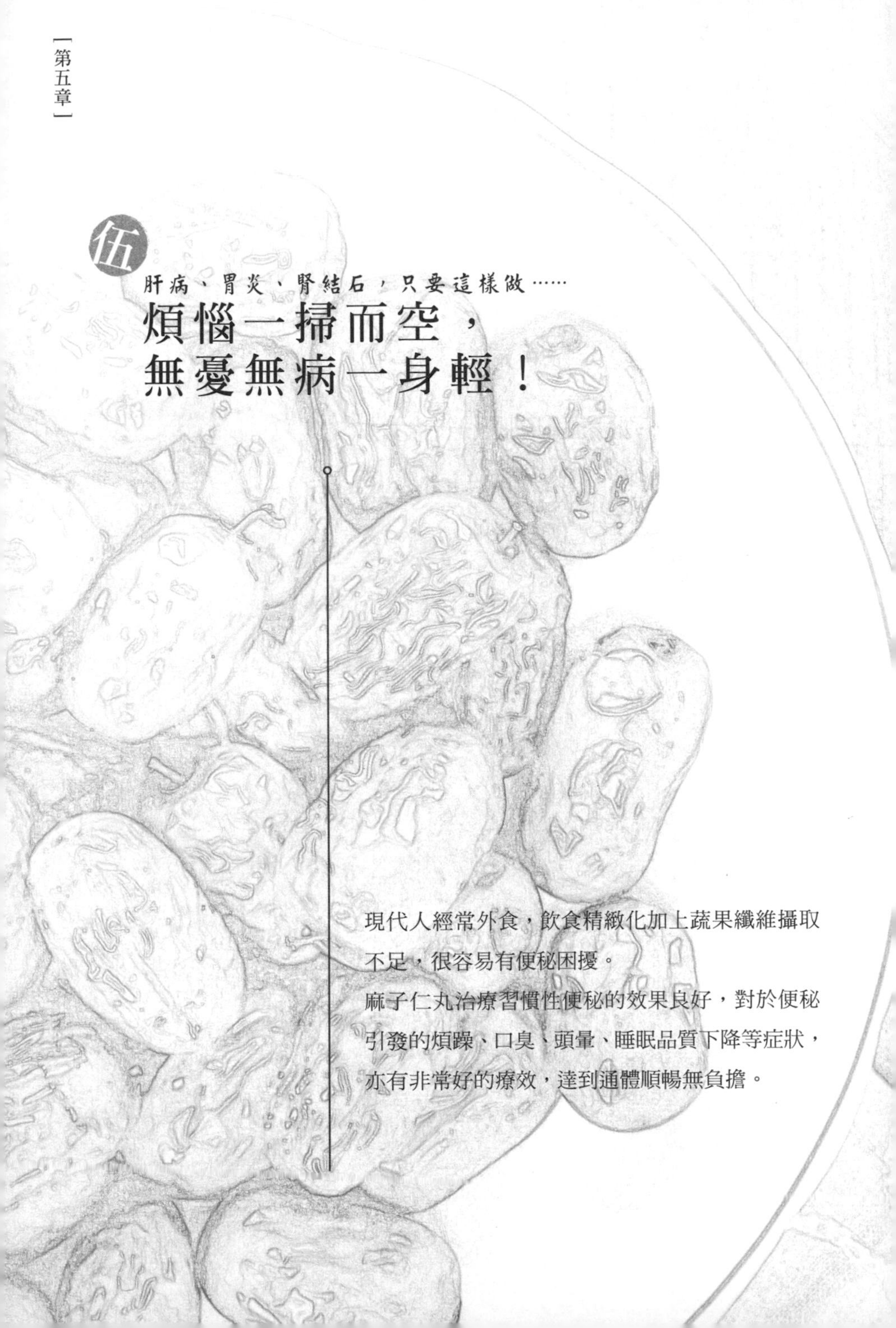

第五章

伍

肝病、胃炎、腎結石，只要這樣做……

煩惱一掃而空，無憂無病一身輕！

現代人經常外食，飲食精緻化加上蔬果纖維攝取不足，很容易有便秘困擾。

麻子仁丸治療習慣性便秘的效果良好，對於便秘引發的煩躁、口臭、頭暈、睡眠品質下降等症狀，亦有非常好的療效，達到通體順暢無負擔。

護肝、養肝、治肝病全得救，喝下解毒甘草茶，對症有解！

好發時間

長期熬夜追劇跑趴、沒日沒夜趕工之際

好發族群

操勞晚睡、飲酒過量、徹夜狂歡夜歸人

養肝，首戒飲酒無度。

「嘔——」應酬晚歸的小林，跑趴時難免黃湯下肚，長期下來發現食欲不振，早晨起床刷牙的時候還會乾嘔，到醫院檢查後發現肝功能各項指標都不合格……。

原來這些症狀與喝酒脫不了關係，想要透過中醫方法治療並非不行，但一定要先戒酒，否則做什麼都沒有用。

老中醫這樣做，快學超養生！

從秦漢《神農本草經》中，被列為中藥的上品，認定「主治五臟六腑寒熱邪氣，堅筋骨、長肌肉、倍力氣、解毒」，可見甘草治療慢性肝病，已經有久遠歷史。

過去有一個關於甘草的傳說：有個藥師在家接診幾位患者，並要他們隔天取藥，結果隔天藥師不在，他的妻子便把灶台前的甘草棍切成小片，用紙包好分給患者。患者走後，藥師回到家中，妻子怕受責罵，便隱瞞了這件事情。

幾天後，幾位患者拿著禮物前來答謝藥師，說他們服用後症狀皆消。妻子一看事情敗露，便一五一十地將事情的經過告訴藥師，藥師恍然大悟，從那之後，甘草就成了一味藥材。

甘草含有甘草酸等成分，可以抑制腫瘤及抗炎抗菌解毒，防止肝細胞受損，進而保護肝臟，藉由改變細胞膜的通透性阻止病毒入侵肝細胞，以抵抗病毒。

除此之外，它還可以聚集在肝細胞內抑制B肝病毒。所以，在B肝的治療過程中，甘草有著一定療效。而且，有不少保護肝臟的藥物，都是以甘草為原料。

但是要注意，長期服用甘草很可能會導致血壓升高、浮腫等，因此，高血壓或腎臟功能受損的患者應當慎用甘草護肝。

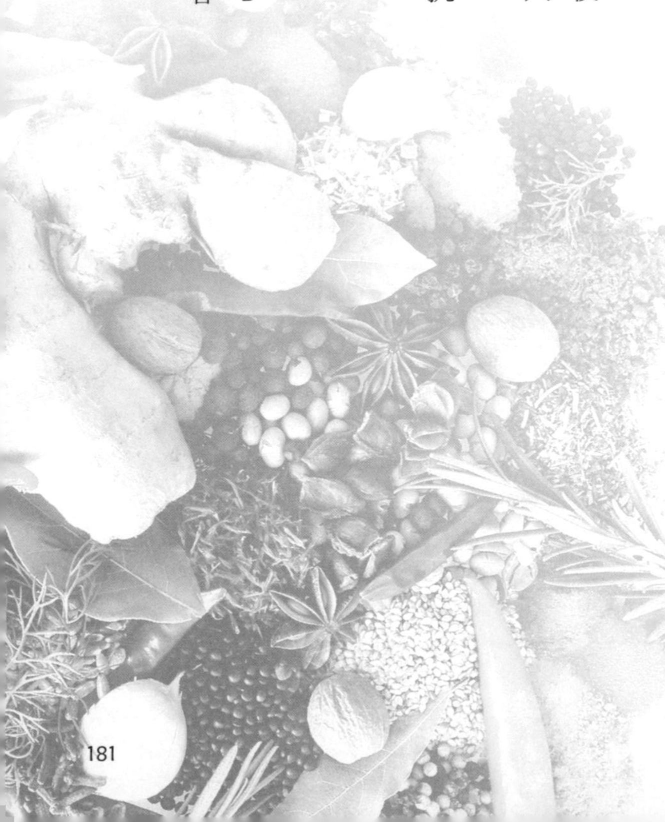

老祖宗的智慧

簡單便宜的甘草，
就能治療肝病！？

《本草綱目》説甘草：「諸藥中甘草為君……有國老之號。」內含甘草酸等成分，可抗發炎和抑制腫瘤，防止肝細胞受損，進而保護肝臟。

食膳
療癒力

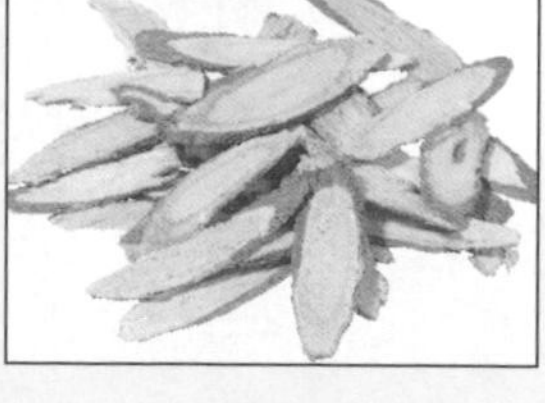

甘草泡水

【食材】甘草二十克、水適量。

【做法】用開水沖泡甘草，代替茶來飲用。

胃痛、暈眩怎麼解？
蒲公英泡水，缺鐵性貧血的救星

好發時間

猛然起身、驀然回首之際

好發族群

經常感到暈眩昏頭、鐵質吸收不足者

補血非一朝一夕，平日多吃含鐵食物。

某出版社編輯，一天到晚對著電腦工作，一到下午就提不起精神，因此，咖啡成了每日必需飲品。可是最近，卻經常頭暈、噁心、胃脹、胃溢酸。

他急忙到附近的醫院驗血，報告出爐：血紅素偏低，明顯是缺鐵性貧血。

外公說：「把咖啡戒掉，每天喝三次蒲公英水就可以了。」

老中醫這樣做，快學超養生！

蒲公英其實沒有補血功效，之所以喝蒲公英水，為的是治療胃病，由於經常噁心、胃脹、胃溢酸，並且按壓時會痛，說明了缺鐵性貧血很可能是胃部功能受阻，進而導致食物中的鐵吸收受阻所致，即使直接為他開補鐵劑，效果也不會很好。

古代醫書有關蒲公英治療胃病的記載，《本草綱目》將其列在菜部，認為其味苦，具有苦味健胃之功。《外科證治全生集》說：「蒲公英瓦上炙枯黑存性，研末火酒送服治胃脘痛。」胃功能恢復正常，鐵的吸收也就不成問題了，接著再開下一步食療方——三紅湯。

三紅湯中的紅棗性平，可補脾益氣；紅棗富含多醣，具有造血之功，對紅血球、白血球、血小板功能都有提升作用。紅豆性平，具有健脾之功。花生紅皮可增加血小板含量，進而促進骨髓的造血功能。

因此，三紅湯可增加營養，補益身體，促進血紅素的合成、代謝，增加補血速度，從而幫助身體恢復到血液充足的狀態。

胃腸功能好了，鐵的吸收便跟著提升，身體營養供應充足，血紅素濃度上升，血液就會充裕，如此一來，貧血之症便可治好。

老祖宗的智慧

這樣喝，快快好，
治療貧血果然見效！

缺鐵性貧血，有可能出於胃部功能受阻，可飲蒲公英，增加鐵質吸收率！三紅湯（紅棗、紅豆、花生紅皮），有助補脾益氣，促進骨髓的造血功能。

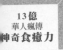

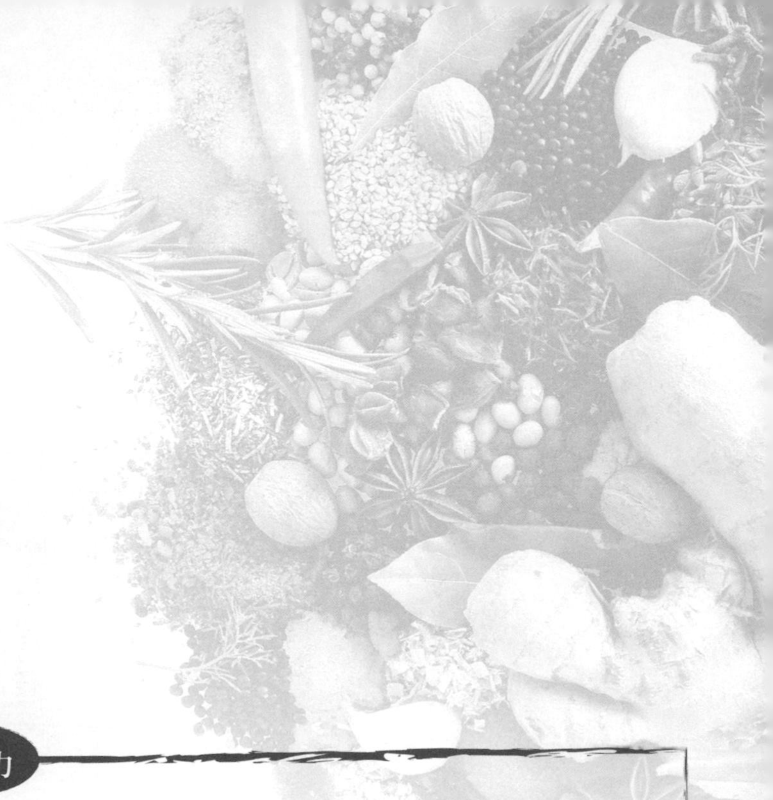

食膳
療癒力

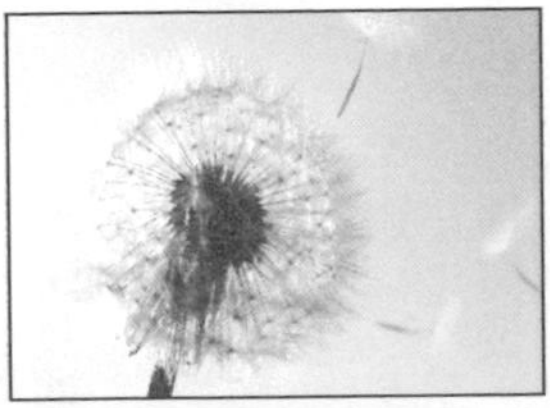

蒲公英泡水

【食材】蒲公英三十克、水適量。

【做法】取蒲公英三十克放入乾淨的容器中，倒入適量熱水即可，每天飲用三次。

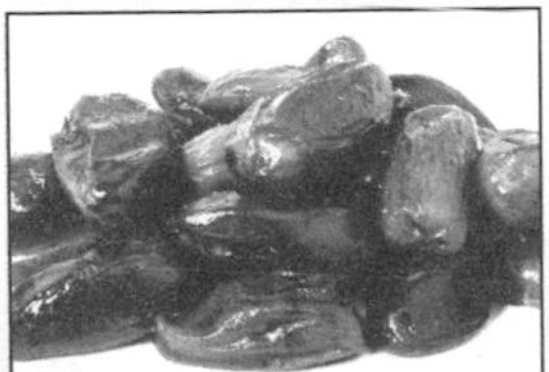

三紅湯

【食材】紅棗七枚、紅豆五十克、花生紅皮適量。

【做法】將上述材料一同放入鍋中熬湯，每天服用一次。

胃炎發作、胃囊失靈？這樣吃，讓你不再一餐「哀」過一餐

好發時間

空腹之前，飽餐之時，泥醉之後

好發族群

經常性廢寢忘食、禁食減肥、縮食加班患者

解決長期胃病，規律飲食才能根治。

長年跑業務的麗菁，用餐時間不固定，有時聚餐應酬又飲食無度，得了慢性胃炎，這種病光靠吃藥難以治癒，即使治好也會反覆發作，但她又沒辦法好好持續做好保養工作。

外公告訴她，工作忙的時候也應忙裡偷閒吃幾口東西，哪怕只是吃些零食，也比有一餐沒一餐好。慢性胃炎的治療過程很漫長，疏忽不得，服藥固然是必需，但規律飲食才是根本。

老中醫這樣做，快學超養生！

從中醫的角度來說，蜂蜜味甘，具有緩止急性胃痛的功效，並且富含營養

成分，經常飲用蜂蜜水能夠促進胃黏膜修復、癒合。之所以要在飯前一小時服用此方，是因為喝過蜂蜜後立即進食，會促進胃酸分泌，而飯前一小時服用則能夠降低胃酸分泌。

蒲公英泡水能夠治療胃病的功效在前面已經提過，並且，現代藥理學研究還發現，蒲公英水不但可以抑制、殺滅幽門螺旋桿菌，還能夠修補胃黏膜損傷，非常適合治療慢性胃炎。

治療慢性胃炎的關鍵就是殺滅幽門螺旋桿菌，西醫在治療過程中大都採用抗生素治療法，使得幽門螺桿菌的耐藥性日漸增強，用中藥治療能夠避免此類問題。

很多中藥材都具有抑制、殺滅幽門螺旋桿菌的功效，其中，以黃連的功效最強，但黃連水太苦，很難被患者接受，因此多數情況下外公會為患者開甘草、蜂蜜等易入口之品，雖然這些藥物的效果不像黃連那樣強，但容易被接受，持續服用，效果還是不錯的。

老祖宗的智慧

哭天搶地喊胃疼？
甘草蜂蜜水竟有解！

引起慢性胃炎的原因，主要是幽門螺旋桿菌所致，蜂蜜和甘草都有殺菌之功，甚至也能將具有耐藥性的幽門螺旋桿菌抑制、殺滅。

簡單的原理，甘草蜂蜜水就能輕易治療慢性胃炎！

食膳
療癒力

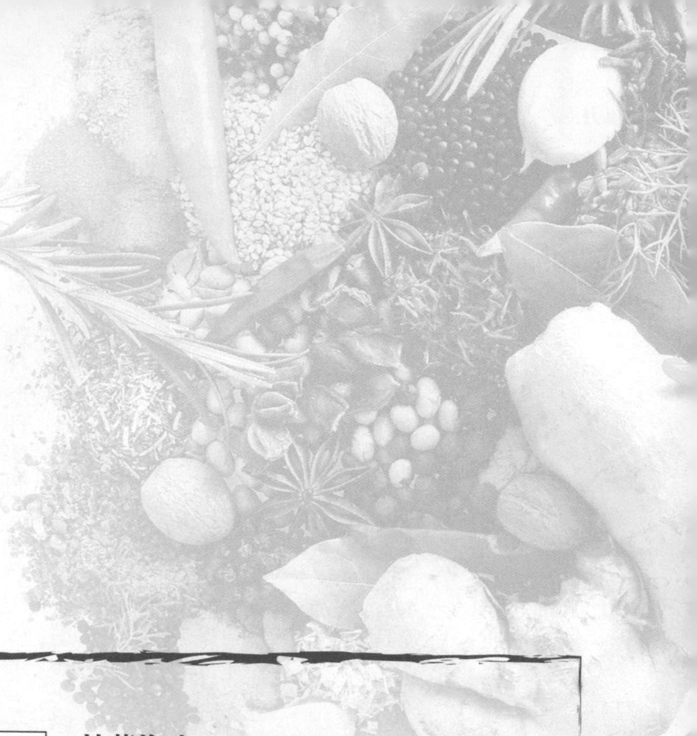

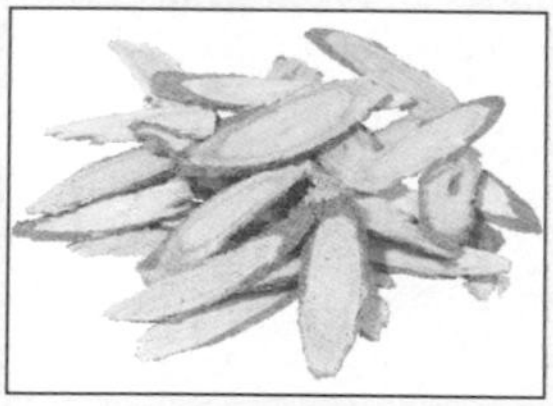

甘草泡水

【食材】甘草十克、蜂蜜五十克、開水適量。

【做法】取甘草十克放入乾淨的杯子中，然後倒入適量開水，浸泡十分鐘後，倒入五十克蜂蜜，攪拌均勻，飯前一小時喝，每天喝三次。

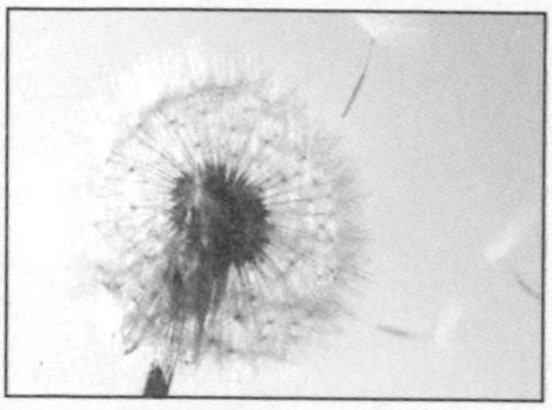

蒲公英泡水

【食材】蒲公英三十克、開水適量。

【做法】取蒲公英三十克放入乾淨的容器中，倒入適量開水沖泡，每天服三次。

懶蟲發威，夏日疲倦好想睡？這樣做，讓你渾身帶勁

好發時間

太陽高高掛、慵懶癱軟的夏季

好發族群

烈日曝曬的勞動者、體弱身虛的人

耗能排汗，鉀元素流失正是疲憊主因。

人一到夏季，由於天氣炎熱，工作時耗能較多，身體會大量排汗，這個過程會消耗大量鉀元素，鉀元素在維持人體神經興奮方面有重要作用，而人體缺鉀，容易精神不振、疲倦，甚至出現肌肉無力、心律失常、呼吸肌麻痺等情況。

所以多數人在夏季時常容易睏，對這種需要搬貨、使用高度使用體力勞動的人來說，更是如此。

老中醫這樣做，快學超養生！

夏季疲勞和體內鉀元素含量偏低有關，一到夏季，人就容易出汗，汗水之中含有大量的鈉元素和鉀元素。

特別是天氣炎熱時，人的食慾會變差，如此一來，從食物裡面攝取的鉀元素就會大大減少。此外，體內進行能量代謝的過程也需要鉀元素參與，在工作強度較大的時候，鉀元素消耗量會增大。上述因素若同時出現，夏季人體鉀元素含量就會嚴重缺失。想要解決疲倦問題，一定要從補充鉀元素入手。

吃橘子之所以能夠改善夏日疲勞，是因為橘子中富含鉀元素，可為人體補充鉀。

但需注意，現在很多水果在種植的時候都會噴灑農藥，因此，用陳皮泡水之前一定要將其清洗乾淨。

低鉀症除了會由於夏季出汗、能量消耗過大等因素發作，還可能因患者本身患有甲狀腺機能亢進。患上甲狀腺機能亢進後，若身體排汗量增大或飲食不規律，也可能導致低血鉀症。

很多患者都因為體內鉀元素缺失而渾身乏力，直到最後，身體難以承受，到醫院體檢，才得知患的是甲狀腺機能亢進。

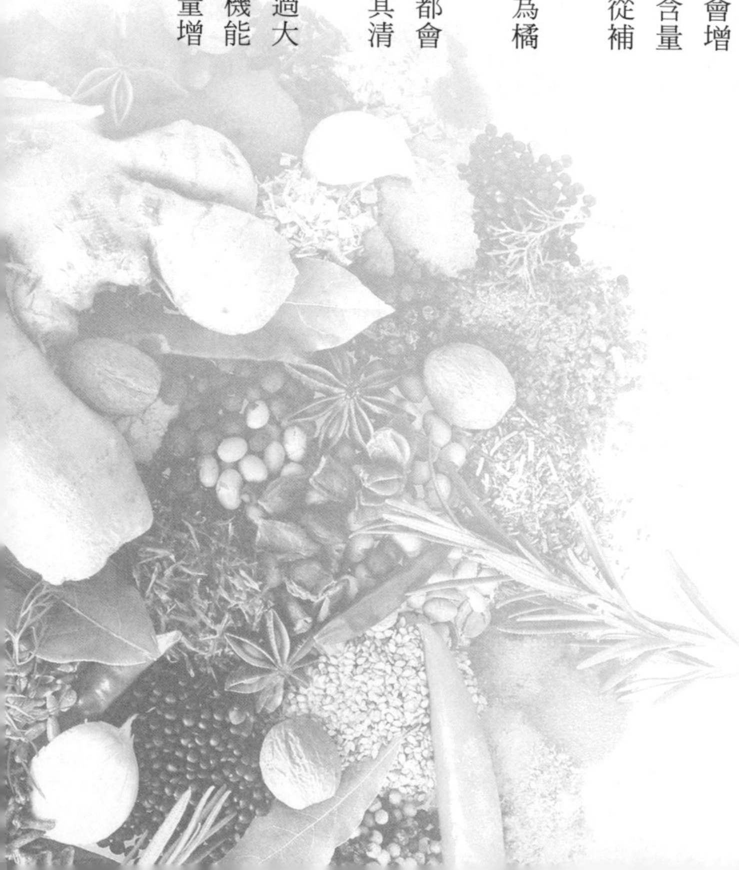

老祖宗的智慧

**夏天吃柑橘，
包你睏倦不再！**

富含鉀元素的柑橘，除了補充鉀之外，口感味酸還有提神、開胃之功，胃口一開，吃的東西多了，鉀元素自然補得加倍充足。此外，用橘子皮泡水治療夏季疲倦的效果非常好。

食膳
療癒力

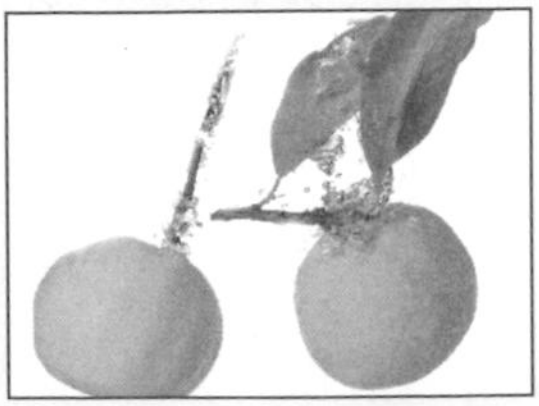

橘子／橘子汁／陳皮茶飲

【食材】柑橘。

【做法】每天吃一顆橘子或喝一杯橘子汁，也可以用橘皮或陳皮泡茶飲用。

行程滿檔，不只公公偏頭痛！有了海苔，就能遠離痛痛症候群

好發時間

一動腦就沉重，一甩頭就傷風

好發族群

壓力千斤頂、飲食作息失序者

05

忌口，才能有效預防偏頭痛。

工作壓力大，常常飲食時間不正常，最後因過度疲憊引起偏頭痛，甚至會畏光、嘔吐。回到家，才感到身體疲憊不堪，這種現象持續一個月之後，就會患上了偏頭痛。

有時候，就連家中的燈亮起來都會讓人覺得恐懼，明亮的燈光刺得睜不開眼睛，頭痛劇烈，甚至嘔吐。

老中醫這樣做，快學超養生！

紫菜富含鎂元素，每一百克紫菜中就含有四百六十毫克的鎂，被稱作「鎂元素的寶庫」。

鎂元素對偏頭痛有一定的預防作

用，所以才會煮紫菜湯、買海苔當零食。

迄今為止，人們尚未研究出偏頭痛的發病機制，之前認為偏頭痛和腦興奮性增高、血小板功能異常、一氧化氮系統功能障礙，以及神經介質異常等因素有關，而近幾年的研究則認為，鎂離子很可能透過上述環節，在偏頭痛發病機制裡扮演重要角色。

醫學研究者進行了實驗：將偏頭痛急性發作的中重度患者，隨機分為兩組吊上點滴，一組使用鎂劑，一組使用生理食鹽水，結果發現，使用鎂劑那組的偏頭痛患者恢復率是百分之百，而使用生理食鹽水的那組，恢復率僅有百分之七。

通過多年臨床觀察發現，患者口服硫酸鎂十毫升，日服三次，連續服用兩個療程後，便能夠有效預防偏頭痛。

身體是成就夢想的本錢，工作再忙，也要留意保養身體，勞逸平衡，身體才會健康，疾病也就不容易找上門。

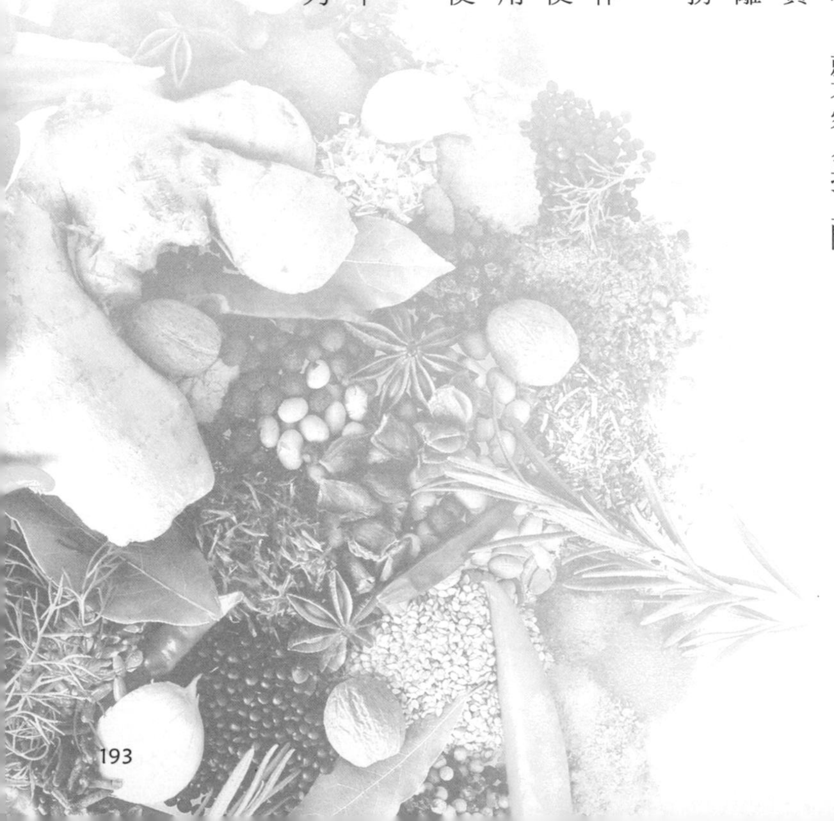

老祖宗的智慧

一片輕薄小海苔，
竟能解救頭痛症狀？！

鎂元素對偏頭痛有一定的預防作用，而紫菜富含鎂元素，被稱作「鎂元素的寶庫」。因此，平時可以準備一些海苔當零食，或是多食用紫菜蛋花湯，就能輕鬆斷開束縛頭腦的鐵鍊，遠離疼痛，恢復靈活思考力！

食膳 療癒力

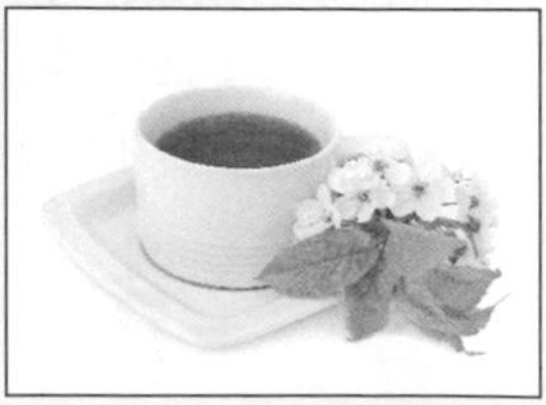

紫菜蛋花湯

【食材】乾紫菜二十五克、雞蛋兩顆。

【做法】取二十五克乾紫菜、打入雞蛋兩顆，一同放入鍋中煮湯，適量調味，每天喝一到兩次，經常食用海苔也可以。

可惱啊，大便先生！利用食癒力，輕鬆和便秘說 BYE BYE

好發時間

無法消化的大腹便便，少跑廁所時

好發族群

水分、纖維攝取不足，胃腸積熱、肝鬱氣滯、腸道阻塞者

啊！STOP，怎麼又困在馬桶上了 ><

「難道人生只能靠浣腸了嗎？」

便秘多年的妹頭，平時大概一個星期排便一次，每次的排便時間都很長，有時甚至會在馬桶上坐一個小時，而且糞便乾燥、惡臭、排不盡，黏在肛門上面掉不下來，有時候還會便血。

雖然藥局有浣腸劑，可以快速治療便秘，但長期使用會加重便秘，造成腸道潰爛，如此一來，不但便秘沒有解決，其他疾病也會接踵而來。

老中醫這樣做，快學超養生！

人體的腸道有八到十公尺長，腸內褶皺縱橫，平均每三點五公分就有個彎

折，即使我們每天都排便，腸道裡面也還會存留一些食物殘渣，殘渣被細菌分解之後會變得乾結、腐敗、發酵、變質。

時間久了，就形成了厚五到七毫米、重五到六千克的黑色惡臭有毒物質，緊貼在腸壁上面，這就是平時所說的宿便。

麻子仁丸以小承氣湯【編按】為基礎，再加上麻子仁、杏仁、芍藥所組成。

這個方劑裡面的大黃、厚朴、枳實可瀉胃氣，添加芍藥則能夠滋養脾陰；麻子仁、杏仁為滑利滋潤之上品，可潤腸通便；杏仁具有利肺氣，降胃氣之功。

宿便堆積在腸道裡面會發酵、腐敗，釋放毒氣、毒素，嚴重影響身體健康。

總括來說，便秘為長久積累之病症，非常嚴重時可使用大承氣湯【編按】，但易傷及人體正氣，只需將最猛烈的藥物芒硝去掉，減輕厚朴、枳實等藥物用量，如此便成了小承氣湯，適合普通便秘患者。

【編按】小承氣湯與後文之大承氣湯同出自《傷寒論》，可治療便秘，痞滿燥實者用大承氣湯，痞滿實而不燥者用小承氣湯。

老祖宗的智慧

還坐著嗎？ STAND UP，
偶爾也到廁所報到吧！

排便順暢，身心也得到緩解！

麻子仁丸方子裡面的麻子仁、杏仁、白芍、蜂蜜皆可潤腸。因此，治療習慣性便秘的效果良好，對於引發的煩躁、口臭、頭暈、睡眠品質下降等症狀，都有良好療效。

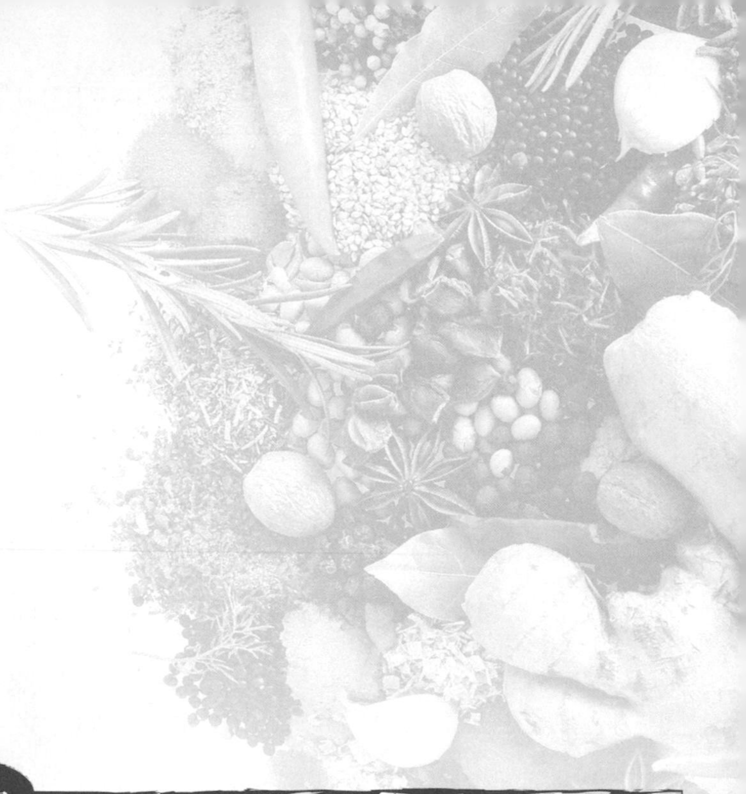

食膳
療癒力

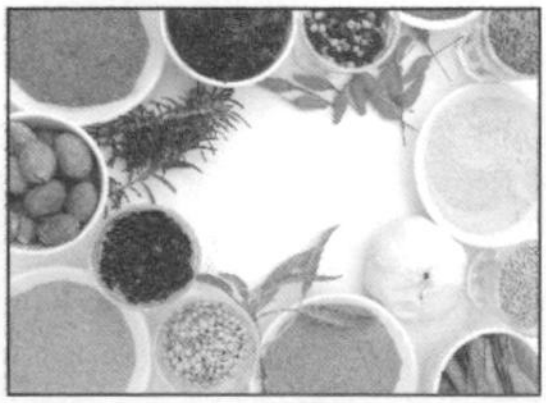

麻子仁丸

（別名：麻仁丸、脾約麻仁丸）

【食材】麻子仁五百克、芍藥兩百五十克、枳實（炙）兩百五十克、大黃（去皮）五百克、厚朴（炙，去皮）、杏仁（去皮尖，熬）兩百五十克。

【做法】上述六味藥材研磨為末，煉蜜為丸，製成梧桐子大小。每天服十丸，分成三次服用，依效果遞增。

脾胃失調、腹痛不止，這樣做，肚子不再拉警報

好發時間

炎熱食物易變質，飲食不潔時

好發族群

吃到飽瘋狂大食客、生冷不忌者

小心瀉肚子，脫水要人命。

「啊，敬我那不受控制的肚子！」

宏志和朋友在熱炒店聚餐，回家之後便腹痛不止，不停地拉肚子，家中又沒有止瀉藥，來診所時已面色偏黃、眼眶凹陷、神情倦怠、有氣無力。

「來不及啦！」家人怕他會脫水，所以給他喝了一些鹽水，但腹瀉並沒有止住，話還沒說完，他就急忙問診所裡有沒有廁所。

老中醫這樣做，快學超養生！

「為什麼喝鹽水，仍舊腹瀉不止呢？」因為正在腹瀉的腸道，無法吸收口服鹽水，喝多少拉多少，根本不能吸

收進體內。

但是，鹽水中加入葡萄糖的溶液，進入腸道時會形成葡萄糖－鈉離子偶聯吸收機制，這樣一來，即使腹瀉，鹽水也可以順利地被腸道吸收，進而補充人體所需的鹽分和水分。

實際上，吃進壞東西只要將髒東西排乾淨就沒事了，但是，腹瀉最大的危害就是不停地拉肚子，體內水分和鹽分不斷流失，導致脫水，電解質紊亂。

就拿宏志來說，眼眶凹陷、有氣無力，很明顯已經脫水、低鈉，如果是兒童，恐怕已經有生命危險，所以趕緊讓他喝加鹽米湯。

過去有一則報導：孟加拉難民營中，常見霍亂等腸道傳染病，有時候一個難民營中會有幾千人同時患上此病，點滴藥劑難以救急，只能透過鹽水加葡萄糖來應付。但難民營中經常缺乏藥品，為了使更多人獲救，科學家們苦心鑽研急救方法，終於發現，隨處可見的米、炒米粉就能夠代替葡萄糖。

老祖宗的智慧

瘋狂拉肚子，簡單白米就能發揮止瀉效用？

米性溫，並且可養脾胃，因此喝米湯可以調理脾胃，溫中散寒，進而止瀉。而且米的主要成分是澱粉，可以分解為葡萄糖，米湯具有收斂止瀉功效，可以直接降低患者排便量，縮短腹瀉時間。

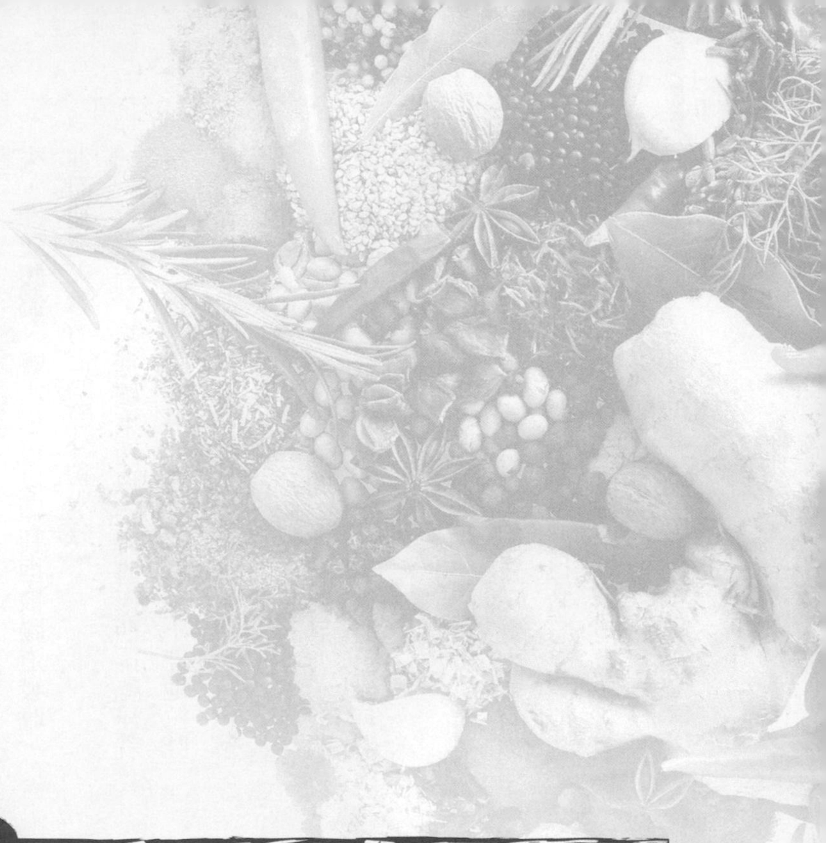

食膳
療癒力

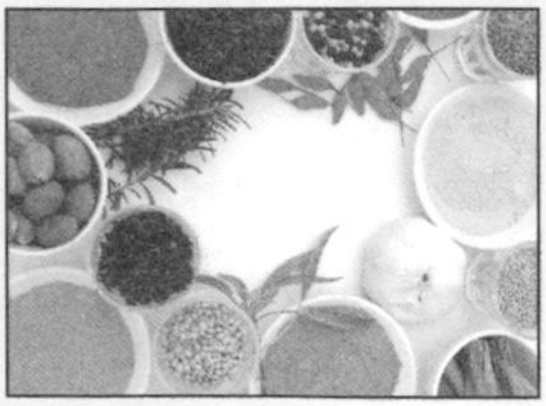

米湯加鹽

【食材】米湯五百毫升、鹽一點七五克；或炒米粉（或熟米粉）二十五克。

【做法】取米湯五百毫升放入乾淨的容器中，加入一點七五克精鹽；也可以取炒米粉或熟米粉二十五克，加入精鹽一點七五克，再倒入五百毫升水熬煮二到三分鐘。

骨質土石流！想要人生完勝，終結腎結石，那就吃鈣補鈣

好發時間

枯水季節沒水喝、水電雙漲期

好發族群

水量攝取不足、鈣質流失者

預防腎結石，首要降低體內草酸含量！

六十多歲的何奶奶患有腎結石，剛剛做過碎石手術，但是一聽還會長出來，所以整天憂心忡忡，擔心腎結石復發。

女性腎結石的復發率雖有百分之六十，但只要每天早餐後喝兩百五十毫升的牛奶，或每天吃一粒鈣片，就能夠有效預防腎結石發生。

老中醫這樣做，快學超養生！

想要預防腎結石，首先要做的就是：預防草酸鈣的生成！

形成草酸鈣的主要因素並不是鈣，而是草酸。因此，只有當磷酸鈣和草酸鈣在一起的時候，才會產生結石。

由於百分之七十至八十的腎結石由草酸鈣構成，或是磷酸鈣也很常見，所以才會有很多醫生對腎結石患者說不要補鈣。

草酸存在於我們平時吃的菠菜、番茄、馬鈴薯等食物中，草酸鈣結石主要在腎臟裡面形成。當人體吸收大量草酸的時候，草酸鈣結石才會更易形成，否則，即便體內存在再多的鈣，也不會出現腎結石。

想要預防腎結石，就該降低體內的草酸含量。雖然補鈣在一定程度上可預防腎結石復發，但是要注意補鈣技巧，儘量避免和富含草酸的食物同食，這也就是為什麼，很多人說菠菜和豆腐一起吃容易結石。

老祖宗的智慧

吃鈣除了補鈣，
連腎結石也跟著長出來？

NO，NO，NO，這是錯誤資訊，切勿因噎廢食喔！

造成腎結石主因，並非鈣質，而是體內的草酸，每天吃一顆鈣片或喝牛奶，就可以達到預防草酸鈣結石的目的。

補鈣能夠將草酸阻擋在外，進而排出體外，也就降低了形成草酸鈣結石的機率；反之，體內缺鈣，胃腸中的草酸就會被大量吸收，形成結石的機率就更大。

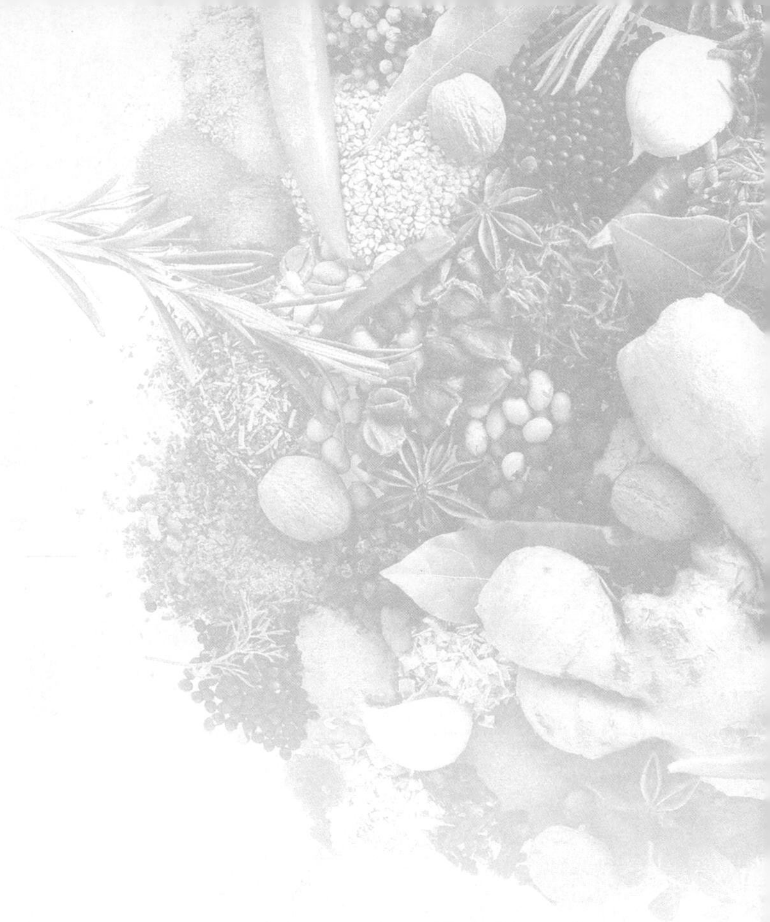

食膳
療癒力

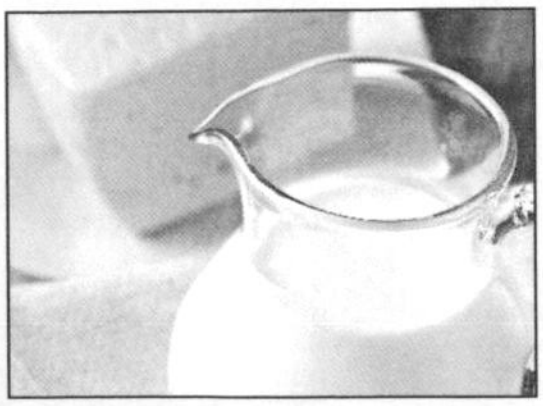

牛奶

【食材】牛奶。

【做法】每天早餐後半小時喝兩百五十毫升純牛奶。

夜咳不再來！
只要一招，包準一覺到天亮

好發時間

低溫嚴寒之際、內外乾荒的睡前

好發族群

鼻竇炎病患、重症失眠者

09

蜂蜜止咳，夜裡無聲好眠！

「咳、咳、咳！」整夜狂咳好像要把肺臟都掏出來了！

有段時間身體非常虛弱，常常半夜咳個不停，這時喝一匙蜂蜜，先含著，再慢慢地將蜂蜜吞下去。沒想到喝完後，竟然就緩緩睡去，咳嗽聲也漸漸消失。

除了喝蜂蜜，吃烤橘子也可以緩解咳嗽。

老中醫這樣做，快學超養生！

蜂蜜之所以能夠鎮咳，主要是因為蜂蜜的黏性比較大，當蜂蜜經過喉嚨時，會敷在咽喉發炎的地方，同時形成一層保護膜。

此外，蜂蜜中的糖濃度非常高，水含量卻很低，屬於高滲透性溶液，因此，細菌接觸到蜂蜜時會嚴重脫水，最後死亡。所以，口含蜂蜜，讓蜂蜜流經咽喉，能充分覆蓋炎性部位以消毒、殺菌，同時降低炎症反應，儘快修復咽喉受損處。

陳皮是由橘子皮製成的，具有止咳化痰之功。

很多人出現咳嗽症狀後就急著喝止咳糖漿，是因為止咳糖漿容易下嚥，服用方便，效果也不錯，但是止咳糖漿存在一個弊端，就是長期服用容易產生耐藥性，服用過止咳糖漿的人都會有這樣的經驗，剛開始服藥時效果的確不錯，後來喝著喝著就沒什麼效果了。

有些止咳糖漿添加了可待因、阿片酊【編按】等物質，容易使人上癮，威脅身體健康。咳嗽嚴重時應當及時就醫、對症治療，症狀輕微時，透過簡單的食療就能痊癒。

【編按】可待因和阿片酊皆為鴉片類藥物，具有止痛、止咳與止瀉功效。

老祖宗的智慧

超有效！甜膩蜂蜜能止咳？橘子可化痰？

高滲透性蜂蜜，能包覆發炎咽喉，修護喉頭止咳；新鮮的橘子皮被火烤的過程，實際上就相當於將新鮮橘子皮迅速變成陳皮，因此有非常好的鎮咳化痰功效。

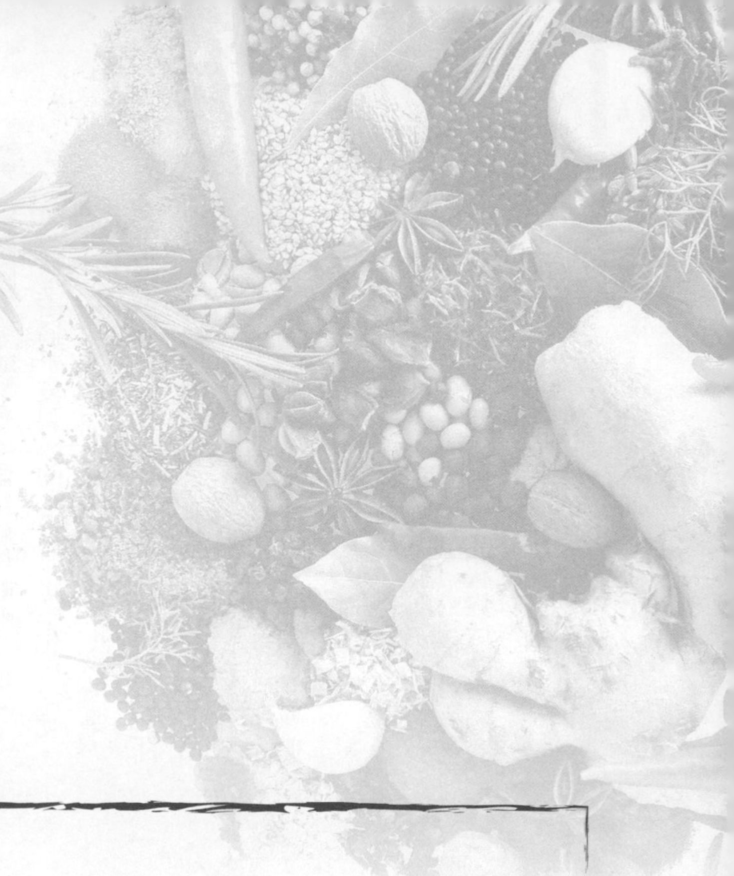

食膳
療癒力

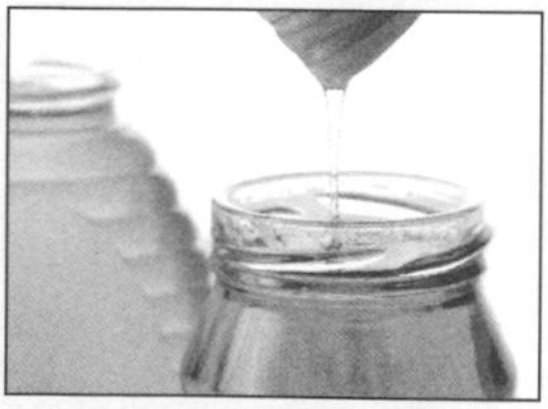

蜂蜜

【食材】蜂蜜。

【做法】臨睡前將一匙蜂蜜放入口中，慢慢地將蜂蜜吞下即可。

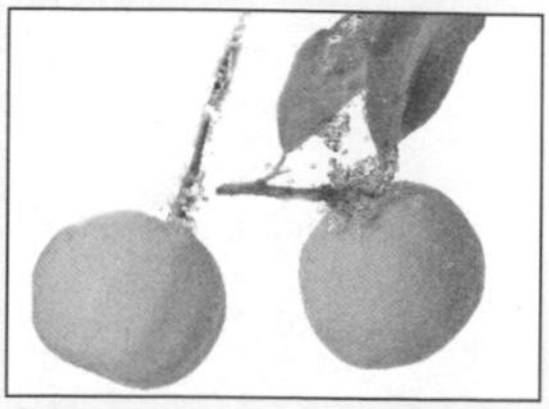

烤橘子

【食材】橘子。

【做法】將橘子清洗乾淨晾乾後，放進烤箱不斷翻動，等到橘子皮微焦之後稍微冷卻即可食用。

功效超驚人！
鉀元素一到位，高血壓、中風全讓位

好發時間
高油、高鹽、飽餐一頓之際
好發族群
酗酒、飲食口味過重者

飯後來根蕉，血壓顧牢牢！

張爺爺每天早上都會服用降壓藥，面對滿桌美食時，也只吃些青菜類。原來，他在幾年前得了高血壓，平時都靠吃降壓藥控制血壓。

為了控制血壓，日常飲食非常清淡，食慾因而下降，為此時常悶悶不樂。

老中醫這樣做，快學超養生！

老年人平時吃些香蕉對身體非常好，可以通便，還可以降血壓。

香蕉的通便之功不必多說，其之所以能夠降血壓，主要是因為富含鉀元素。

對高血壓患者來說，增加鉀元素的攝入和限制鹽分攝入的效果相似，長期攝入鉀元素可以適當減少降壓藥的用量，症狀較輕的患者甚至不服藥都能夠保持血壓的平穩。

多吃鉀除了能夠降血壓，還可防中風。

調查結果顯示，每天攝入的鉀元素較少者，中風的危險性會顯著增加，若每天鉀的攝入量在一千五百毫克以上，中風的發生機率就會下降很多，因為鉀元素具有降血壓的功效，血壓控制得當，中風的發生機率自然會下降。

曾有一則有趣的報導：科學家發現某些原始部落也喜歡吃鹹食，但患高血壓、中風的機率卻非常小，最初不明白其中緣由，後來發現由於部落找不到鹽井，便用草木灰代替鹽來調味，草木灰中富含氯化鉀，味道鹹鹹的，和鹽差不多。

用氯化鉀代替氯化鈉，自然不會引發高血壓。

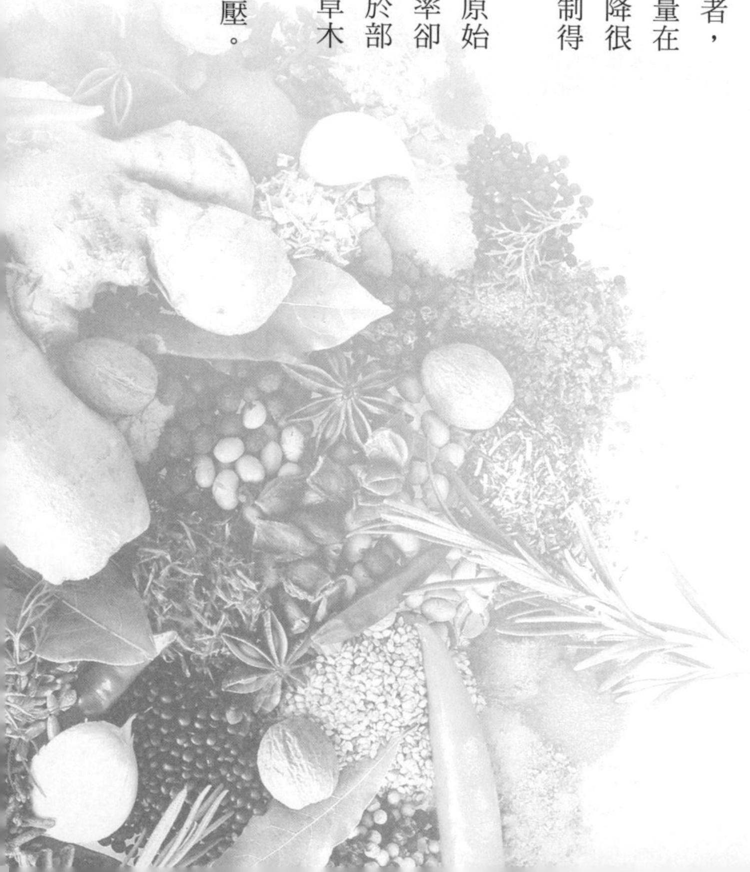

老祖宗的智慧

超意外！香甜香蕉，有助通便，還能降血壓？

一根香蕉含有四百毫克的鉀，鉀元素能促進鹽的排泄，還具有擴張血管之功，因此飯後吃一根香蕉可以降血壓、預防中風。

食膳
療癒力

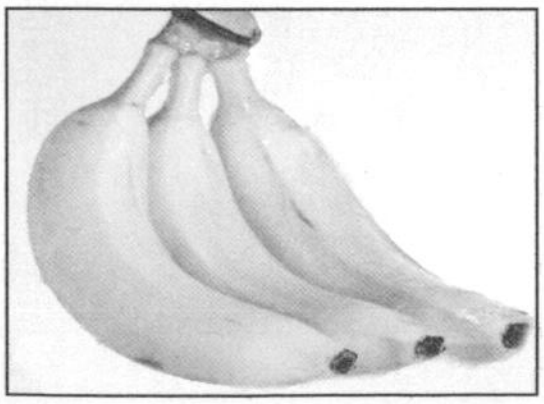

香蕉

【食材】香蕉。

【做法】每天飯後吃一根香蕉。

坐也不是，站也不是，學會這兩招，痔瘡永不來犯！

好發時間

想坐不能坐、想站難久站

好發族群

排便不規律、麻辣鍋愛好、纖維攝取不足者

一天一雞蛋，痔瘡遠離我！

「唉唷！痛痛痛！」

二十歲的阿順，是附近工地的工人，有一天，因受痔瘡所苦而來找外公。他說，最近不知道為什麼長了痔瘡，腫脹疼痛、出血、坐立難安、飲食無味，非常難受。

老中醫這樣做，快學超養生！

槐花具有止血涼血之功，常用來治療便血、痔瘡等症；糯米性甘平，有溫暖脾胃、補中益氣之功，適合食欲不佳的患者食用。

很多人都會被痔瘡折磨得不能好好吃飯，將槐花與糯米一同熬粥服食，不但能夠開胃，其中的槐花還可治療痔瘡，可謂一舉兩得。考慮到時間問題，也推薦較易準備的大黃雞蛋，這一個內服外用之法。

大黃為峻瀉的藥材，能夠有效緩解肛門之熱，將大黃和雞蛋一同熬煮之後吃雞蛋，能夠直接下中下焦之熱；大黃可瀉中下焦之內熱，此時輔以汁液清洗肛門，內服外用，效果更佳，更能在短時間內治癒痔瘡。

最後需注意的是，大黃雞蛋這種方法並不適合婦人產後虛羸導致的痔瘡出血，此類痔瘡應另當別論。

老祖宗的智慧

不可不知！渾圓雞蛋內服外用，
竟能有效治痔瘡？

大黃雞蛋一同熬煮後，食用雞蛋能解體內熱氣，再用雞蛋水清洗肛門，可緩解發炎症狀。

此外，喜好油炸、辛辣外食族，對痔瘡治療不利，再加上喝酒習慣等刺激，即使用藥效果也不明顯，而且可能會加重痔瘡，最好忌口。

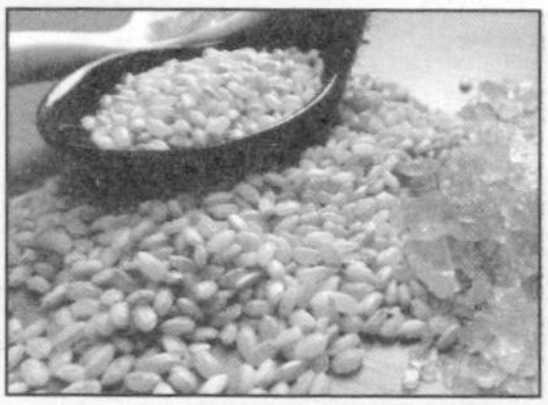

槐花糯米粥

【食材】槐花十克、糯米五十克、白糖適量。

【做法】將槐花和糯米清洗乾淨後放入鍋中，倒入適量清水一同熬煮成粥，加入適量白糖，趁熱服用，每天吃兩次。

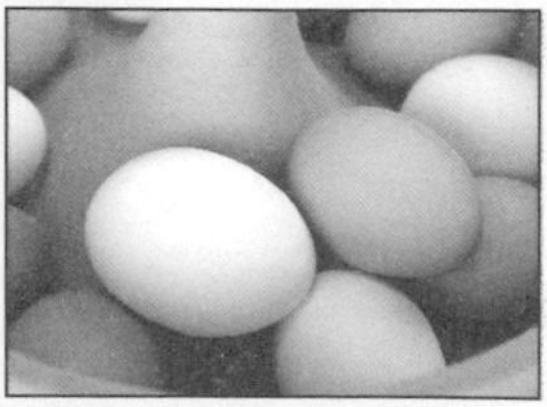

大黃雞蛋

【食材】大黃五十克、雞蛋兩顆。

【做法】取大黃五十克、雞蛋兩顆，先將大黃放到兩百毫升開水中煮兩分鐘，然後放入雞蛋，繼續煮二十分鐘，每天早晚各吃一個煮熟的雞蛋，晚上再用雞蛋水洗痔瘡。

超簡單！
鹽水洗鼻，發炎、氣喘、哮喘不再犯

好發時間
天氣變換，秋冬交際

好發族群
機車族長期處於髒汙空氣、家族有過敏遺傳病史者

溫鹽水清洗鼻腔，有效預防哮喘！

唯有降低哮喘發作次數，對患者生命健康的威脅才越小。

患有多年哮喘的劉爺爺，害怕激素治療會造成骨質疏鬆，報導亦指出，有多位患者因服用大量激素使得骨頭壞死，所以只敢使用具擴張支氣管功效的噴劑應急，但病發時卻有可能造成生命危險……。

老中醫這樣做，快學超養生！

鹽水洗鼻治療哮喘具有科學依據，從中醫角度來講，肺開竅於鼻，所以，鼻和肺之間的關係非常密切。

過敏性鼻炎患者發展成哮喘的機

率，為正常人的五倍左右。很多過敏性鼻炎伴隨哮喘的患者，服用治療鼻炎的藥物後，不但控制了鼻炎，就連哮喘的發作機率也大大降低了，由此也能看出，治療鼻炎與哮喘的原理是相同的。

雖然過敏性鼻炎是導致哮喘的原因尚有爭議，但各種觀點的共同之處，就是都認為此病是鼻腔內部產生疾患，進而對氣管產生刺激所致。

鼻腔中存在哮喘病產生區，所以鼻腔若出現炎症，神經便會受刺激，氣管收縮痙攣，而引發哮喘。

也可能是過敏性鼻炎發作時，鼻腔中充滿鼻涕，使得通氣受阻，此時會不自覺地張口呼吸，空氣未經過濾，污染物、過敏原趁機進入口腔和肺臟，刺激氣管，引發哮喘；抑或是鼻腔中的炎性物質被吸入或流入血管中，都會引發氣管過敏，導致哮喘。

用溫鹽水清洗鼻腔，能有效治鼻炎、預防哮喘，哮喘發作次數越少，對患者生命健康的威脅才越小。

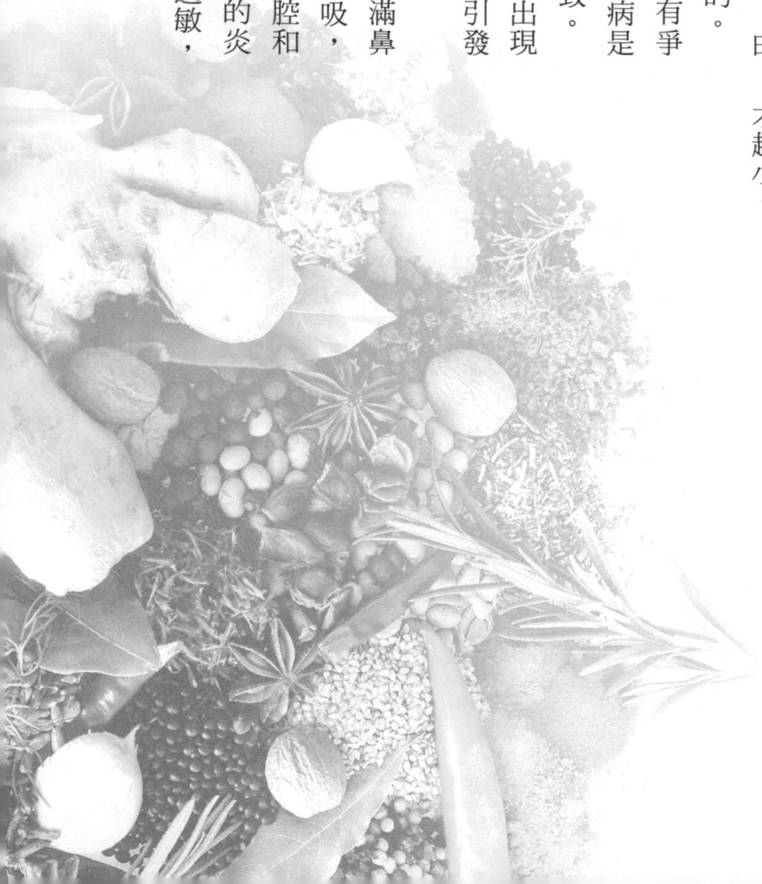

老祖宗的智慧

鹽水洗鼻子，簡單防鼻炎、輕鬆治哮喘！

肺開竅於鼻，百分之八十以上的哮喘患者，同時患有過敏性鼻炎，利用溫鹽水清洗鼻腔，能夠及時洗刷鼻腔中的鼻涕和炎性物質、過敏原等。

保健
養生功

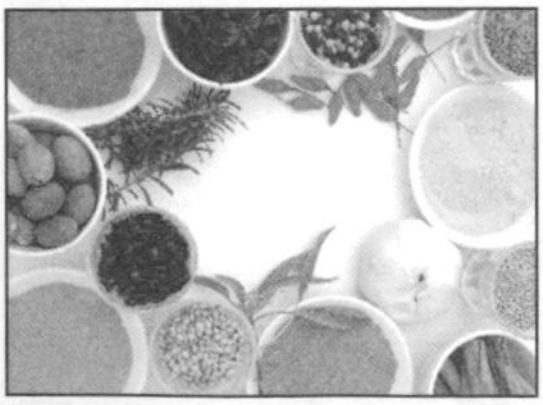

鹽水洗鼻

【材料】鹽水。

【做法】每天用鹽水清洗鼻子至少一次。

胸懷瞬間開闊的法寶，抑鬱、氣不順，通通不見了！

好發時間

缺氧時分、鬱悶時刻、低潮之際

好發族群

壓力大者

適當調節心情，抑鬱止跌，喜樂回升！

「整個人好鬱悶啊！氧氣瞬間被抽空，彷彿透不過氣來！」

「鬱悶」似乎成了眾人的口頭禪。

當然，人非草木，七情六慾常掛心中，沒有人可以每天都過得非常開心，偶爾心情不快也很正常，但是要注意，千萬不可以讓這種負面情緒隨意發展下去，因為它很可能是抑鬱症的前兆。

老中醫這樣做，快學超養生！

早在七百多年前，中醫上就對憂鬱症做出精微的「理法方藥」。

越鞠丸就是其中的一種。越鞠丸又名「芎朮丸」，為元朝醫師朱丹溪治療因氣鬱、血鬱、痰鬱、火鬱、濕鬱、食鬱導致的胸膈痞悶、吞酸嘔吐、飲食不消等症開出的方劑。

中醫將鬱症分成了以下幾方面：氣鬱容易導致血行不暢，進而形成血鬱；而氣血鬱久就會聚濕食滯，形成濕鬱、食鬱，化火形成火熱之鬱。越鞠丸的主要功效就是開鬱舒氣，因此可以使氣機舒暢。

該方劑中，香附辛溫芳香，具有開氣鬱之功；蒼朮可燥濕鬱；川芎可調血鬱；梔子苦寒，具有解火鬱之功；神曲可消食鬱。

痰由鬱生，五鬱得散，痰鬱也就消失了，因此將上述五味藥配合，能夠統治六鬱，消除痛悶。

此外，幾種越鞠丸加減方，能夠對付各種鬱證：濕鬱重則加茯苓、白芷；火鬱重加青黛；血郁重加桃仁、紅花；氣鬱重加木香、檳榔；食鬱重再加麥芽、山楂、砂仁；痰鬱重加制南星、姜半夏、瓜蔞、浮海石；挾寒則加吳萸……。

最後，即便藥效再好，如果自己不能調節心情，終日抑鬱寡歡，也仍舊不能解鬱症，在鬱症面前，自救才是最重要的。

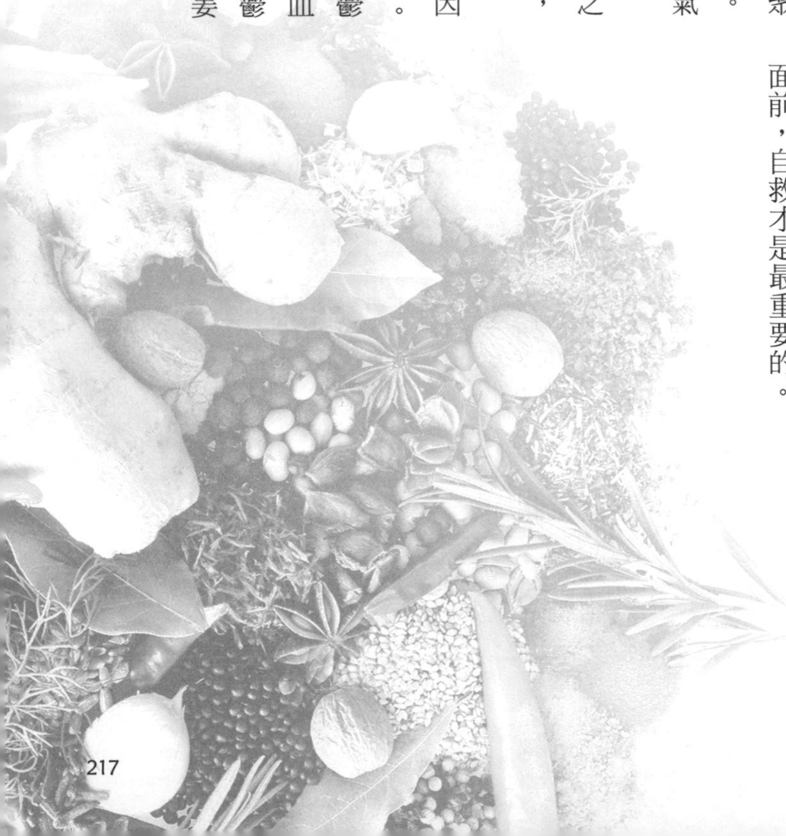

老祖宗的智慧

身心有「六鬱」？
是哪六種？

「六鬱」有氣鬱、血鬱、痰鬱、火鬱、濕鬱、食鬱。

越鞠丸為治療「鬱症」良方，在調節精氣神中的「氣」時，兼調「精」和「神」，全面振奮人的精氣神，雖然方劑的構成簡單，卻能夠有專門治療各種鬱症。

食膳療癒力

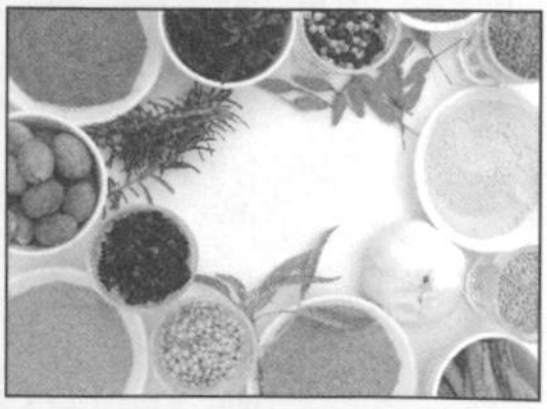

越鞠丸（別名：芎朮丸、越曲丸）

【食材】炒蒼朮、醋炒香附、川芎、炒神曲、黑山梔。

【做法】將炒蒼朮、醋炒香附、川芎、炒神曲、黑山梔五味藥等成分，研磨成細末後用水製成綠豆大小的丸藥，每次服十五克，配白開水服用。

薑薑好，只需這一味，風寒、打嗝、腹瀉全消散

好發時間
壓力症侯群

好發族群
通勤族、精神緊繃、壓力大者

胃囊發炎、脾胃失和，來碗生薑瀉心湯！

「胃液不停升騰，胃部不斷翻攪——」

羅患輕度胃炎的大哥，並未將此事放心上，只到藥局買了幾盒胃藥，過沒幾日，厭食、腹瀉、胃部不適，竟然通通找上門了！

老中醫這樣做，快學超養生！

薑是日常生活中常見的調味品，也是用途非常廣的藥物，平時只要感冒發燒，熬上一碗薑湯，就可驅寒解熱。

生薑還可治療脾胃不和，抓住這個關鍵要點，問題便可迎刃而解。

生薑和乾薑的區別，在於乾薑屬熱

性，辛烈性較強，擅長溫脾胃之陽，兼溫肺化痰，臨床上多用乾薑治中焦虛寒、陽衰欲脫、寒飲犯肺喘咳等病。生薑味辛性溫，擅長發散風寒、化痰止咳，還可溫中止嘔、解毒，臨床多用其治療外感風寒、胃寒嘔逆等症。

生薑瀉心湯源於張仲景的《傷寒論》，其構成藥材為：甘草、人蔘、乾薑、半夏、黃芩、黃連、生薑、紅棗。該方劑為和劑，具有調和脾胃之氣，解寒熱之紛，增補中氣之功。

人的脾胃各有各的功能，脾主升清，胃主降濁，該升不升或該降不降，就出問題了，此時用芩連的苦寒降之。脾氣不升則生寒瀉利，因此選擇乾薑溫補；半夏消痞，具有開豁痰氣之功。脾胃氣弱，則不能豁痰氣，因此添加人蔘、甘草、紅棗補脾胃之氣。

該方劑苦降、辛開、甘補，可散飲消痞，治療胃中不和等病。適合胃下垂、胃擴張、慢性胃炎等胃陽虛弱、水飲內停【編按】者。

老祖宗的智慧

薑除了止寒、治脾胃，沒想到還有助陽、養顏、活血等其他妙用！

生薑也是助陽之品，自古就有：「男子不可百日無薑」的說法。關於生薑，還有這樣的一個故事：蘇軾的《東坡雜記》裡面，說杭州錢塘淨慈寺有個八十多歲的老和尚，面似童顏，「自言服生薑四十年，故不老雲」。

據說，當年白娘子盜仙草救許仙，那株仙草就是生薑芽。生薑也叫「還魂草」，薑湯則名「還魂湯」。

【編按】指體內水液運行輸送失常、停止不動而造成各種症狀。

食膳
療癒力

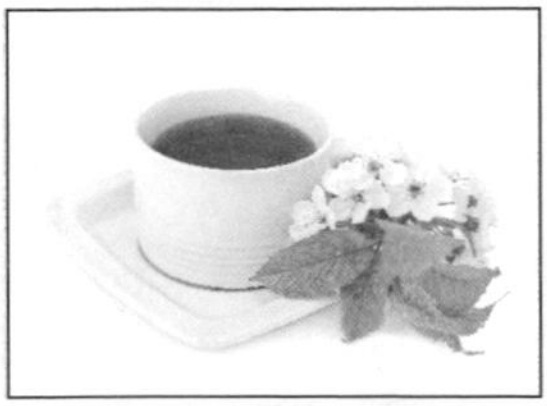

生薑瀉心湯

【食材】生薑十二克、炙甘草九克、人蔘九克、乾薑三克、半夏九克、黃芩九克、黃連三克、紅棗十二枚。

【做法】將生薑切片，紅棗掰開，連同其他材料一同放入鍋中，加入兩公升水，煮至一點二公升後，去渣滓，繼續煎至剩六百毫升，每次趁溫服兩百毫升，每天服三次。

醫師不一定知道，常備應急草藥，熱喘、濕毒一招搞定

好發時間

天降大雪、天颱暴風

好發族群

貪食冰飲、體質虛弱染風邪者

麻杏石甘湯一出，感冒完治。

林太太患感冒，渾身發冷，不停咳嗽、吃了感冒藥，出了一身汗。到了晚上，卻渾身痠痛，咳得厲害，還咳出了白色痰液，一直想喝水。

外公發現她的舌苔很白、舌尖發紅、口唇乾澀，於是開了兩劑麻杏石甘湯。

夜裡出了一身大汗，第二天接續服用六，四天以後，症狀全消。

老中醫這樣做，快學超養生！

患者出汗伴隨咳嗽等症，卻沒有發熱，應選擇麻杏石甘湯治療。

麻杏石甘湯在《傷寒論》中用於治療太陽病，也就是出汗但沒有痊癒，風

寒入裡化熱，「汗出而喘」者。

此藥後來用在治療風寒化熱、風熱犯肺、內熱外寒等症，針對邪熱壅肺之身熱喘咳、口渴脈數來說，無論有汗、無汗，都能夠通過該方劑加減治療，效果非常好。

此方劑中，麻黃具有發熱、解熱之功；杏仁、甘草具有鎮咳、去痰之功；大量石膏具有解熱、鎮靜止渴之功。

很多醫院也常用該方劑治療感冒、上呼吸道感染、急性支氣管炎、支氣管肺炎、大葉性肺炎、支氣管哮喘、麻疹合併肺炎等表邪未盡、熱邪壅肺症。

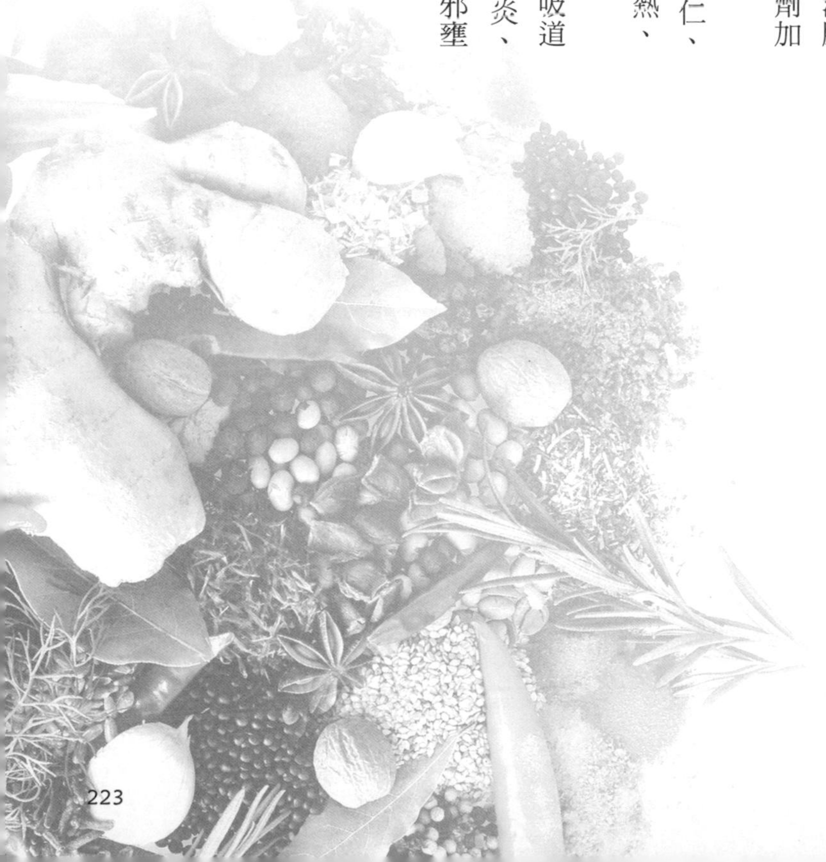

老祖宗的智慧

感冒不對症，
治標不治本！

感冒表現出來的症狀，有打噴嚏、咳嗽等，就是體內的「正邪」對抗的過程，如果只懂得驅除這些表象，真正的病邪仍舊存在身體內，其他不適就會接踵而來。隨時留意身體小病痛，切勿因小失大！

食膳療癒力

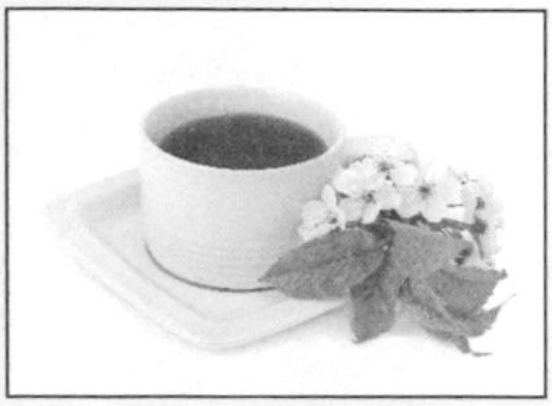

麻杏石甘湯

【食材】麻黃十八克、杏仁十克、炙甘草十克、生石膏四十五克、半夏十二克。

【做法】將所有材料一同放入鍋中，加入適量清水煎汁即可。

第六章

陸

扭傷、痠痛、燙傷、背疼，簡單跟著做……

困擾一應而解，好用妙招強過胡亂吞藥！

居家生活難免會不小心受點小痛小傷，當手邊沒有藥品可用時，亦可用些生活常見食材作為療傷的小秘方，如輕微燙傷可敷上濃糖漿、雞蛋膜、大蒜膜可當作天然 OK 繃。

有了老中醫的智慧妙法，讓您健康無礙過生活。

扭傷這邊來，仙人掌發功，讓患部輕鬆消腫

01

好發時間

天雨路滑，油水四灑之際

好發族群

低頭族、精神恍惚、匆忙趕路者

腳踝扭傷，一定要先冰敷。

穿著拖鞋在廚房裡忙進忙出的阿姨，不小心踩過地上的油，整個身體失去平衡，摔坐在地。

眾人將她扶進臥室，看著腫得像包子一樣的腳：「還好沒有傷及骨頭，只是急性踝關節扭傷。」旁邊的家人急忙說：「趕快拿條熱毛巾敷吧。」

STOP！外公擺了擺手，這時應該拿出冰水才對喔！

老中醫這樣做，快學超養生！

冰水泡腳是為了進行局部冷療，消除局部炎症，控制腫脹擴大，降低內部血腫的形成。

《本草綱目拾遺》關於仙人掌的描述：「味淡性寒，功能行氣活血，清熱解毒，消腫止痛。」仙人掌的莖、果實均含有鎮痛、抗炎成分，其中的谷固醇有抗炎功效，而三萜皂素則能鎮痛。並且，有研究結果表明，三萜皂素的鎮痛效果甚至能夠和西藥的鎮痛藥品相比。

從現代醫學的角度來講，踝扭傷類急性軟組織損傷會導致微血管破裂出血，增加微血管的通透性，進而引發腫脹；疼痛是因為創傷性血腫或炎性反應物刺激局部神經。

仙人掌具有消炎、止痛之功，剛好適用於急性軟組織損傷。

老祖宗的智慧

扭傷發生，熱敷？冷敷？
傻傻分不清！

很多人在扭傷（急性軟組織損傷）時，首先想到用熱毛巾敷一下，實際上，這個方法是錯誤的，因為熱療只會讓腫脹更嚴重，同時會增加炎症，因此一定要採取冷療法。通常在受傷二十四小時後，局部腫脹和炎症得到控制，才可以進行局部熱敷。

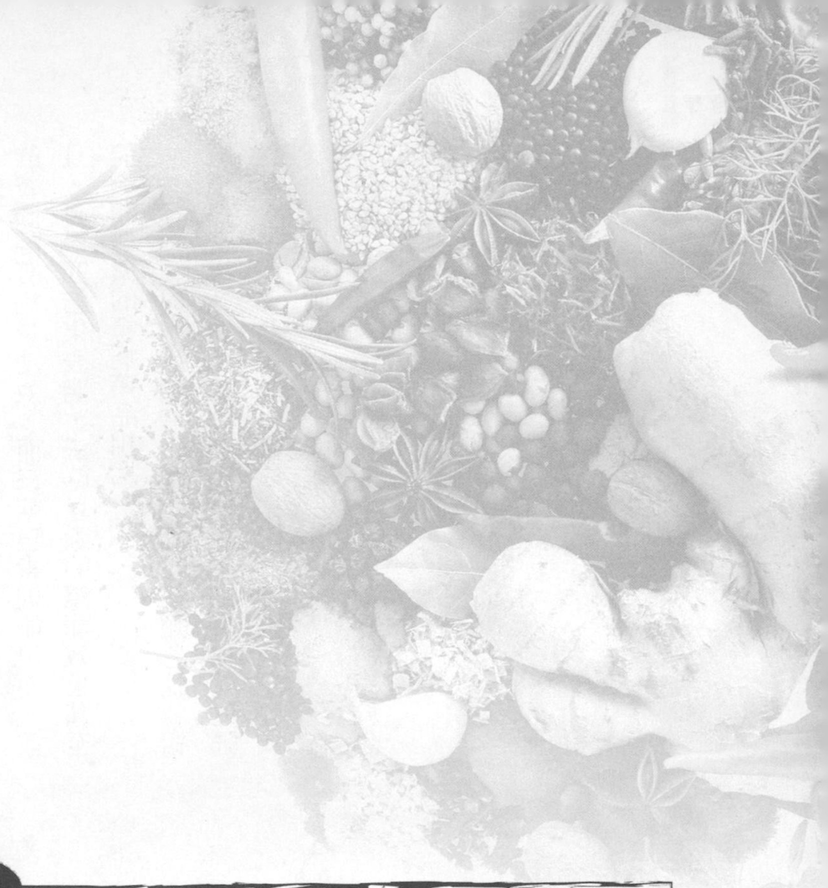

保健
養生功

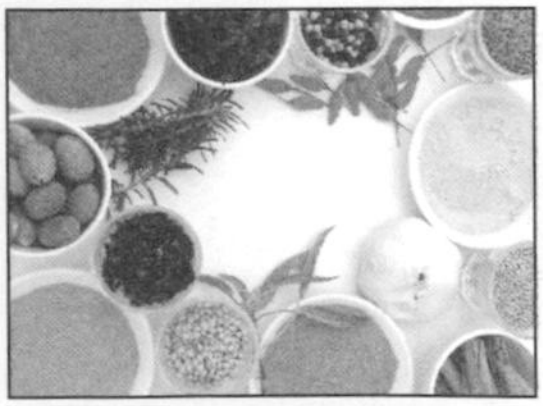

仙人掌

【材料】仙人掌。

【做法】取仙人掌適量，用小刀刮去仙人掌的外皮和刺，然後放到乾淨的容器中搗成泥狀，之後取一塊乾淨的紗布，將搗好的仙人掌均勻地鋪在上面，覆蓋在損傷處，包紮好，每天塗抹兩次即可。

趕快學起來，陳醋泡腳丫，怕痛的人一定要看

好發時間

走路姿勢不正時、骨骼退化期

好發族群

高跟鞋女郎、中老年人

按摩勤刺激，改善足跟痛。

陳爺爺的足跟痛了好幾個月，醫生告訴他得動手術，讓他嚇壞了，便趕來尋求老中醫。

西醫手術見效快，在足跟深處打上一針就可以了。但陳爺爺一聽，連連搖頭：「難道沒有其他方法了嗎？」

老中醫這樣做，快學超養生！

足跟痛主要是跟骨出現慢性損傷，進而導致周圍軟組織損傷所引發的。

臨床上多採用局部注射激素治療法，見效迅速，因為激素可以在炎症部位發揮作用，進而抑制炎症反應。但在感覺神經分佈密集的地方注射激素，會

產生劇痛，部分患者無法接受。

踩足跟，實際上就相當於在為足跟按摩，進而改善局部血液循環，將炎性物質帶走。此外，踩腳撞擊地面的同時，足跟深處軟組織結構也會跟著鬆動改變。

無論採用哪一種方法，都要持續一個月之久，雖然足跟痛只是個簡單的炎症，但病灶位於足跟深處，而非表皮下面，隔著那麼厚的皮肉，肯定要花上一定的時間治療。

最後，治療足跟痛的療方還有很多，比如用手按摩足跟、用拳頭捶打足跟，這些都與踩腳法的原理相似，但操作起來比較麻煩一點。

老祖宗的智慧

陳醋入菜有味，
沒想到泡腳也有治！

熱醋泡腳可以透過熱刺激，改善足跟處的血液循環，進而止痛、消炎；醋的主要成分為醋酸，能消除足跟深處的無菌性炎症。

保健
養生功

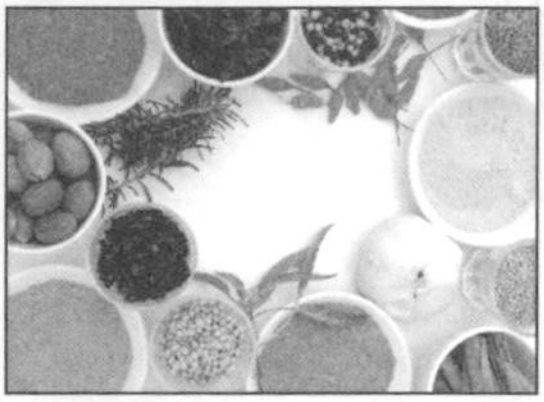

跺腳法

【部位】足跟。

【做法】患者坐在椅子上，蹺腳，腳背朝上，足跟著地，之後用足跟反覆跺擊地面，力度由輕到重，頻率逐漸加快，跺腳的力度以患者可以忍受的疼痛度為限，每天進行多次，持續跺腳一個月。

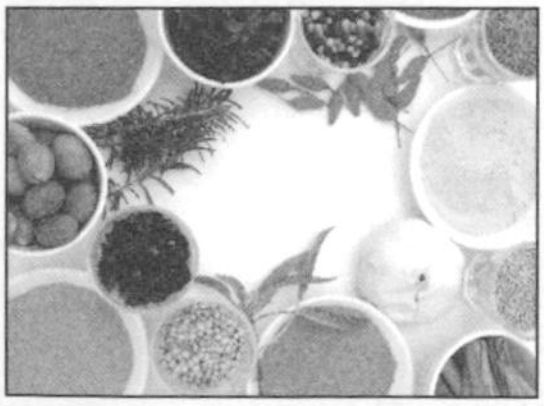

陳醋泡腳法

【材料】陳醋。

【做法】將陳醋放入鍋中加熱後，倒入洗腳盆中，泡腳半小時左右，每天泡兩次，持續泡一個月。

強力驅除寒氣，這一招，告別多年老寒腿

好發時間
陰雨變天時，大約秋冬之季
好發族群
中老年人、循環不良者

人老腿先老，養生首重養腿！

「這個冬天，竟然這麼難挨！」穿著厚重羽絨外套，仍然頻頻發抖、直打哆嗦。

只要一到寒冬，手腳就冰得要命，穿得比一般人還多了，還是感覺非常冷，恨不得隨身帶著電暖氣。

老中醫這樣做，快學超養生！

上了年紀之後，機體器官會日漸衰老，但骨關節的使用頻率仍然會很高，關節磨損嚴重，因此會最先出現老化，關節摩擦得越多，褶皺和不平整就會越多，進而出現疼痛。

有些老人家經常兩側或一側膝關節

隱隱作痛，活動後疼痛會加重，遇到陰天下雨、氣候變涼時，症狀會加重，有時為急性疼痛，此時關節僵硬、活動的時候有響聲，久坐後關節變得更加僵硬。

到了後期，膝關節腫大變形，不能正常活動，而且伴隨著持續性疼痛，該症會隨著年齡增長而加重。其實這與「人老腿先老」這句話是相符的，人一上了年紀，走路的速度就會變慢，下蹲困難，其實這些都是「腿老」的表現。

這時就可服用張仲景《傷寒論》的「當歸四逆湯」，作為溫經散寒之代表方劑。

當歸甘溫，養血和血；桂枝辛溫，溫經散寒，溫通血脈，為君藥；細辛溫經散寒，助桂枝溫通血脈；白芍養血和營，助當歸補益營血，共為臣藥；通草通經脈，以暢血行；紅棗、甘草，益氣健脾養血，共為佐藥。

重用紅棗，能夠合歸、芍補營血，還可防桂枝、細辛燥烈大過而傷陰血，甘草還可調和藥性，為使藥，將上述藥物調配，就能夠達到養血通脈的功效。

「正氣存內，邪不可干。」別忘了加強鍛煉的重要性，運動能夠促進人體血液循環，改善病變部位，緩解關節疼痛，經常散步、打太極、慢跑等，能夠增強人體正氣，提高自身身體健康。

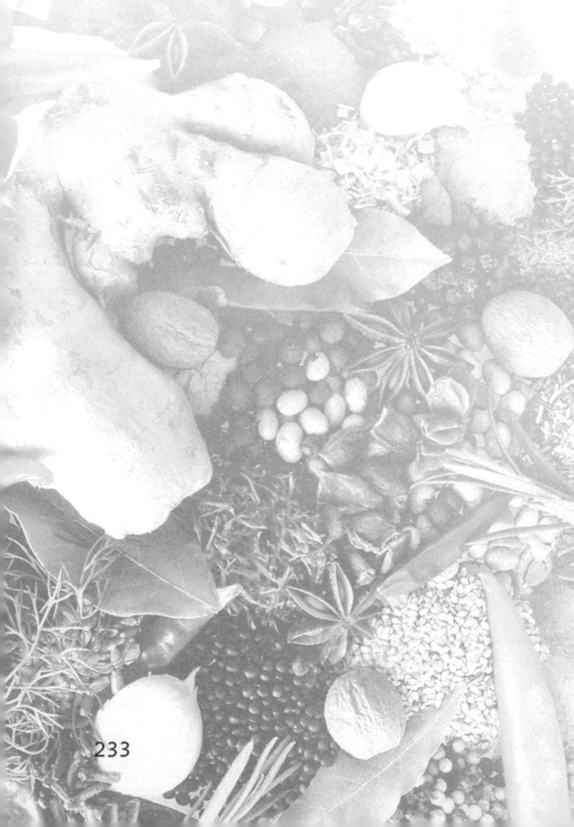

老祖宗的智慧

簡易草本食材熬湯，
輕易扭轉一身老骨頭？

當歸四逆湯不但能夠治療四肢冰冷、疼痛等症，還能治療腹痛、頭痛、腰痛、腿痛、腳痛，因為這些症狀皆由寒邪入侵、血液流通不暢所致，而溫經散寒的當歸四逆湯剛好能夠對症下藥。

食膳
療癒力

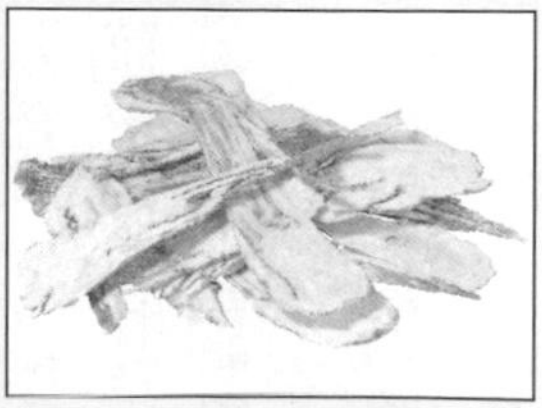

當歸四逆湯

【食材】當歸十克、桂枝十克、芍藥十克、細辛十克、通草六克、紅棗五枚、炙甘草六克。

【做法】將所有材料放入鍋中，加水八碗，煮至剩三碗後去渣，趁熱溫服一碗，每天服三次。

打擊尿酸、痛風、腎臟損傷，吃對這一味，對症有解

好發時間

聚餐狂飲、大魚大肉之後

好發族群

久坐辦公室、缺乏運動的上班族、身體機能退化的老年人

恪遵新生活運動：早睡早起、不菸不酒。

「不要碰，很痛啦！」一日，舅舅倒坐床邊，右腳腳面又紅又腫，他告訴外公，前兩天腳就有些痛，今早醒來，竟連走路都有困難了，尤其是大腳趾和腳後跟的疼痛更難以忍受。

三不五時陪客戶吃飯、喝酒的他，每天睡得晚，才四十多歲，體重已達九十公斤。除了腳痛外，還經常煩躁不安、口乾口渴、小便發黃、大便乾燥。

到附近醫院檢查，顯示尿酸達到了八點六七，超出正常水準，確診是痛風。

老中醫這樣做，快學超養生！

飲酒、飲食攝取過多營養、壓力大，都可能導致痛風，其中以飲食西化與飲酒為主要因素。

長期攝入大量高蛋白、高脂肪、高熱量食品，如海鮮、動物內臟、豆類等富含嘌呤的食物，雖然營養豐富，卻容易誘發高尿酸，再加上一杯杯啤酒，體內尿酸值不超標才怪！

高尿酸不容忽視，可能造成慢性腎臟損傷、腎功能下降、腎衰竭、心腦血管病等，所以高尿酸經常伴隨「三高」一同出現，相互影響。

除了飲食因素，勞累、壓力過大也容易導致高尿酸血症，尤其是久坐、少運動的人。

有一些鹼性食物，能夠降低尿酸含量：蔬菜、牛奶、水果、粗糧【編按】等，體內鹼的儲量豐富，有利於降低尿酸、中和尿酸。平時多喝些水，增加排尿量，也可以將體內多餘的尿酸排出體外。

【編按】粗糧相對於我們平時吃的白米、麵包等精緻澱粉，主要包括穀類中的玉米、小米、紫米、高粱、燕麥、蕎麥、麥麩以及各種豆類，如黃豆、青豆、赤豆、綠豆等。

老祖宗的智慧

痛痛病！
痛風痛起來要人命！

尿酸為人體內嘌呤核苷酸分解代謝後的產物，也就是人體的「垃圾」。

人體可以生成、容納、排泄一定份量的尿酸，一旦過多，或組織器官出了問題，無法經由腎臟及時排出體外，血液中的尿酸濃度就會超出正常值，即為「高尿酸症」、「尿酸偏高」，相關症狀反應在身體上，即是痛風。

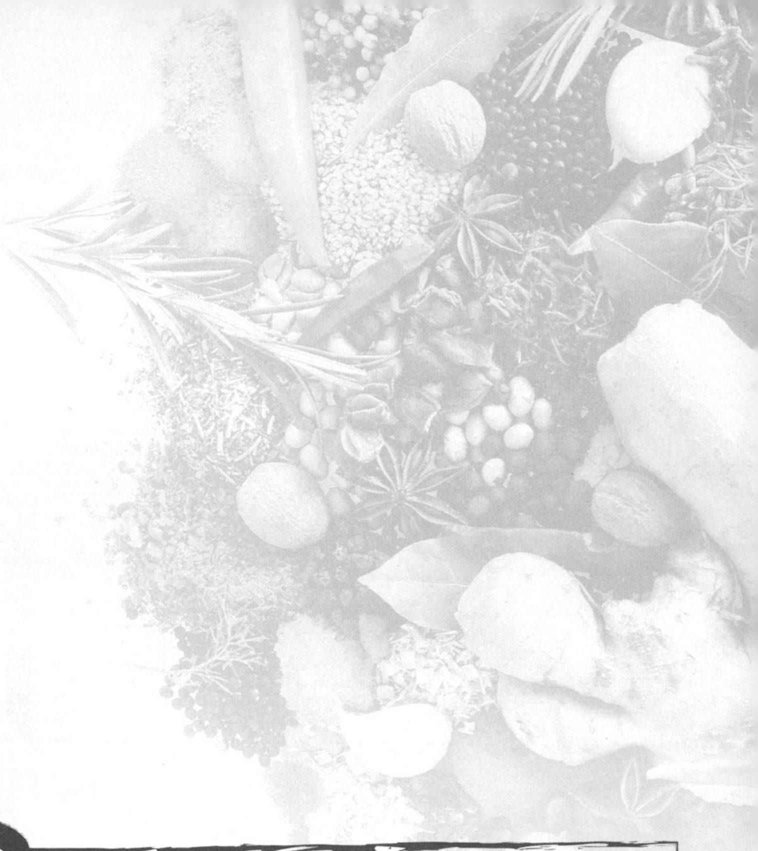

食膳
療癒力

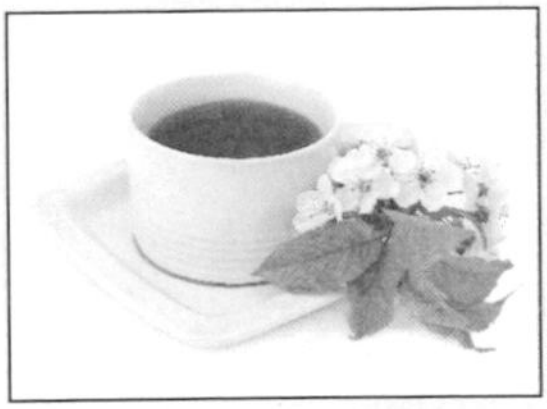

四妙湯加味

【食材】蒼朮十五克、黃檗十五克、薏苡仁三十克、川牛膝十五克、海桐皮十五克、忍冬藤十五克、萆薢二十克、虎杖二十克、毛慈菇十五克、豨薟草十五克、全蠍五克、木瓜二十克、蜈蚣一條。

【做法】將所有材料放入鍋中，用水煎服即可。

超神效！
一定要知道的燒燙傷處理法

好發時間
炒菜、端湯、送餐時刻
好發族群
煮夫煮婦們、餐飲服務生

臨事以靜，遇熱湯切勿輕舉妄動！

「燙—燙—燙—燙—燙，快走開！」為了貪時間，很多人都會把裝得滿滿的熱鍋，徒手或用一條濕布就端到飯桌，因此常常聽到一陣呼叫，最後竟轉為哀嚎聲！

老中醫這樣做，快學超養生！

燙傷五字訣：沖脫泡蓋送，浸泡冰水半小時後，再取出五十克左右的白糖放入乾淨容器中，倒進三十毫升左右的冰水，調和成濃糖漿，之後取出棉棒，將糖漿輕輕地塗抹在患處，用紗布固定好。

「這樣治燙傷會不會留疤啊？」實際上，會不會留疤和治療之間並無直接關係。

普通燙傷不會損害真皮細胞，損傷的是表皮細胞，只有在真皮細胞受損時，才容易留下疤痕。

透過冷療法的冰水刺激，能夠收縮傷口處的血管，降低該處的組織代謝，進而抑制炎症的發生，減輕浮腫。此外，降低皮膚溫度可以讓感覺器官變得麻木，進而達到迅速止痛的目的。

這種方法簡單有效，但只可以處理家庭中發生的小燙傷，但並不適合重度燙傷患者，若重度燙傷務必要及時到醫院就診。皮膚燙傷之後，第一時間應進行冷卻、散熱，而不是尋找藥膏，家中沒有冰水，可以用冷水代替，或直接用自來水沖洗，以帶走局部熱量，進而達到降溫目的。

最後需提醒燙傷患者，即便是小燙傷也不能不了了之、不做處理，否則很可能會由於燙傷之後受空氣、細菌等感染加重症狀，出現水皰、膿腫等，此時再治療可就不是用濃糖水那麼簡單了，及時處理才能避免感染、留疤。

老祖宗的智慧

太驚人！甜甜糖漿，也能治療燙傷？！

冷療之後敷濃糖漿，為的是促進傷口癒合，防止傷口感染。因為濃糖漿的濃度很高，細菌遇到濃糖漿後會迅速脫水死亡。此外，濃糖漿之中糖分含量高，可以促進組織修復、生長，為損傷組織提供充足的營養，以加速傷口癒合。

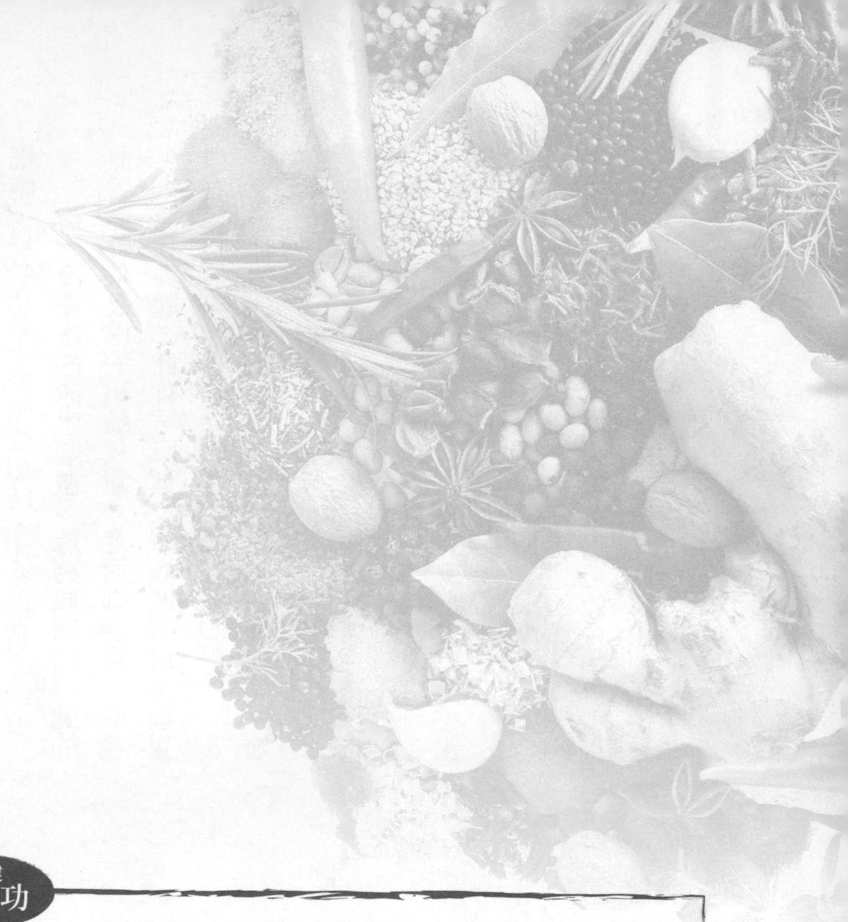

保健
養生功

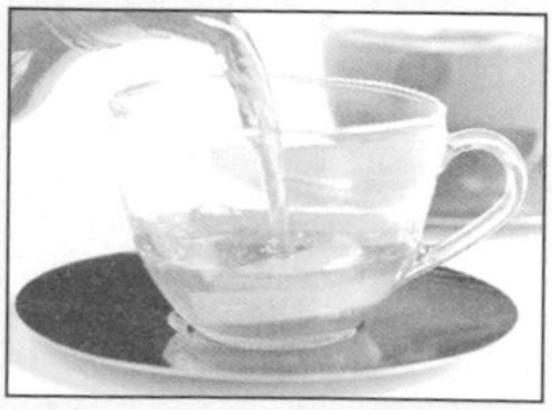

冰水濃糖漿

【材料】冰水、白糖。

【做法】先用冰水沖洗燙傷處，也可以直接將患處浸泡在冰水中半小時左右，直到疼痛感消失，再取冰水三十毫升、白糖五十克調配成濃糖漿，輕輕地塗抹在患處，保持濕潤一到兩個小時即可。

伸縮自如的……手指關節，靈活勝過如來佛

好發時間
徒手洗衣、做家事的當下
好發族群
手指長期碰冷水者

熱水薰蒸，保護關節軟骨！

常做家事的媽媽，一開始手指關節有些疼痛，幾天後關節就腫了起來，連拿刀切菜的力氣都沒有，吃了幾片消炎藥也沒效。

診斷後，並非類風濕性關節炎，而是經常洗衣做飯、刷鍋洗碗，手指長期與冷水接觸，使得關節液循環受阻，關節軟骨得不到充分的營養，而引發的退化、損傷、發炎。

老中醫這樣做，快學超養生！

因關節過度勞累、受冷刺激，所導致的循環受阻，平時要少碰冷水，儘量用溫熱的水做家務，同時注意放鬆關節，

也就是說多休息。

手指薰蒸法則可促進關節液流動與局部新陳代謝，進而保護關節軟組織，關節疼痛自然就消失了。

若能結合辣椒水、花椒水泡洗，療癒可加倍，但這些方法雖見效快，但需「養療」，像媽媽們每天都要用雙手做大量家務，採用手指交叉操和手指薰蒸法兩種方法，能夠從根本上解決關節疼痛的問題。

請注意，上述方法並非適用於所有的關節痛患者，如果患者在進行檢查後之後，發現自己所患的是類風濕性關節炎，就應在醫生的指導下選擇良方，以免耽誤病情。

老祖宗的智慧

天降一雙靈巧手，
平時也要勤練功！

關節軟骨上沒有血管，僅依靠關節液為軟骨提供營養，因此，平時可藉由關節活動保持有效循環，藉此提供營養物質，同時帶走軟骨代謝廢物。

這樣一來，軟骨代謝就會逐漸變好，手指關節也就受到了保護，自然能有一雙萬靈巧手囉！

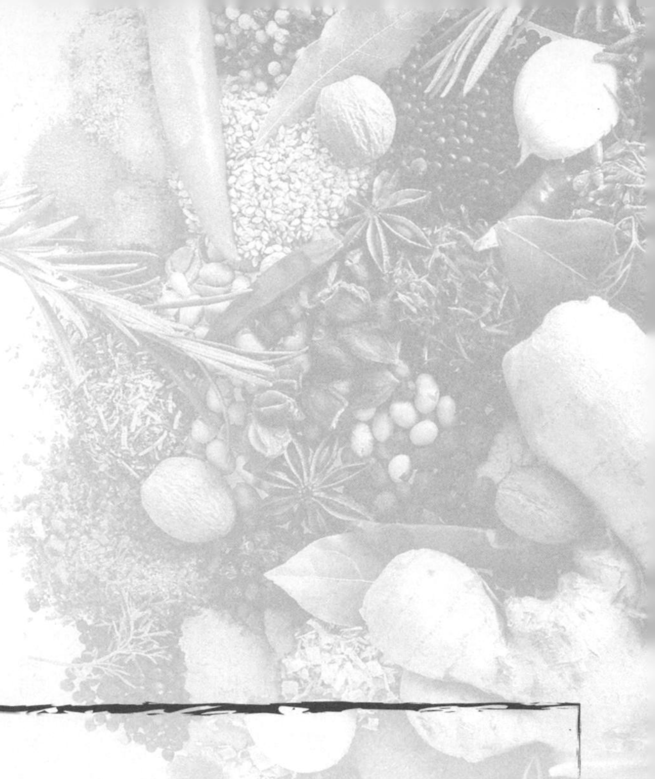

保健養生功

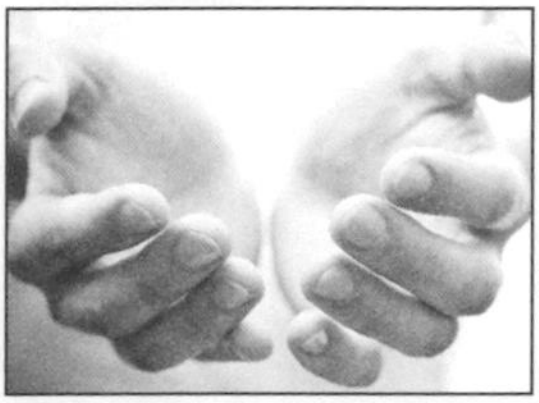

手指交叉操

【部位】雙手手指。

【做法】將雙手十指自然張開，之後交叉相對，插到對面手的指縫裡面，重覆做手指屈伸活動，每次做三十下以上，直到手指感覺發熱即可。

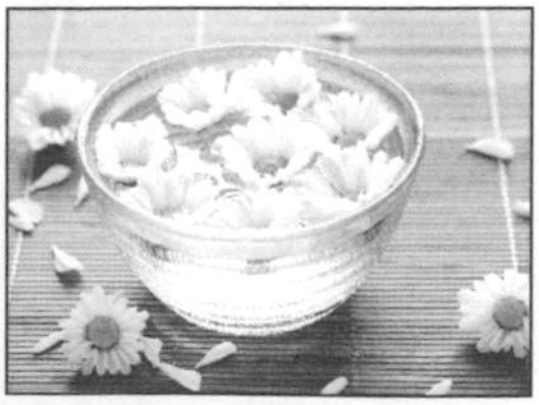

手指薰蒸法

【材料】一大杯熱開水。

【做法】倒滿一大杯熱開水，將雙手手指靠近杯口，這樣一來，水蒸氣就能夠充分薰蒸手指關節。

這樣做超驚奇，癱瘓病人也能站起來！？

好發時間
無特定
好發族群
中老年人、長期躺臥病者

酒能載舟，亦能覆舟。

鄰居老奶奶不知道為什麼突然下身癱瘓，無法下床行走，但思維依然清晰，食慾也很正常。

老中醫：「使用桑枝酒，能夠提高人體淋巴細胞的轉化率，增強自身免疫力。」

老中醫這樣做，快學超養生！

桑枝酒的神奇功效和其中的藥物性味，有著密切的關係。

該方劑中，除了酒外，用得最多的就是桑枝。桑枝藥微苦，性平，歸肝經，具有較強的抗炎活性，能夠提高人體淋巴細胞的轉化率，增強自身免疫力。桑枝還能夠去風濕、利關節、治水腫、治白斑、治皮疹、瘙癢、生津液、治消渴。

而方劑中的桑枝、五加皮、蒼朮、木瓜、川牛膝、絲瓜絡、木通、地龍可祛風、散寒、利濕、通絡；當歸可養血；菊花清腦明目；夜交藤可養血通絡；炮附子可溫陽補腎，通達十二經脈。

通過泡製的過程，既能夠飲酒，又能夠服藥，充分發揮出藥效。表面上此酒與普通藥酒無異，但實際上效果非常好。

老祖宗的智慧

驚人大發現，
聽聽桑枝酒的故事！

一九五九年，時任中國社會科學院院長的郭沫若，突感右側肢體活動不利，為日常生活、工作都帶來了不便，有人向他推薦了中國中醫研究院特約研究員、著名醫學家鄭卓人先生。郭院長一聽此人醫術高超，便欣然同意。

鄭先生來到郭家後，為郭院長進行了詳細的診斷，得知郭院長事務繁忙，沒有時間煎服中藥，就對郭院長說：「我在民間搜集了一個驗方，叫桑枝酒，經二十多年臨床驗證，發現此方醫治半身不遂的效果非常好，您要不要試試看？」郭院長聽完之後，請鄭先生開處方，鄭先生開了桑枝酒的製作方法、服用方式。郭院長按處方配製，連服三個月後，肢體就能活動自如了。

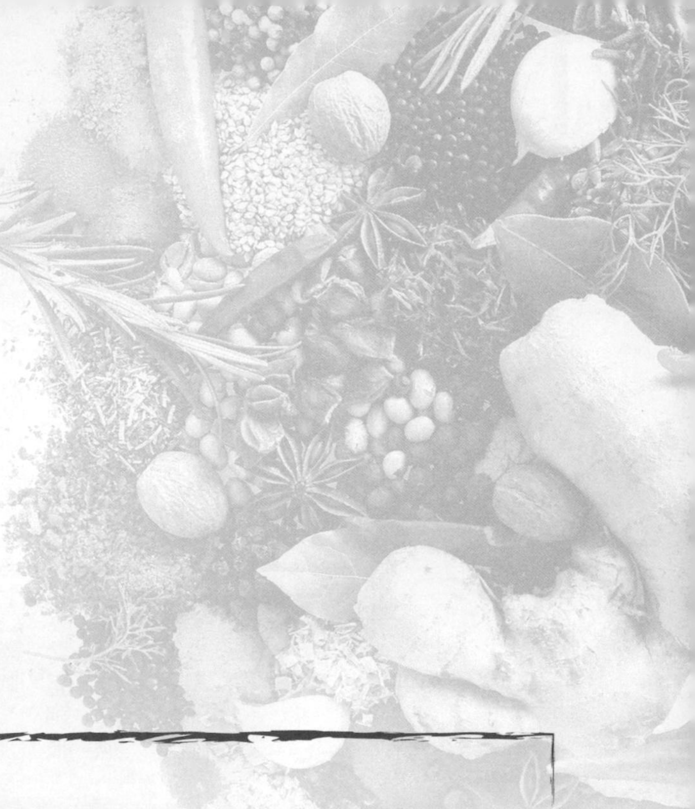

食膳療癒力

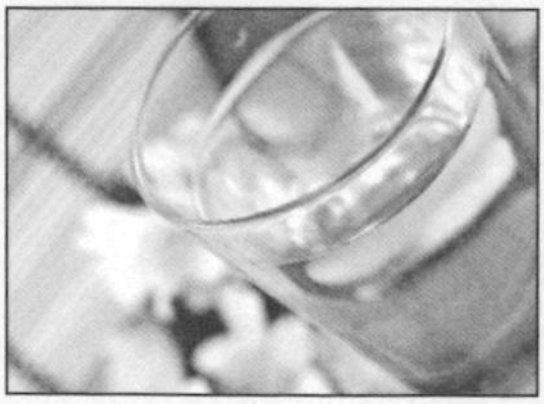

桑枝酒

【食材】炒桑枝一百克，當歸、菊花、五加皮各六十克，蒼朮、地龍、夜交藤各三十克，川牛膝二十五克、絲瓜絡十五克、木瓜十二克，木通、炮附片各十克、黃酒五千克。

【做法】將各種藥材放入五千克黃酒中，密封浸泡十天後，將藥渣取出、焙乾，研為細末，裝入膠囊，每粒零點三克，每次三粒，每日三次，配桑枝酒十五到二十毫升送服。

千萬人見證，通筋活血，讓你不再老是喊背疼！

好發時間
搬重物、扭腰擺臀之際

好發族群
老年人、苦力工、健身魔人

背就像山，總要能安穩可靠。

背部經常原因不明地疼痛，冬天還出現背部發涼症狀？

為了緩解背部疼痛，吃過很多止痛藥，止痛膏藥也用過，但效果都不好？

原來是肌肉缺少活力、背部經絡不通、氣血不暢，才出現背部疼痛的！

老中醫這樣做，快學超養生！

失笑散由蒲黃、五靈脂碾末而成，該方劑原本用於治療瘀血停滯導致的月經不調、小腹急痛、痛經、心腹疼痛等症。一〇七八年時，被收入宋太醫局編纂的《太平惠民和劑局方》。

五靈脂是值得一提的藥材，此藥屬

哺乳綱、鼯鼠科動物的複齒鼯鼠，俗稱「寒號鳥」的糞便。鼯鼠又叫「寒號鳥」，是因為夏季時牠的羽毛豐盈，冬季時羽毛卻掉光了，晝夜鳴叫，因此得名「寒號鳥」。

背部疼痛是中老年常見病，尤其對於年紀大的人來說，這種疼痛不但會影響到正常的睡眠，甚至會影響到日常生活。此病多由氣血失調所致。

中醫上有一不變理論：「通則不痛，痛則不通。」也是此病的最佳解釋，失笑散可活血、止血，去瘀止痛，推陳致新。因此，老人服藥後，背部疼痛很快就消失了。

為何為此藥取名「失笑散」？據猜測，可能是患者在忍受難以名狀的疼痛時愁眉不展，服藥過後疼痛消失，病人由苦顏轉笑顏。

最後，失笑散雖藥性平和，但也要注意不可濫用，孕婦、血虛證無瘀血者禁用。血虛證患者使用失笑散的用量過大，或時間過久，都有可能導致貧血等問題。

老祖宗的智慧

什麼都吃，什麼都不奇怪，
鼯鼠糞便也能作藥？

鼯鼠糞便就是中藥五靈脂，李時珍這樣解釋：「其糞名五靈脂者，謂狀如凝脂而受五行之氣也。」

五靈脂性味甘溫，無毒，入肝經，可疏通血脈，散瘀止痛；蒲黃屬香蒲科植物，具有止血、化瘀、通淋之功效。將此二藥結合在一起，能夠散瘀止痛，為治療血瘀作痛之常用方劑。

食膳療癒力

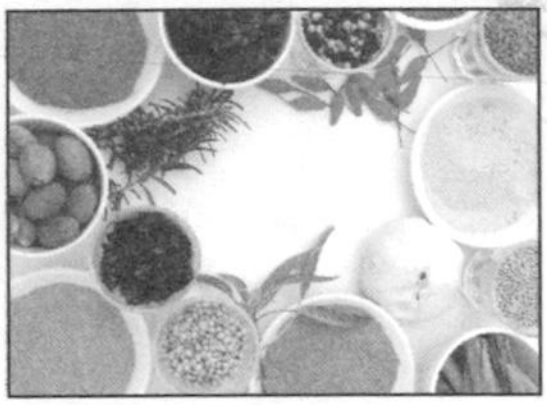

失笑散

【食材】蒲黃、五靈脂各十克。

【做法】取五靈脂和蒲黃各十克，磨成末狀，放入五十毫升濃醋中熬成膏狀，再加入三百毫升水，用小火慢慢熬至一百五十毫升，每天早晚服用。

保健養生功

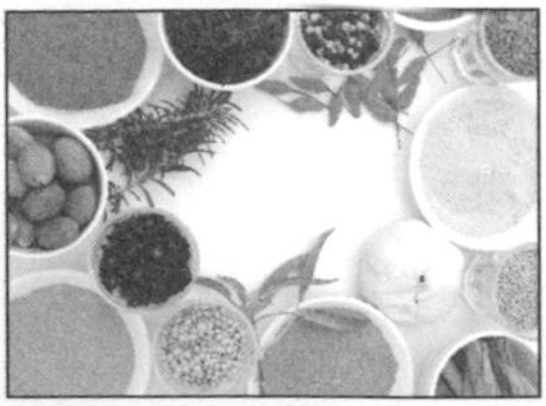

背部按摩

【穴位】夾脊穴。

【做法】用大拇指指端沿著脊柱兩側夾脊穴自上而下點揉，按摩次數根據患者感覺而定。

五官移位了怎麼辦？
這一招，看完都流淚了！

好發時間
深秋嚴冬、冷風狂吹之際
好發族群
體質虛弱者、老年人

09

五官不正，起於缺血麻痺。

正值炎熱的夏季，晚上就開著窗戶睡覺，第二天早上醒來，卻發現五官扭曲了，半邊臉都沒了知覺。

「沒事，過幾天就好了，不過是受了點小風寒。」錯錯錯！這可不是什麼小事，治療不及時或治得不徹底，很容易留下後遺症，或是終生面癱。

老中醫這樣做，快學超養生！

口歪眼斜的發生並非偶然，冬至過後，很多人清晨起床，會突然發現自己的眼睛閉不上、面部變得鬆弛，口歪眼斜，甚至不自覺地流口水，眉毛抬起來非常困難，眼淚也無法控制地流出，感到疼痛難忍。

牽正散由白附子、白僵蠶、全蠍組成。方劑之中的白附子具有散頭面之風的功效；僵蠶具有化風痰、祛絡中之風的功效；全蠍具有熄風鎮痙、長於止掣的功效，將此三味藥配伍，散風的功效會更好。

如果患者會飲酒，也可配合熱酒調服，有行氣經絡之功，就可以迅速治癒口歪眼斜了。這三味藥都是活血化瘀之品，和「治風先活血，血行風自滅」的理論相配合。

有些人看到自己口歪眼斜之後，便服用大量補氣養血藥物，結果臉部不但沒有恢復正常，反而變得更加扭曲，使得邪氣壅滯而不得散，出現了終生面癱的悲劇。

治療口歪眼斜的過程中，要明白正與邪的關係，因為只有這樣，才可對症下藥，從根本上治癒病邪。

普通的口歪眼斜具有自癒性，體質好的患者通常不經治療也可痊癒，但對於多數患者來講，還是應當要及時治，否則很可能留下後遺症，疾病的治癒時間和程度因人而異

此外，也應該以預防為主，平日裡多鍛煉身體，規範自己的生活和飲食習慣，以強健體魄，外邪入侵時就可以透過自身抵抗力，將其抵禦在外了。

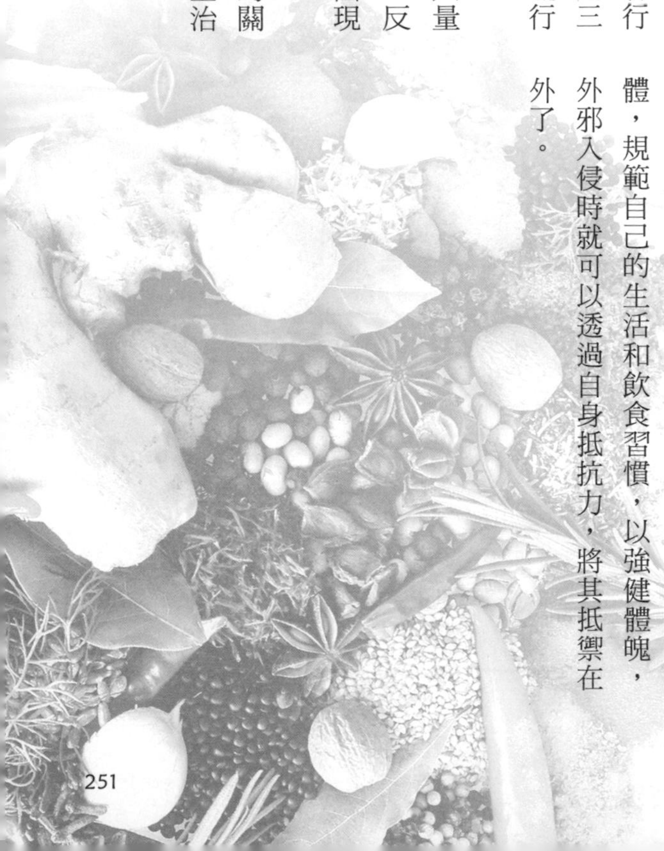

老祖宗的智慧

**我的臉部五官，
為什麼會突然失控？**

口歪眼斜主要是由於寒風吹在臉部，造成面部經絡氣血瘀滯，神經由於缺血變得麻痹，而神經又支配著面部表情肌肉功能，肌肉功能出現障礙，口歪眼斜也就出現了。

從中醫的角度來講，口歪眼斜主要是由過勞、緊張、抑鬱等因素，引發人體正氣不足、脈絡空虛、衛外不固，寒邪便趁機侵入，導致面部氣血痹阻、脈絡失養，肌肉變得鬆弛，受對側的牽拉，變得歪斜。

食膳
療癒力

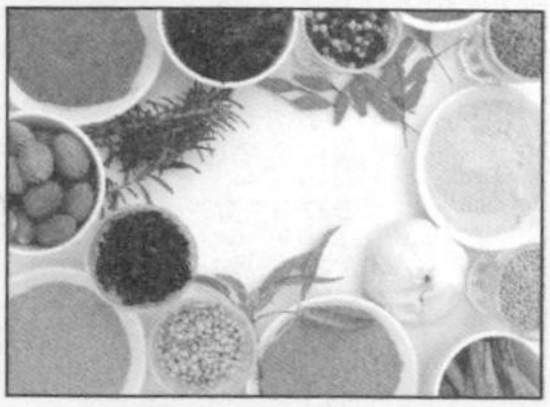

牽正散

【食材】白附子、白僵蠶、全蠍。

【做法】白附子、白僵蠶、全蠍各等分，研成細末，每次取三到五克煎汁後服用即可。

老是腰膝疼痛，這樣吃，輕鬆蹓落爬起來！

好發時間
季節變換之交
好發族群
中老年人

常備湯膳，讓你不藥而癒！

張老師年近六十，這兩天腰很痛，臥床不起、臉色發暗，說貼藥膏也沒有效，眼睛也上火、乾痛。外公要她張開嘴，發現她的舌苔白膩，然後為她把了把脈，脈寸浮滑、關尺沉細。

外公問張老師胃口如何，張老師說胃口不是很好；又問她大小便怎麼樣，只說小便略黃熱，大便沒有異常。

老中醫這樣做，快學超養生！

獨活寄生湯出自藥王孫思邈的《千金要方》，為治療風濕腰背疼痛的名方。

孫思邈在方劑後面標注功效：「夫腰背痛者，皆由腎氣虛弱，臥冷濕地當風得之。不時速治，喜流入腳膝為偏枯、冷痹、緩弱疼重，或腰痛、攣腳重痺，宜急服此方。」這段話的意思是，導致腰背疼痛的原因主要有兩個，一個是腎氣虛弱，另一個是風寒濕冷。

孫思邈針對這兩個症狀，研製出了獨活寄生湯，該方劑之中的桑寄生、杜仲、牛膝可補養肝腎；四物、四君（無白術）可益氣養血；羌活、獨活、秦艽、細辛、防風、桂枝可祛風散寒勝濕。攻補並用，虛就能受補，邪氣即可被祛除，補過之後不會留下邪氣，亦不會傷及正氣，不像單純使用祛風濕藥物那樣損傷氣血。

有些患者自行購買該藥，卻覺得沒什麼效果，其實是獨活的用量太少了。獨活可助表，偏走足少陰腎經，治下焦風濕，在方劑之中有非常重要的作用。

但此方也有一定的副作用——對胃腸的刺激性較強，所以最好飯後一兩個小時再服藥。

老祖宗的智慧

腳骨不流利、腰痠背疼，起因為何？

一是腎氣虛弱，一是風寒濕冷。

風寒濕冷的衍生症狀為：肝腎不足，氣血虧虛，表現有腰腿疼痛、膝關節、肘關節、小關節、手腳疼痛麻木，發冷、怕冷，且越冷越痛，遇暖時疼痛會緩解。

服用此方，除改善腰痠背疼，還能治療肝腎虛弱不足，表現症狀為腰膝酸軟、夜尿多；也治氣血不足，表現症狀為體倦無力、身體瘦弱、脈象細弱、舌淡苔白、心悸氣短。

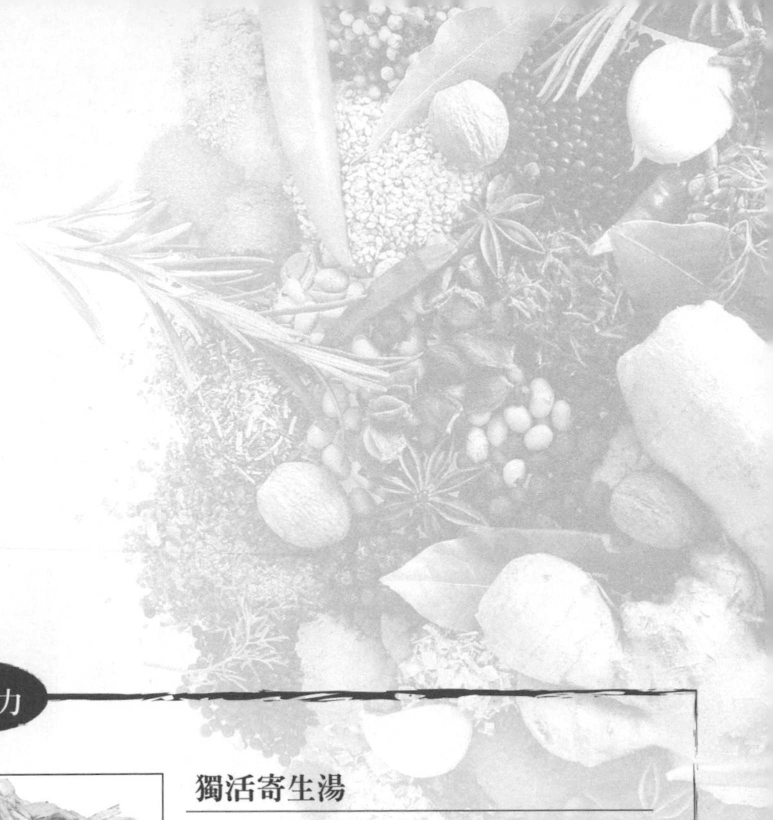

食膳
療癒力

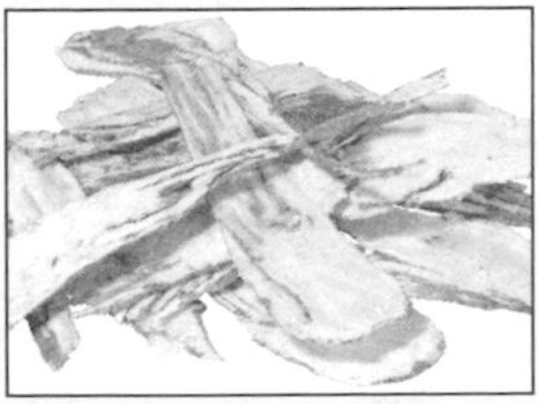

獨活寄生湯

【食材】獨活四十五克、桑寄生三十克、杜仲三十克、川斷十五克、牛膝十五克、桂枝十五克、秦艽十二克、細辛十克、防風十克、黨蔘十五克、茯苓十五克、白朮十二克、炙甘草十克、當歸十克、川芎十克、赤芍十五克、生地十五克、石斛十五克、密蒙花十二克、夏枯草十五克。

【做法】將所有藥材放入鍋中，用水煎服即可。

丟掉拐杖，原來只需要這樣做

好發時間
秋冬兩季

好發族群
中老年人、運動過度致生傷害者

練功練功，外練筋骨皮，內練一口氣！

年約六十歲的李姊，前幾天拄著拐杖來診所，走路時看起來很吃力。

原來是最近突然行走困難，只得依靠拐杖，到處看醫生也沒用，中西藥都吃了不少，腿部肌肉仍然繃得很緊。後來聽人說透過按摩能夠治療腿疾，但按摩的費用很高，去了幾次，就不肯再去了。

老中醫這樣做，快學超養生！

很多老人到了冬季都會出現腿腳抽搐，主要為腓腸肌抽搐，也就是小腿抽筋所導致的，血管在降溫過程中大幅度收縮，造成肌肉疲勞引發小腿抽筋。芍藥甘草湯加味具有鬆弛、舒緩之功，針對酸痛緊繃、情緒緊張、脈弦等中醫上所說的肝鬱氣滯，都能夠透過服用此方劑緩解。

芍藥甘草湯出自張仲景的《傷寒論》。方劑之中的芍藥性酸，酸入肝，肝處在將軍之位，主謀慮，益陰和營；甘草性甘，歸十二經，具有解毒、祛痰、止痛、解痙、抗癌等功效。從中醫角度來說，甘草具有補脾益氣、滋咳潤肺、緩急解毒、調和諸藥的功效。

把入十二經的甘草和入筋骨的芍藥聯合使用，酸甘化陰，陰復則筋得養，腳攣自解。芍藥和甘草裡面均有鎮靜、鎮痛、解熱、抗炎、鬆弛平滑肌的成分。所以，此方具有柔肝舒筋、緩急止痛、斂津液、養陰血之功。

《朱氏集驗方》將芍藥甘草湯稱作「去杖湯」，原因是服用此方之後，腿部疼痛便可減輕，能夠丟掉拐杖。

芍藥甘草湯裡面添加伸筋草和木瓜，能夠在一定的程度上舒筋活絡、緩急止痛，有效治療腓腸肌痙攣；添加炮附子，可治腿腳受涼；添加蘇梗則能緩解情緒。

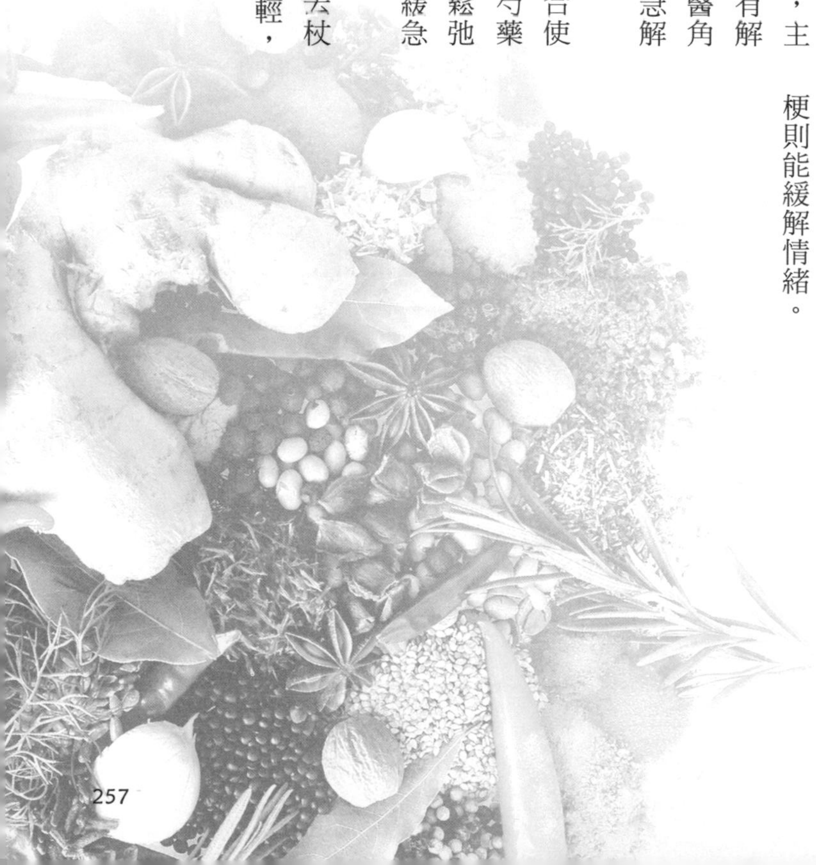

唉唷，小腿突然抽筋，
可以怎麼做？

筋骨和養生、健康，有著密切關係。中國古老諺語：「外練筋骨皮，內練一口氣。」武藝高強之人斷了手筋腳筋就成了廢人，由此可見，筋骨對於一個人來説是非常重要的。

小腿抽筋的時候，腳掌要儘量向上翹，可以改善不適。也可以用雙手拍擊、捏揉小腿肌肉，或按壓小腿附近穴位，如足三里穴、陽陵泉穴，皆可降低腿部退化、治療小腿抽筋。

食膳
療癒力

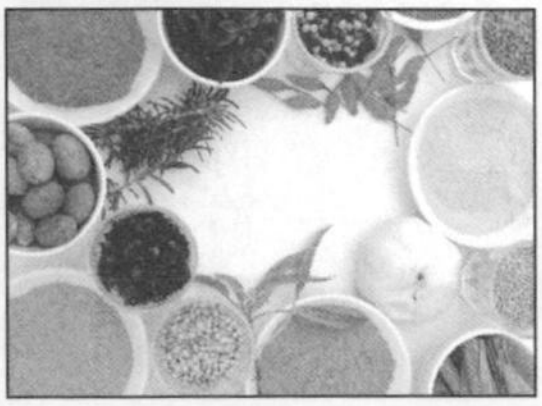

芍藥甘草湯加味

【食材】白芍二十克、甘草二十克、伸筋草十克、木瓜十克、炮附子十克、蘇梗六克。

【做法】將所有材料用水煎服或代茶飲均可。

一天五分鐘，大餅臉掰掰，強力瘋傳的瘦臉健康操！

好發時間

減肥、生產後的恢復期

好發族群

孕婦、虛胖者

捏捏，拍拍，輕鬆瘦臉頰！

施行減肥計畫，總算瘦了下來，卻面臨「大臉」危機？用了許多瘦臉保養品也無效，想去整形或打瘦臉針，風險大、費用高，萬一出了差錯不就毀容了。

只要兩招簡單的瘦臉方法，包準有臉見人！

老中醫這樣做，快學超養生！

曾經有人問，揉捏、拍打會不會損傷臉部、影響面容？這樣不是更腫脹嗎？

當然不會！只要捏肉和拍擊的過程力度適宜，臉部青紫或腫脹的時間便不會太長，容顏不但不會受損，還會很快瘦下來。

很多女性生完孩子之後，都會面部臃腫，或是減重後臉部更顯得大，不想透過手術進行「消腫」，只要持續對臉部進行揉捏、拍擊，腫脹自然消失。

需注意的是，拍臉或捏臉的力度不能過大，否則，真的會損傷容貌。

人體的修復機制是有限度的，超過了那個限度，修復機制可能會花費很長的時間去修復面部損傷，這樣一來，可能就會幾天都不能出門見人了。

老祖宗的智慧

為什麼透過拍擊、捏肉，就可以去除面部脂肪呢？

透過拍擊或捏打，臉部皮下細胞會受損，之後人體的自我修復機制就會被啟動，整個過程需要有能量作用才能進行，這時與受損細胞鄰近的脂肪就會被燃燒，進而達到瘦臉的目的。

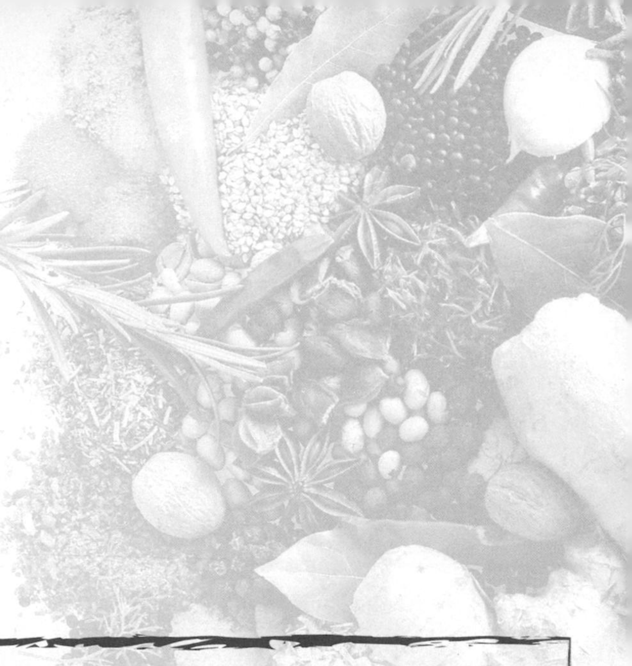

保健
養生功

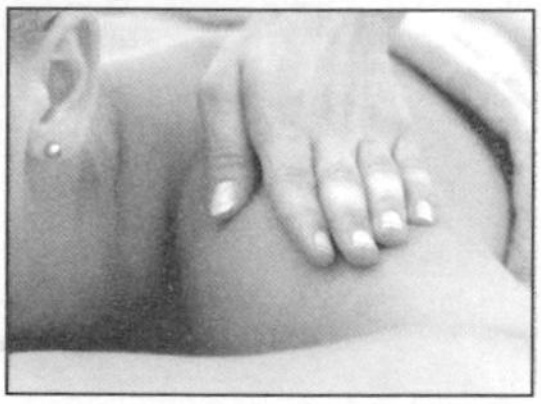

捏肉法

【部位】臉部肉多處。

【做法】選擇臉部肉多處，之後用拇指和食指揉捏，反覆拉起、放下臉部贅肉，每次拉五十下，每天做一到兩次即可。

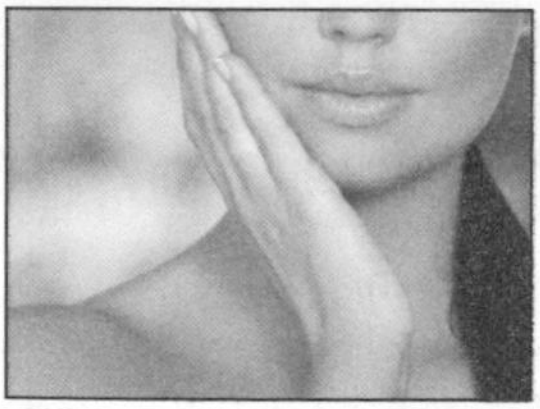

輕拍法

【穴位】臉部肉多處。

【做法】選擇臉上肉多的地方拍擊，每次拍五十下，需注意拍擊力度應適宜，以出現輕微疼痛感為佳。每天拍一到兩次，拍到面色發紅即可。

簡易食材變身 OK 繃，受傷也不用慌！

好發時間
精神恍惚時刻
好發族群
匆忙族、一心二用者

食物 OK 繃，即時照料每個破皮。

廚房煮飯時經常會出一些「小意外」，不是燙傷就是切到手，又或者不小心撞到櫃子。

有時出現這些小傷口的時候，家中剛好沒有 OK 繃，只好先忍著痛。久而久之，手上、手臂上就因為傷口處理不當，出現了一道道白疤。

老中醫這樣做，快學超養生！

魚肝油，普通人可能只認為它是一種營養品，但實際上，它還是一層天然的保護膜。

將它覆蓋在傷口之上，就可以達到類似 OK 繃那樣的保護作用，並且，魚肝油富含維生素，可以為傷口局部細胞提供營養物質，進而促進組織的修復、生長，而這一功效是OK繃所不具備的。

大蒜膜的作用和雞蛋膜相似，用靠近大蒜一面去貼傷口，是因為這一面大蒜素的含量較高，具有殺菌消毒之功，可以防止傷口感染。

這三種方法雖然簡單，卻非常實用，在我們身邊沒有OK繃的情況下，受到創傷時，可以允分利用身邊的食材為自己「療傷」。

甚至有些時候，OK繃的功效還比不上這些「療方」，因為多數OK繃的透氣性並不怎麼好，在炎熱的夏季，傷口很可能因此潰爛，可就不是一兩天能好的了！

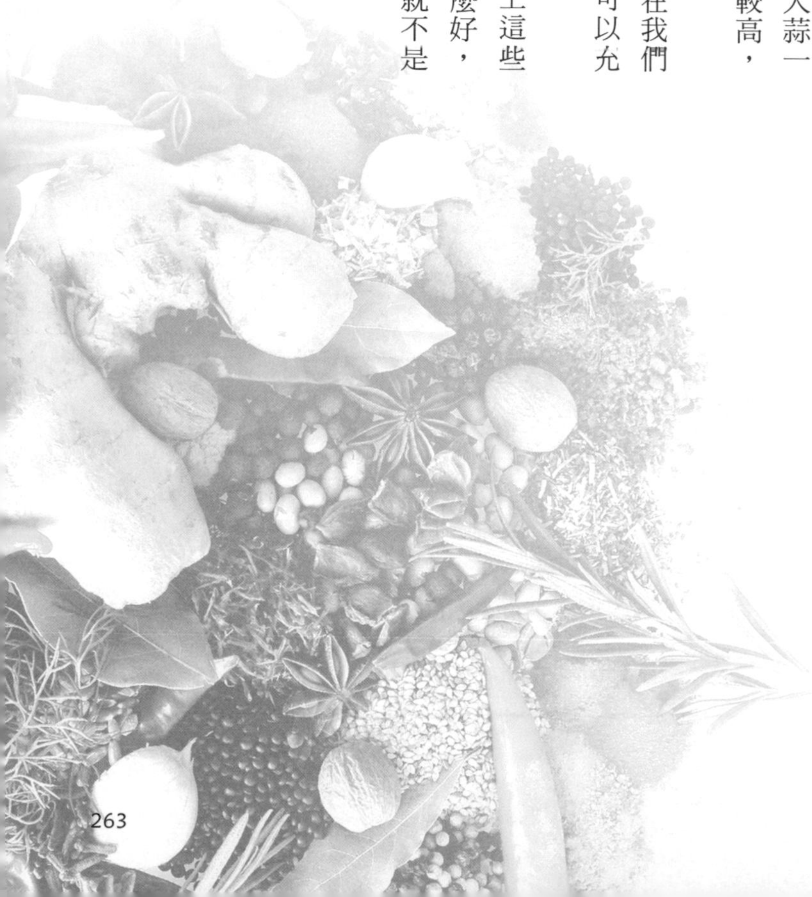

老祖宗的智慧

雞蛋妙用多！不只好吃，更可當作救急 OK 繃！

雞蛋膜實際上就是個生物半透膜，將沾有蛋清的一面貼在傷口處，有類似於OK繃的保護作用，此外，剛取下來的雞蛋膜上沾有蛋清，蛋清富含溶菌酶，具有殺菌之功，同樣，雞蛋清裡面的營養物質也是可以促進組織生長、癒合的。

保健養生功

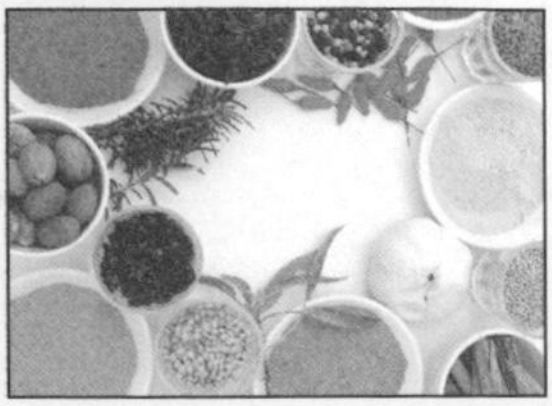

魚肝油

【材料】魚肝油丸。

【做法】清潔傷口後將魚肝油丸剪破，倒出裡面的油液，將油液全部覆蓋在傷口上。

第七章

柒

男人不敢啟齒的小毛病，

這樣跟著做，包準「性」福逆轉勝

當男人有時很辛苦，家庭、事業樣樣要顧，不能有絲毫閃失，沉重的壓力不只讓大頭煩躁憂心，也讓小頭灰心喪氣。

除了性功能障礙成了不可言說的秘密，前列腺毛病也經常困擾男性朋友，上個廁所滴滴答答漏不停……其實這些問題都有法可治，不用找醫師吞藥物，就能輕鬆昂首挺立，揮舞大旗。

來吧！別害羞，接下來一起逆轉人生，迎接幸福。

得救了！超神奇藥酒，不只治療心絞痛，還能補腎壯陽

好發時間

心有餘、力不足當刻

好發族群

罹患心血管疾病者、中老年男性

丹蔘紅花酒，有治血管性陽痿。

前陣子患有心絞痛的林伯伯，發現丹蔘紅花酒不僅可以預防心絞痛，竟然還有壯陽的作用。

他說自己很早就已經陽痿了，但覺得自己年紀大了，所以沒重視，沒想到現在竟然不用吃其他的壯陽藥物就改善了。

老中醫這樣做，快學超養生！

即使沒有專業的醫學知識，大家也都知道，陰莖勃起主要是依靠血液流進陰莖的海綿體裡，海綿體充血之後脹大所致。

根據現代醫學證明，約有一半男

性的陽痿是因為陰莖血管病變引起，由於血管狹窄，導致血液不能快速流入陰莖之中。

陽痿其實也是心血管疾病、腦血管疾病的一個預警信號，因為陽痿患者陰莖的微小血管已經出現了病變，以致血液不能迅速流動。

再繼續發展下去，就輪到心臟、大腦這些重要器官出現病變，血管狹窄不通，最終還會出現中風、冠心病等心腦血管疾病。

其實，可能很多人已經知道，治療陽痿的威而鋼，一開始就是用來治療心腦血管疾病的。

威而鋼起初是作為治療冠心病，研究者原先是期望該藥物能有效地擴張心臟的動脈血管，以治療冠心病。用在動物身上有效後，開始進行人體試驗，為一些老年冠心病患者免費贈藥，並觀察療效。

長達三年的試驗期中，藥物並沒有對冠心病發揮作用，但讓人意想不到的是，竟讓原本患有陽痿的老年人重振雄風，於是研究者開始沿著這個方向，才有今日的威而鋼。

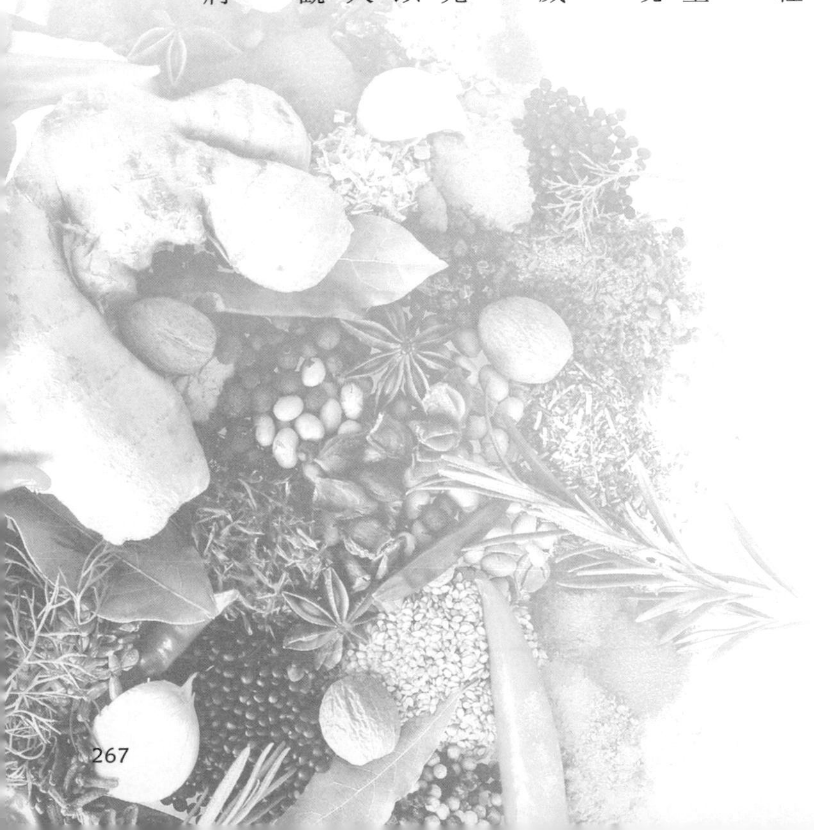

老祖宗的智慧

血管堵塞，
也會影響性功能？

血管狹窄，中醫稱之為血瘀，而丹蔘紅花酒的作用就是活血化瘀。它不僅對冠心病有預防作用，而且也能有效地幫助心臟血管活血化瘀，久而久之，對陰莖部位的血管也發揮了功效。有醫生曾經利用丹蔘紅花注射液治療高血壓患者，有趣的是，當時有五位患者主動說，陽痿的症狀也都大致消失了。

食膳
療癒力

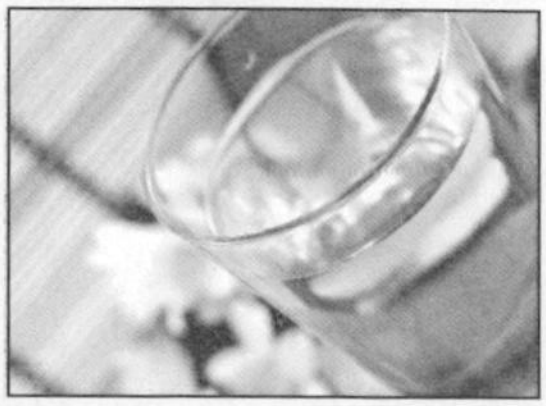

丹蔘紅花酒

【食材】丹蔘六十克、紅花十五克、白酒五百克。

【做法】將丹蔘、紅花放在白酒中浸泡，每日飲用一到兩杯即可。

別再倒頭裝睡！學會這兩招，頭好壯壯硬梆梆

好發時間

月圓時分

好發族群

力不從心的男性、壓力大者

壓力，是萬病之源！

擔任業務的小趙，今年才四十，最近行房總感覺力不從心，時而早洩時而陽痿。為此，花錢買了不少中西藥，吃過藥以後有所改善，但一停藥就不行了。

原來巨大的工作壓力，焦慮煩躁無以宣洩，長久下來竟造成了性功能障礙。

老中醫這樣做，快學超養生！

人在遭受巨大壓力的時候，性慾、恐懼、食慾、攻擊都是對人影響比較嚴重的恐慌來源，它們在大腦中都屬於同一個神經通路，也就是邊緣系統。

恐懼、食慾、攻擊這三種因素變化，會對性功能造成影響。

當一個人的生活極為安逸、舒適，他的恐懼、食慾、攻擊衝動都是非常弱的，從而較容易形成性衝動，並出現興奮感。因為工作以及生活壓力，造成其他方面的衝動比較強，從而壓制了性慾衝動。

人在緊張、恐懼、焦慮的狀態下，最先減弱的就是性功能，連男性荷爾蒙都跟著退散。

找到陽痿的原因，就可以對症下藥。

下述兩個方法的原理，就是透過刺激使性器官強行勃起，一方面改善性傳輸神經功能，使性中樞興奮，釋放被長期壓抑的性衝動；另一方面也是一種心理安慰，讓患者對自己的性功能充滿信心，消除自身的心理障礙。

臨床上有一種治療陽痿的機器，採真空負壓的方法，讓陰莖充血膨脹而達到治療作用，與毛巾熱敷方法非常相近。

老祖宗的智慧

熱毛巾搓滾，
超有效鍛煉法！

用熱毛巾對陰莖和睪丸進行熱敷，等陰莖勃起以後，再用毛巾捲住陰莖搓熱，力量逐漸增大，動作逐漸加快；出現快感時，可以放慢速度並減輕力道，即將射精以前，撤掉毛巾並蹲坐在馬桶上，屏氣縮肛，並做排尿動作，有尿儘量排出。

保健
養生功

開通八脈法

【做法】站直，全身放鬆，兩腳距離與肩同寬，用舌尖輕舔上顎，閉目片刻；睜開眼睛望肚臍下位置（即丹田），呼吸均勻，等全身的氣血逐漸平和後，閉目，將全身意念集中在會陰處（肛門與生殖器之間的區域）。接下來，採用呼氣與吸氣的方法進行鍛煉。

第一步：吸氣。將氣息導入會陰尾骨，然後以意念引導從督脈進入頭頂百會穴。

第二步：呼氣。氣從頭頂處進入會陰穴。

第三步：吸氣。氣從會陰流轉到肚臍處，然後分成左右兩支，連接帶脈進入背後兩腰眼，然後直接進入兩肩井穴。

第四步：呼氣。氣從兩肩處下入到陽腧脈，由手背到中指再到手心的勞宮穴。

第五步：吸氣。氣從勞宮穴緩緩而出，然後沿兩臂內側的陰腧脈，回兩乳向下。

第六步：呼氣。雙氣從兩乳而下，到帶脈到肚臍處匯合，最後到會陰穴。

第七步：吸氣。氣從會陰穴直接到心下，沖脈，但氣不過心。

第八步：呼氣。氣到會陰處，分為左右兩支沿著兩腿外側的陽蹺脈，然後從足背直達足心的湧泉穴。

第九步：吸氣。氣息從湧泉穴而出，從兩腿內側的陰蹺脈上，經過會陰處進入丹田。

第十步：呼氣。氣從丹田進入會陰穴。做完以上的呼吸動作以後，屏息凝神片刻，再繼續進行，每日重複幾次。

是男人就立刻必須做的事，讓你甩開前列腺炎

好發時間

緊急排尿時刻

好發族群

三十至五十歲以上的男性

青春小鳥，一去又回來！

四十多歲的小張，兩年前患了前列腺炎，時常感覺下腹隱隱作痛，還伴隨尿頻尿急的症狀。去過很多家醫院，打了消炎針，只有短暫效果，過幾天卻又復發了。

非常苦惱的是，這個病症不僅自己難受，還嚴重影響夫妻生活，老婆甚至懷疑他有外遇，讓他直呼太冤枉了。

老中醫這樣做，快學超養生！

山楂含有「槲皮素」【編按】，這種物質能夠發揮良好的消炎、抗水腫，促進尿道平滑肌鬆弛的作用，是治療慢性前列腺炎的最佳藥物。

慢性前列腺炎可以分為兩種，一種是細菌性的前列腺炎，還有一種是非細菌性的前列腺炎。細菌性的前列腺炎在我國較少出現，因此成為男人們痛處的多半是非細菌性的前列腺炎，這種病症可以用山楂來治療。

此外，山楂也有抑制積食、防止血塊堵塞的作用，可以有效防止老人出現消化不良的症狀。

此外，除了山楂，還有很多的物質含有槲皮素，例如銀杏葉、洋蔥和綠茶等。

之所以採用這種按摩肚子的方法，是因為這種方法對腹部的穴位有一定的刺激作用，因此能達到一定的治療效果，這種做法雖然麻煩了一些，但只要每天都堅持做，那麼不僅能夠治療前列腺炎，還會讓身心更加健康。

【編按】槲皮素具有祛痰、止咳作用，還可降低血壓、增強毛細血管抵抗力、減少毛細血管脆性、降血脂、擴張冠狀動脈、增加冠脈血流量，可用於治療慢性支氣管炎，對冠心病及高血壓患者也有輔助治療作用。

老祖宗的智慧

山楂不只對男人有效，更是女人良品！

山楂含有大量黃酮、牡荊素，有效抑制亞硝胺合成，防止身體出現變異細胞，或是組織細胞老化，更能打擊癌症。

山楂核煎水有很強的抗菌功能，可以預防女性子宮癌的發生。

食膳
療癒力

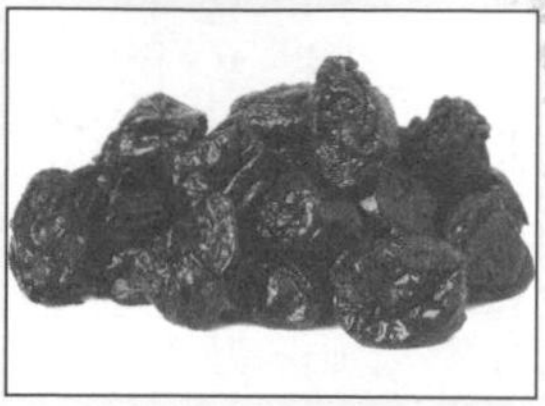

山楂水

【食材】山楂一百克、水。

【做法】每天取一百克山楂，用水泡開，當茶飲用。

保健
養生功

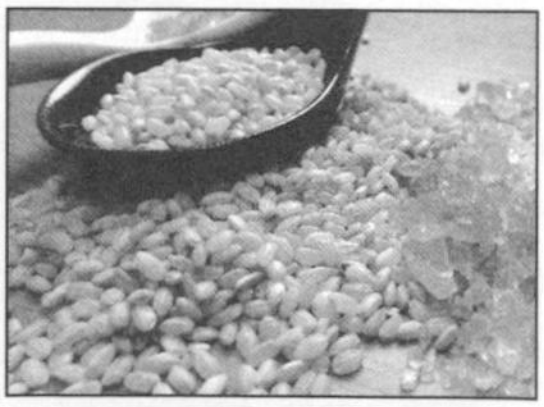

小腹按摩法

【部位】肚臍、雙手。

【做法】每天起床和睡覺之前，先將小便排出，然後平臥，並且將腿彎曲，讓小腹放鬆。將雙手搓熱，右手放在肚臍的下方，然後將左手放在右手上，按照順時針的方向緩慢地按摩。

起立！丟掉藍色小藥丸，這樣吃，立馬增強性能力

好發時間
浪漫時刻

好發族群
有氣無力的男性

「精」力旺盛，作一名無敵神射手！

結婚十多年的小陳，房事積極卻老是有氣無力，妻子的肚子遲遲沒有動靜，讓兩人非常著急。

每天互相責怪對方不孕，到醫院檢查後，才發現男方的精蟲數量過少，這下小陳更是垂頭喪氣。

老中醫這樣做，快學超養生！

研究發現，鋅對生殖器官的發育以及性功能的完善，有著非常重要的作用。

前列腺及精液中，鋅含量豐富才能讓精子更具活力。否則，一方面容易造成睾丸萎縮、精子生長異常以及性能力減弱；另一方面則會降低男性雄性激素

的含量。硒則能夠減少有害物質對精子的傷害，從而保證精子的活力。

生蠔中的鋅含量非常豐富，是所有食物當中最高的。一些比較普通的食物，像白米、白麵這些主食，鋅的含量是非常低，所以，如果平常只吃這些，體內就會缺少鋅元素；即使是雞蛋、豬肉等葷食，所含鋅含量與生蠔相比，差距也非常大。

除了鋅之外，生蠔還含有硒元素【編按】，鋅、硒這兩種元素都有治療少精症的作用。

【編按】硒，細胞內重要的抗氧化酵素，可保護細胞膜和基因。充足的硒可以提高免疫力，並降低癌症風險。

老祖宗的智慧

生蠔又叫牡蠣，
吃了保證嚇嚇叫？

吃生蠔可以增強人的免疫能力，這是因為其中含有豐富的鋅。人體一旦缺少鋅，免疫力就會降低，透過補鋅可以增強抵抗力，降低感冒感染的機率，達到強身健體的目的，體弱多病者補鋅也有相同效果。另外，研究指出，鋅有助增加精子活力，幫助強身健體、益腎壯陽。

食膳
療癒力

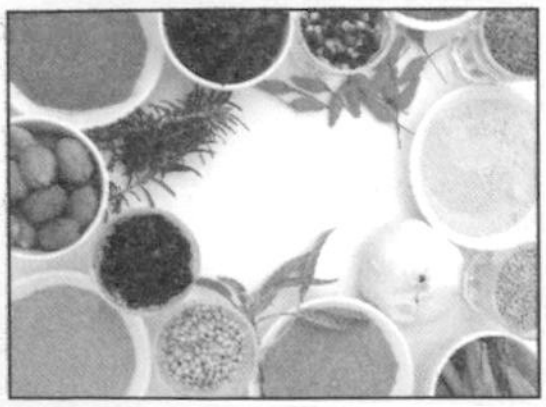

生蠔壯陽法

【食材】生蠔兩個。

【做法】將生蠔洗乾淨後，蒸、煎、炒都可以，每天吃，一個月為一個療程。

九成男人都需要，一杯酒就能壯陽補腎，看完後驚呆了！

好發時間
月圓花好時
好發族群
中老年男性

05

蛋黃哥退散，今天起不再軟趴趴！

三十出頭的小楊非常難為情，因為最近兩三年，總在那方面感覺力不從心，長期吃藥又害怕有什麼不良反應，一直求助改善方法。

外公對他說，這是陽痿！

老中醫這樣做，快學超養生！

隨著年齡的增長，有些人的性生活總是感覺力不從心，尤其中老年人因長期服用某種藥物，總是處於極度緊張、恐懼的狀態，閨房情趣自然多了障礙。

行房無力，現代醫學評斷為「陽痿」。

陽痿可分為功能性與器質性兩種，

功能性陽痿主要是由心理障礙造成的，器質性陽痿，則因微血管硬化而導致病變。

血管狹窄在中醫上被稱為血瘀，有些患者會服用威而鋼來擴張陰莖血管，讓血液流進去，從而使陰莖充血勃起。然而，葡萄酒含有多酚，可改善硬化，使陰莖血管血流順暢。

民間有「飲酒有活血化瘀、通血管的功效」的說法，有一定科學根據。葡萄的活血化瘀功效，長期服用，能夠疏通氣血，從而起到養生的療效。

值得注意的是，器質性陽痿還可能是另外一個原因：糖尿病。

長期高血糖還會引起神經受損，特別是對於陰莖部位的神經，一旦受損，大腦的性衝動信號不能順利地傳播到陰莖上，自然無法立刻勃起。

尤其中老年患者，不可忽視糖尿病性陽痿的可能。

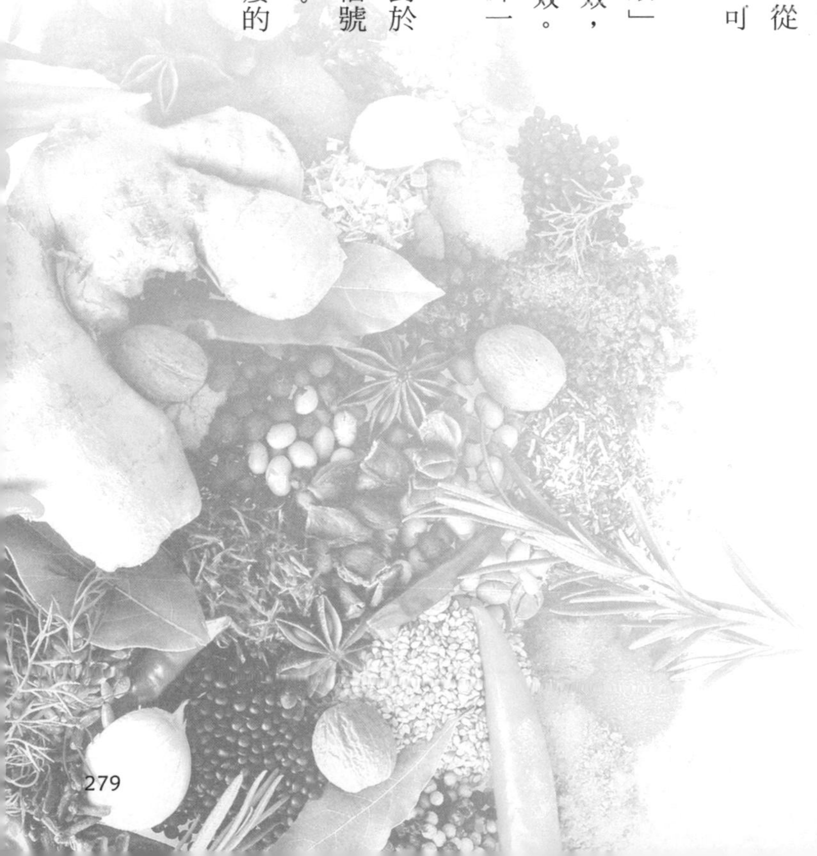

老祖宗的智慧

喝酒壯陽法？
喝什麼？怎麼喝？

白蘭地酒的原料是葡萄，製作時先將葡萄發酵，採蒸餾並萃取高濃度酒精，在橡木桶中貯藏多年，再取出飲用。《本草綱目》記載葡萄有「暖腰腎」的功效，對性功能下降這種腎虛疾病具有療效。

每天只需要喝一小杯，不能喝多，過量對身體反有不良影響。

食膳
療癒力

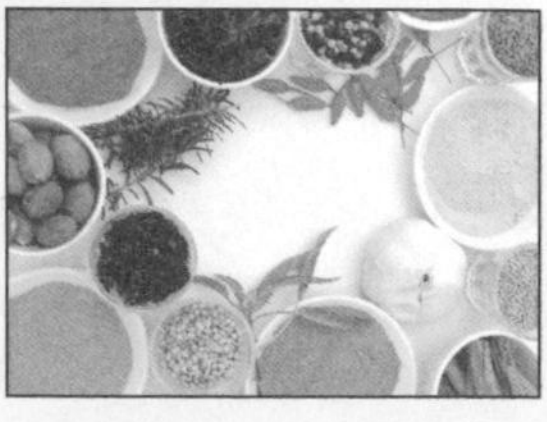

喝白蘭地

【食材】白蘭地。

【做法】每日喝一小杯白蘭地。

泌尿科醫師的私房秘技，遠離早洩，精關顧條條

好發時間
子彈上膛、戰備時刻

好發族群
需索過度的男性、壓力大者

器官保養，每日八分鐘！

「哦，怎麼這麼快就結束？」張先生說，以前房事時間可以持續半小時，最近因為工作比較忙，就感覺有些使不上力，每次不超過十分鐘，就草草完事！

「我是不是早洩了！」害怕的他，也顧不得妻子不滿的神情，忙事後轉頭就睡，更為此陷入苦惱。有了心理負擔之後，沒想到表現又更糟了。

老中醫這樣做，快學超養生！

究竟要多長的時間才不算是早洩，並沒有一個特定標準。

有人曾經提出兩分鐘就完成射精，才算是早洩。也有學者認為，按分鐘計

算並不合理，應該按照次數計算，認為凡是抽動次數不足十五次，就算早洩。不過，這種情況並沒有絕對的標準。

像我們這樣比較傳統的社會，男人非常忌諱「早洩」這個詞彙，會讓人心生自卑，認為自己不行，而且總是不斷地進行心理暗示，導致男人的表現更差。

因此，切莫自己嚇自己，伴侶也應該要多體諒，並適時鼓勵、引導，兩人世界才會溫馨又美滿喔！

老祖宗的智慧

重現狗公腰，
拒當快槍俠！

採用器官按揉法，冷熱交換刺激之下，可以克服器質性的敏感，醫學上稱之為降敏法，或者脫敏法。

透過反覆刺激，降低龜頭的敏感性與射精頻率，調節性愛時間。臨床上，只要患者持續訓練，就可以有效地延長性交的時間。

保健
養生功

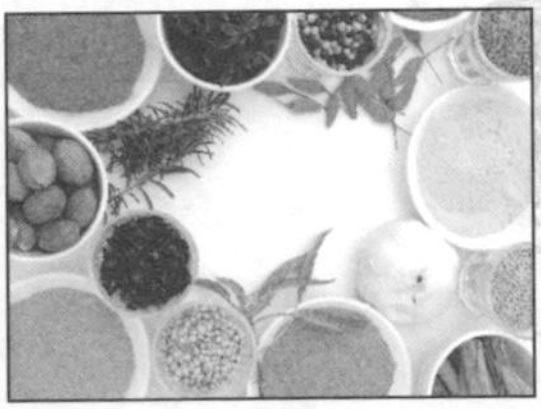

按摩法

【部位】龜頭、陰莖、陰囊。

【做法】一、龜頭摩擦：先將包皮上翻，露出整個龜頭，另外一隻手蘸水不斷淋在龜頭上，並且以掌心對龜頭進行反覆摩擦。

二、不斷搓動：用手握住陰莖前端（不必將包皮翻開），上下進行搓動，儘量讓龜頭與包皮摩擦，另外一隻手向龜頭上淋水。

三、對整條陰莖進行摩擦：兩手的手心相互對稱，夾住陰莖，從陰莖根部向龜頭推進，並且不時將水淋在上面。

四、對陰囊進行拉伸：一手將陰囊抓住，一鬆一緊反覆伸拉，並且用水澆在陰囊部位。

以上方法先搭配溫水進行，對陰莖、陰囊按摩五分鐘，然後再用涼水按摩三分鐘，每日一次，半個月為一個療程。如果在按摩過程中有射精的感覺，那應該暫停操作，用手指將龜頭緊扣，等待射精感覺消失，再繼續進行。

凍未條！拒絕滑精，每個男生都想知道的強精法

好發時間

夢醒時分、不知不覺之間

好發族群

房事過度的男性、飲酒過量、飲食口味重者

少時興奮畫地圖，老來怕遺精！

四十多歲的李先生，早已過了年少夢遺的年齡了，卻嚴重遺精，令他非常苦惱。

由於滑精次數頻繁，精液量少而清稀，造成陰莖勃起不堅，甚至根本無法勃起，出現精神疲憊、腰膝痠軟、耳鳴頭暈、身體無力等症狀。

老中醫這樣做，快學超養生！

遺精是指精液不因性交而自行泄出，有生理性與病理性的不同。

古人認為：「遺精不離腎病，但亦當責之於心君。」這說明了，遺精和心腎有很大的關係。時至清代，更對遺精

指出：「有夢為心病，無夢為腎病。」「夢之遺者，謂之夢遺；不夢而遺者，謂之滑精。」因此，遺精分為夢遺和滑精，後世醫家多沿用至今，但臨證辨治中很難截然分開，故統稱為遺精。

這個藥酒方中，仙茅入腎、肝二經，具有補腎助陽、益精血、強筋骨和行血消腫的作用，主要用於腎陽不足、陽痿遺精、虛癆內傷和筋骨疼痛等病症。

淫羊藿，味辛、甘，性溫，歸肝、腎經，補腎陽、強筋骨、祛風濕。臨床常用於治療腎虛陽痿、遺精早洩、腰膝痠軟、肢冷畏寒等症。

南五加皮，有補肝腎、強筋骨等功效。《本草再新》中說其能夠：「化痰除濕，養腎益精，去風消水，理腳氣腰痛……」從這些功效中，不難看出五加皮的補腎益精作用。

縱觀以上藥材功效，可看出本藥酒是補腎益精的良藥，合用後溫陽作用強，所以對於遺精有很好的防治作用，尤其是對腎虛遺精的非青春期患者。

不過本藥酒性溫燥，久服易傷陰，不宜長期服用，陰虛火旺者應當忌服。

老祖宗的智慧

成年男子也會滑精？

一般而言，青少年發育期的男生，容易有畫地圖的情況；成年男子滑精，有可能因為壓力過大的心理因素，或是長期飲食不忌、酗酒造成器質性損傷，導致腎虛、心腎不交、濕熱下注所致。

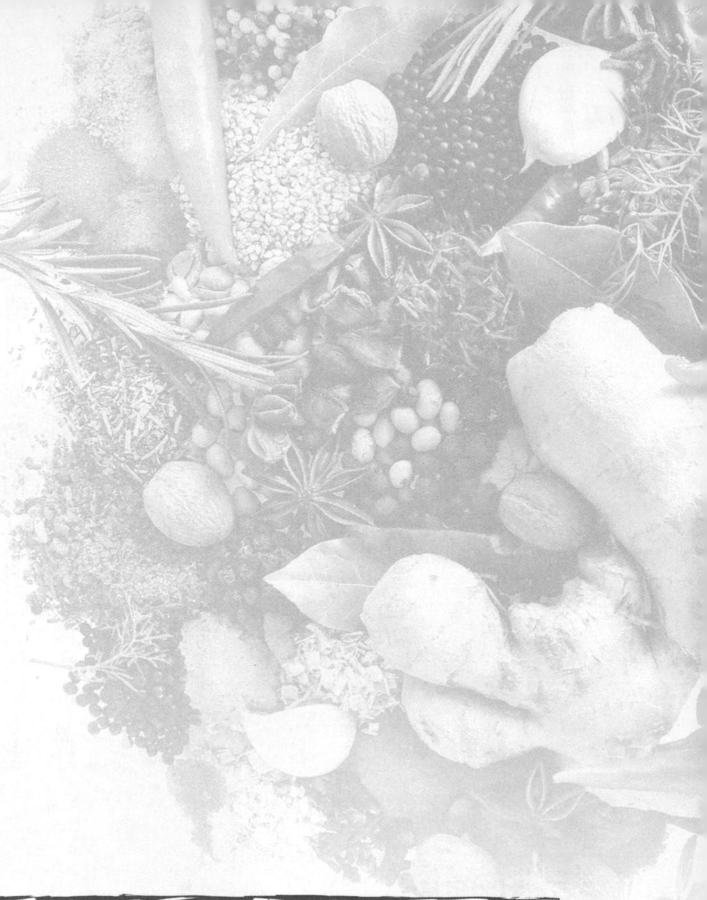

食膳療癒力

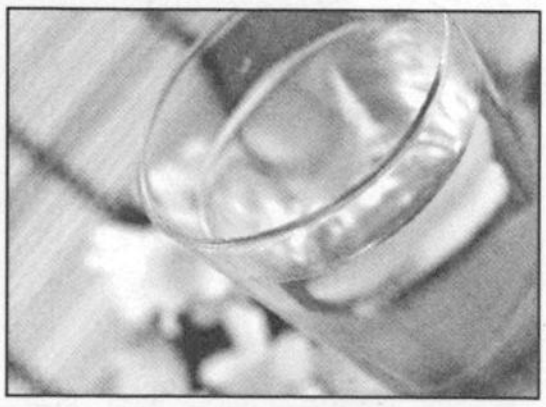

仙茅酒

【食材】仙茅、淫羊藿、南五加皮各一百二十克，白酒四千毫升。

【做法】將仙茅、淫羊藿、南五加皮切成小片裝入紗布袋中，與白酒一起置入容器中，密封浸泡二十一天後即可服用，早、晚各服一次，每次二十到三十毫升。

超強力核桃！
實現男人 24 小時都在想的事

好發時間

二十四小時全天候

好發族群

腎虛、精關不牢的男人們

身體虛寒怕冷，大事無法做，房事跟著虛空。

王姓夫妻，兩人都有四肢冰涼的症狀，身體畏寒怕冷，並經常精神不振、易感疲勞。

而且，先生另有輕微的早洩狀況，工作無心，房事不牢，結婚快二十年，卻一直沒有孩子，真不知該怎麼辦才好！

老中醫這樣做，快學超養生！

《壽世青編》指出，核桃酒所含的核桃仁、小茴香、杜仲、補骨脂等都是助陽的好藥材，常飲此酒能讓人腎陽足，不會感到肢寒怕冷。

核桃酒也適用於腎陽虛弱、肢冷畏寒、腰膝痠軟、陽痿、滑精、小便清長而頻數症狀的患者。

本方中的核桃仁有較高的藥用價值，《神農本草經》把它列為輕身益氣、延年益壽的上品，歷代醫學家均視核桃仁為治療疾病的良方。中醫學認為核桃仁性溫、味甘、無毒，有健胃、補血、潤肺、養神等功效。

小茴香味辛，性溫，有理氣散寒、助陽道等作用。主治中焦有寒、食欲減退、噁心嘔吐、腹部冷痛等症狀。

補骨脂味辛、苦，性溫，溫腎助陽，用於陽痿遺精、遺尿、尿頻、腰膝冷痛、腎虛作喘、五更泄瀉等症。臨床常用於治療腎虛陽痿、遺精早洩、腰膝痿軟、肢冷畏寒等症。

杜仲性味甘溫，入肝、腎經，有補肝腎、強筋骨的功效。倪朱漠《本草匯言》指出，杜仲配合核桃仁、補骨脂，可相互增強補腎助陽的作用。

本藥酒是補腎益精的良藥，合用後溫陽作用尤強，對於遺精也有很好的防治作用。不過藥酒性溫燥，久服易傷陰，不宜長期服用。陰虛火旺者應當忌服。

老祖宗的智慧

核桃補形，
男性永遠的好朋友。

明代李時珍《本草綱目》記載，核桃仁有補氣養血、潤燥化痰、益命門、處三焦、溫肺潤腸、治虛寒喘咳、腰腳重疼、心腹疝痛、血痢腸風等功效。

臨床上，醫生多建議將核桃加適量鹽水煮，喝水吃渣可治腎虛腰痛、怕冷、遺精、陽痿、健忘、耳鳴、尿頻等症。

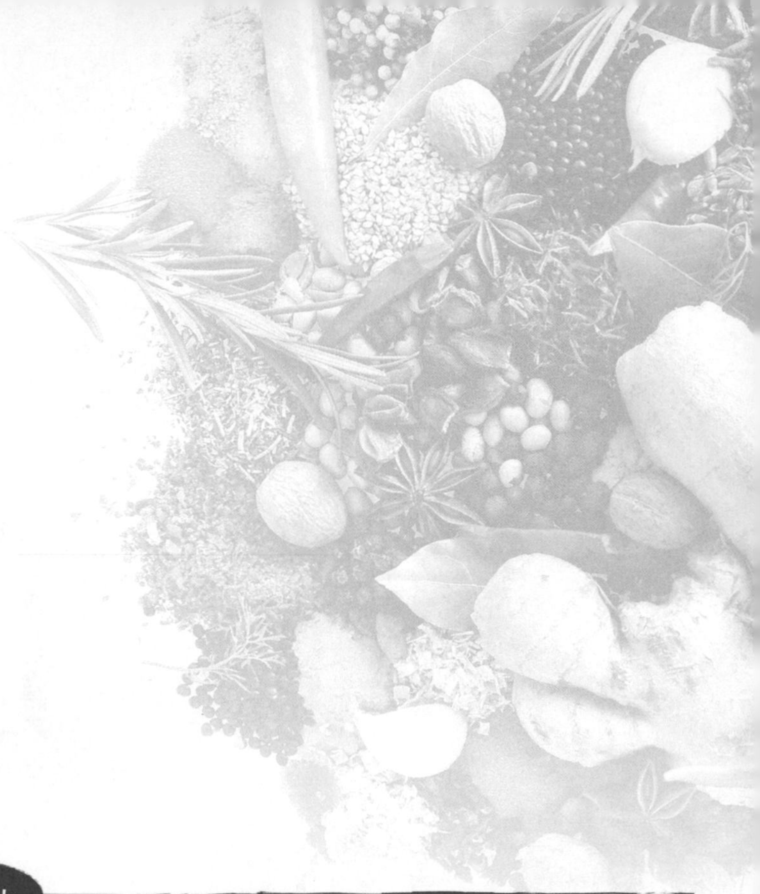

食膳
療癒力

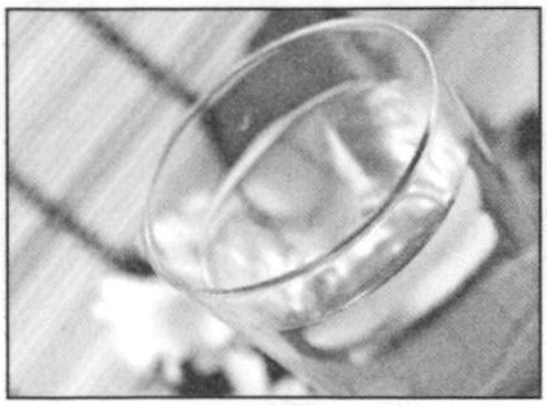

核桃酒

【食材】核桃仁六十克、小茴香二十克、杜仲與補骨脂各三十克、白酒一千毫升。

【做法】將核桃切成小塊，與小茴香、杜仲、補骨脂、白酒一同置入容器中，密封浸泡十五天，早、晚各服一次，每次二十到三十毫升。

男人靠腰，腎虛者一定要看！扭轉生命力的絕佳關鍵

好發時間

無特定

好發族群

腎虛者、中老年男性

腰為腎之府，腰不痛，生命力自然強健！

正值壯年的周董，近年腰腿痛得非常厲害，而且已持續了三年，每隔一段時間疼痛就會發作，嘗試過多種治療方法，雖然可以緩解疼痛，但是只能維持一個多月，之後又會復發。

腰痛感覺以痠軟為主，渾身無力，每當腰痛發作時，總是要握拳捶擊腰部，才能感覺舒服。

老中醫這樣做，快學超養生！

杜仲，是滋補肝腎的最佳選擇。

中醫理論講：「腰為腎之府」，所以腰痛發作與腎臟有很大的關係。一般腎虛引起的腰痛，患者會反覆疼痛，喜

按揉痛位，並且感覺腰膝痠軟。周董的症狀就屬於腎虛腰痠。

豬腰確實具有補益腎臟的功能，但是在這個方子中，主要作用的是杜仲，豬腰則是補益腎氣。中醫講的腎虛腰痛，特別是針對中老年人的腎虛腰痛，可能與西醫中，老年人的骨質疏鬆有很大的關係。現代研究證明，杜仲含有成骨細胞的活性物質，可以有效地預防骨質疏鬆症。

老祖宗的智慧

杜仲泡酒喝，
有效預防腰疼、骨鬆！

取杜仲五十克、白酒五百克，將杜仲切成粉末，然後放入酒中密封浸泡，一個星期以後便可以飲用。每日兩次，每次只需喝一小杯，四週為一個療程。

食膳
療癒力

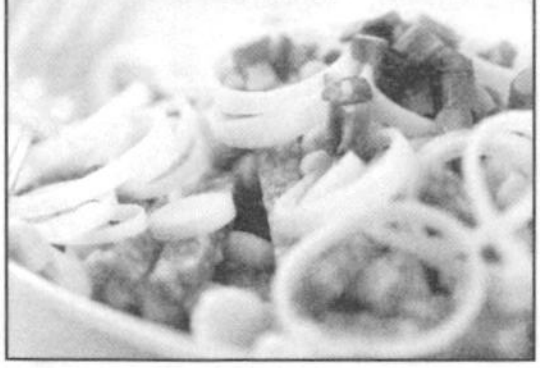

杜仲燉豬腰

【食材】杜仲三十克、豬腰一個。

【做法】將豬腰處理乾淨，與杜仲共同放置在一個碗中，加入調味料。將碗放入蒸鍋內將豬腰蒸熟後，去掉杜仲，只吃豬腰，一週吃一次，四週為一個療程。

老闆累了嗎？逆轉方向盤，酒精重症者的解酒良方

好發時間
各種節日慶祝、舉杯時刻

好發族群
經常交際飲酒者

10

開車不喝酒，酒後不開車！

廖叔叔是一家企業的老闆，每到逢年過節，就忙得不可開交，而且每次都爛醉而歸。

他的太太非常擔心，這樣喝酒下去，要是健康出狀況該怎麼辦，急著幫他尋求解酒良方。

老中醫這樣做，快學超養生！

酒在我們的日常生活中很常見，尤其和朋友之間的交流更是少不了它。

俗語：「無酒不成席。」還有這樣一種說法：「酒逢知己千杯少，話不投機半句多。」但是經常飲酒，會讓自己的身體變差，也是不爭的事實。

中醫認為酒是熱性的，《神農本草經》這樣記載：「大寒凝海，唯酒不冰。」雖然書上這樣說，但我們在飲酒的時候還是要適量，這樣對身體才有好處。

蜂蜜含有大量果糖，可以加快乙醇分解，將身體中的酒精快速地分解代謝。因此很多喝醉患者被送到醫院後，會被輸上一瓶果糖液。喝太多酒的時候，往往會引起酒精性低血糖症，所以喝一些蜂蜜，正好可以緩解這個症狀。

葛花是解酒的藥材。民間曾有這樣的一種說法叫做「千杯不醉葛藤花」，「葛藤花」就是現在的葛花。在古代醫書上稱之為「解酒醒脾」，如《名醫別錄》就認為：「葛花氣味甘、平，無毒，主治醒酒。」

現在市場上大部分的解酒茶，都含有葛花，有些還會直接命名為葛花解酒茶。

葛花的作用就是減少腸道和胃對酒的吸收，並且加強肝臟裡乙醇脫氫酶的活性，加速酒精在身體中的新陳代謝，好將身體中的酒精揮發出去。

若是找不到葛花，可用葛根代替，同樣有分解酒精的效果。

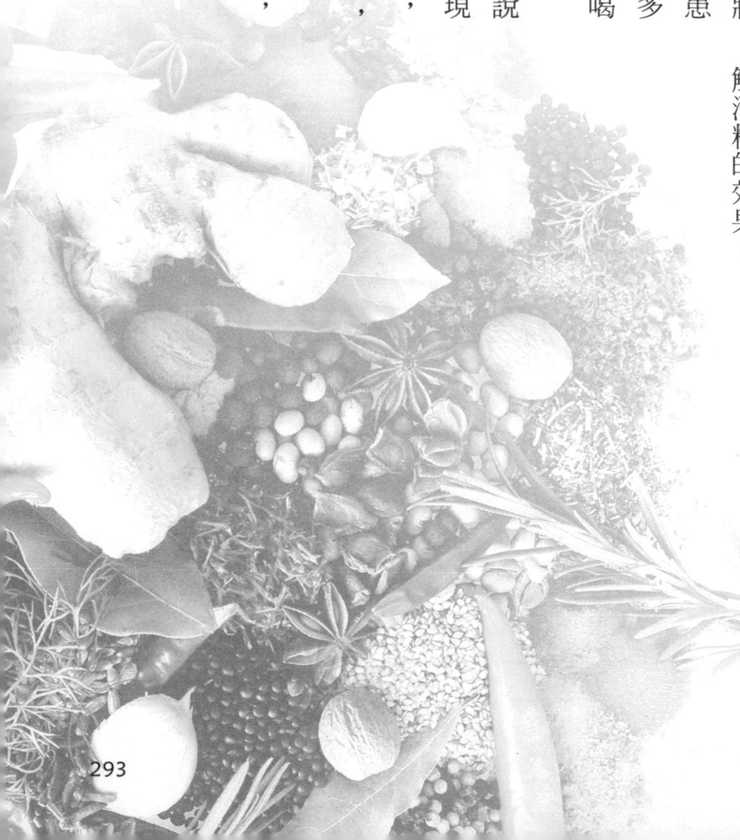

老祖宗的智慧

來來來，醉酒者看這邊，
其他解酒秘方大公開：

一、喝酒之前大量喝水，最好再吃一點食鹽，可以發揮利尿作用，有助身體中酒精的排出。

二、吃菜時多吃一些辣菜，最好是吃得滿頭大汗，這樣酒精就可以透過汗液排出體外。據說四川人吃火鍋的時候喜歡喝啤酒，十幾瓶都不會醉，就是因為吃火鍋容易出汗。

不過，這兩個方法只是輔助作用，因為只有百分之十的酒精會隨著汗液和尿液排出，剩下的都在肝臟中代謝分解。總之一句話，捧場盡興，幾杯即可。

食膳
療癒力

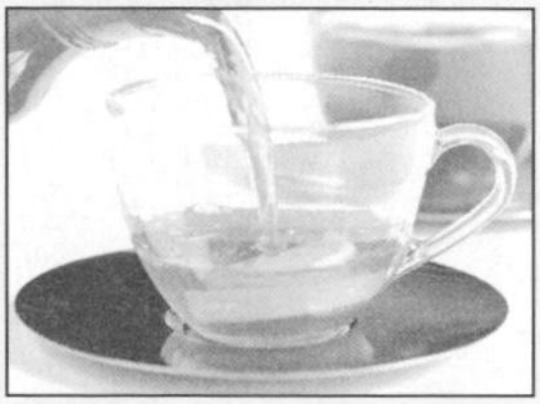

蜂蜜水

【食材】蜂蜜、溫開水。

【做法】用溫開水將蜂蜜沖開，每次喝五到六匙。

第八章

捌

愛美麗，瘋養顏，

讓女人遠離婦科，留下青春好氣色

女性在五十歲左右，體內雌激素分泌下降，造成情緒不穩、發熱盜汗等種種症狀，也就是更年期綜合症。

此時，可食用富含大豆異黃酮的豆製品，以食療補充雌激素，或服用滋腎養肝的杞菊地黃丸，改善由肝腎陰虛導致的女性更年期。

拒當「大黴女」，姊妹須知的私密保養，陰道炎別來鬧

好發時間

悶熱的夏季

好發族群

嗜吃甜、辣、冰的女性

預防陰道瘙癢，每日清潔不可少。

二十出頭的江小姐經常手腳冰涼，伴隨著麻木感，最近還患了陰道炎，外陰和陰道就像是被火燒一樣，又熱又癢，總是想用手去抓。

她說以前都是去藥局買一瓶清洗液洗洗就沒事了，但這次的情況似乎很嚴重，好幾天都沒有效。

老中醫這樣做，快學超養生！

陰道炎、外陰瘙癢這些疾病主要都是由細菌、真菌或者是病毒引起的，而冰片辛苦、微寒、性涼，古書中就記載著它有清熱解毒的功效。

醫學研究證明，冰片具有效用。

冰片能夠抑制金黃色葡萄球菌、綠色鏈球菌、肺炎雙球菌等細菌的生長，讓這些細菌變形並且死亡。並且也有很好的抗病毒效果。

冰片除了可以抗擊病毒和細菌，還有消炎、鎮痛的效果，所以用來治療陰道炎非常有效。

冰片還可以用於瘡瘍腫痛，潰後不斂。這是因為冰片有清熱解毒、防腐生肌的作用。與銀朱、香油製成紅褐色藥膏一起外用，就可以治療燙火傷；與象皮、血竭、乳香等同用，治療瘡瘍潰後不斂，如生肌散。

此外將冰片攪溶於核桃油中滴耳，治療急性、慢性、化膿性中耳炎，也有不錯療效。

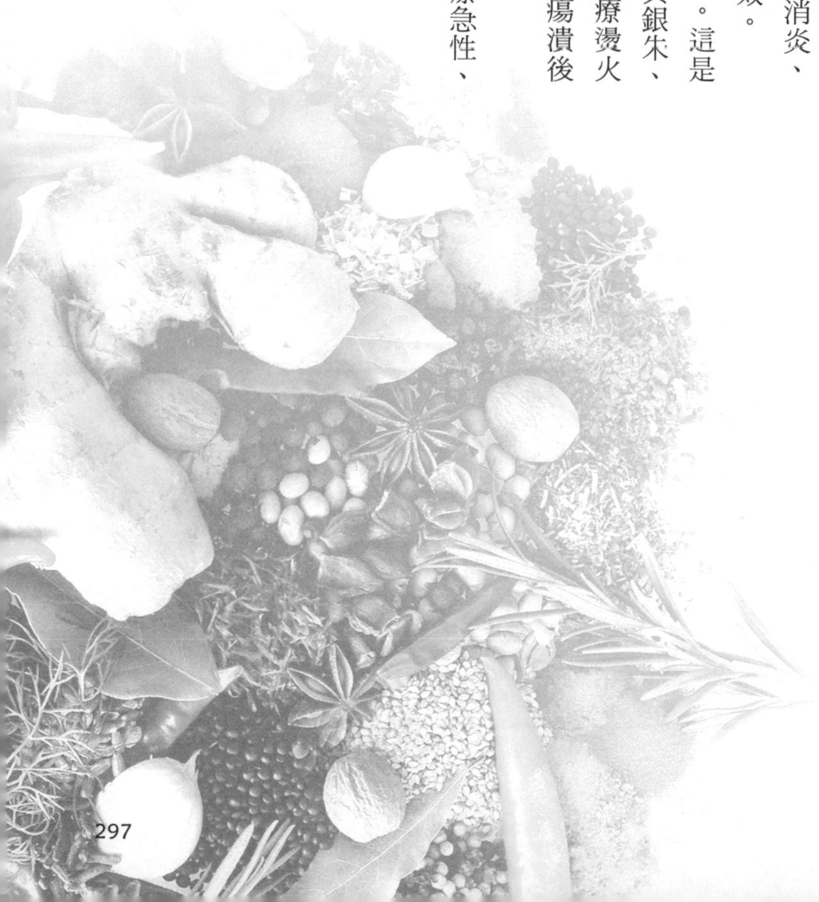

老祖宗的智慧

冰片是蝦咪？
是冰塊切成片嗎？

冰片是一種叫作片腦的物質，從龍腦香的樹脂和揮發油中提取出來的結晶，有白色和灰棕色兩種，氣味清香，還有清涼效果，成梅花片狀的冰片是半透明的，因此也可以叫作「梅片」。

龍腦香，被僧人視為「神樹」，譽其樹脂為「龍涎香」，稱可治百病。

保健
養生功

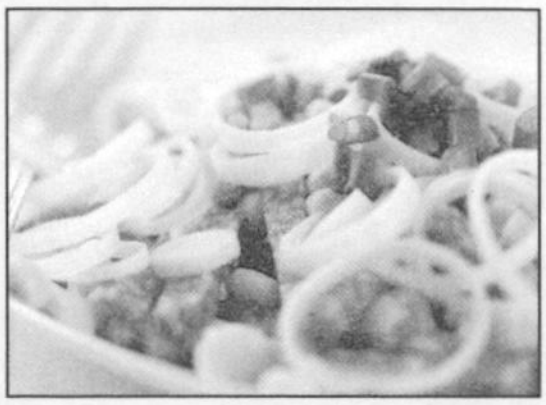

冰片治療

【材料】冰片三克、紗布。

【做法】準備冰片三克，將紗布消毒，然後將冰片用紗布包裹好，放入陰道六個小時以上，每日一次即可。

太療癒了！
打擊斑點，找回女人的無暇臉龐

好發時間
陽光普照之下
好發族群
愛曬太陽、烈艷玩水者

避免皺紋爬滿臉，就得時刻勤保養！

張姊有個已經四十多歲的朋友，面容年輕，因此每次一起出門時，在別人眼中，她的朋友就像是年輕小姐，而她卻是滿臉皺紋，活像個大嬸，令她非常苦惱。

其實，想要年輕並非不可能，每天敷面膜就可以了。不過，切莫亂用化學成分、防腐劑過高的面膜！

老中醫這樣做，快學超養生！

臉上之所以會出現皺紋，是因為皮膚組織老化，皮膚組織的細胞一旦老化，就會降低皮膚的彈性和蛋白質的合成，這樣臉上就會出現淺淺的皺紋了。

這些雖然都是正常現象，但是每個人都不希望自己老去，因此對皺紋也相當忌諱。所以有些人就會尋找保養肌膚的良方。

黃耆是一味非常著名的補氣中藥，它也有美容的作用，這一點較少為人知。其含有一種叫作「黃耆甲苷」的物質，這種物質可以有效地促進蛋白質合成，增加皮膚彈力蛋白的含量，也就可以延緩皺紋的出現，因此也是消除皺紋的神奇藥材。

平時還是要注意一下保養方式，像是夏天時要注意防曬、多喝水，確保每天都有充足的睡眠，對皮膚都很有幫助。

老祖宗的智慧

小圓雞蛋好處多，
可以煮、可以吃，也可以敷臉！

雞蛋美白是非常古老的方法，早在南朝的時候就已經實行了。

雞蛋含有豐富蛋白質，能夠促進肌膚彈力蛋白合成，雞蛋清有收緊皮膚的作用，雞蛋黃則能夠為皮膚帶來更多的營養，因此對皮膚有很好的保養作用，還能夠促進皮膚的修復，是一種美容的奇品。所以這兩種物質交替使用，效果也會非常明顯。

保健
養生功

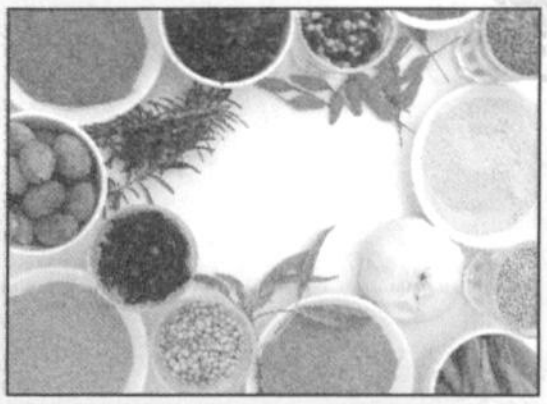

蛋黃蜂蜜面膜

【材料】雞蛋一顆、蜂蜜一匙、麵粉一匙、橄欖油適量。

【做法】將雞蛋打碎並取出蛋黃，與蜂蜜、麵粉一起攪拌，最後再滴上幾滴橄欖油，敷在臉上，十到十五分鐘後用溫水洗乾淨即可。

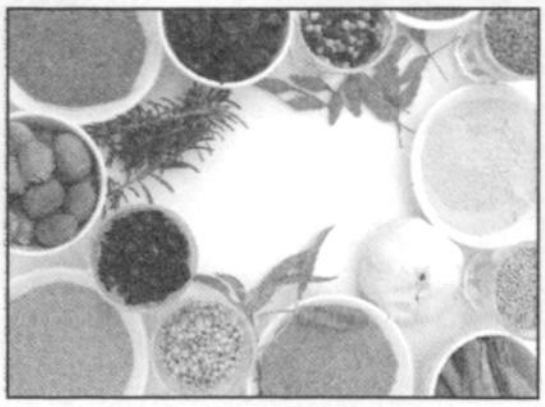

蜂蜜黃耆面膜

【材料】黃耆六克、蜂蜜三毫升。

【做法】將黃耆研磨成粉末，與蜂蜜一起倒入一個小碗中，均勻地攪拌成糊狀做成面膜。將臉部清洗乾淨，用熱毛巾敷一會兒，然後將面膜均勻地塗在臉上，十五分鐘以後洗淨即可。

這不是真的吧！預防骨質疏鬆，一顆番茄就能完成

好發時間

突然重心不穩

好發族群

鈣質流失者、中老年人

骨質疏鬆，當心一跌就壞！

王媽媽前幾天洗澡時，不小心跌了一跤，摔在浴室爬不起來，送到醫院檢查是股骨頸骨骨折，因為常年的骨質疏鬆，才會摔了一跤就骨折。

想要預防骨質疏鬆就要補鈣，有一種簡單的方法，就是多吃番茄。最好是將番茄炒熟再吃，與植物油一起炒，一週吃兩到三次即可。

老中醫這樣做，快學超養生！

番茄含有茄紅素，是一種很強的抗氧化劑，因此能夠有效地清除身體中的自由基。

茄紅素對骨質疏鬆也有很好的預防

作用，因為人體內的氧化壓力【編按】會抑制成骨細胞的增長，並且將成骨細胞誘導致死亡，而茄紅素卻能夠將這個過程打破，干預骨質疏鬆症的發生和發展，且茄紅素的抗氧化作用非常迅速。

此外，茄紅素還有明顯的抗癌作用，因為有一些癌症的發生，就是與身體血清中茄紅素的存在量有關，如果身體能夠攝入大量茄紅素，就能夠降低癌症的發生率，所以現在把番茄列為營養食品，是有醫學根據的。

最重要的是，必須將番茄炒熟才有功效。如果可以的話，每天最好吃一顆或者是半顆番茄。

因此，也建議老年人要經常吃炒番茄，才有助於健康。

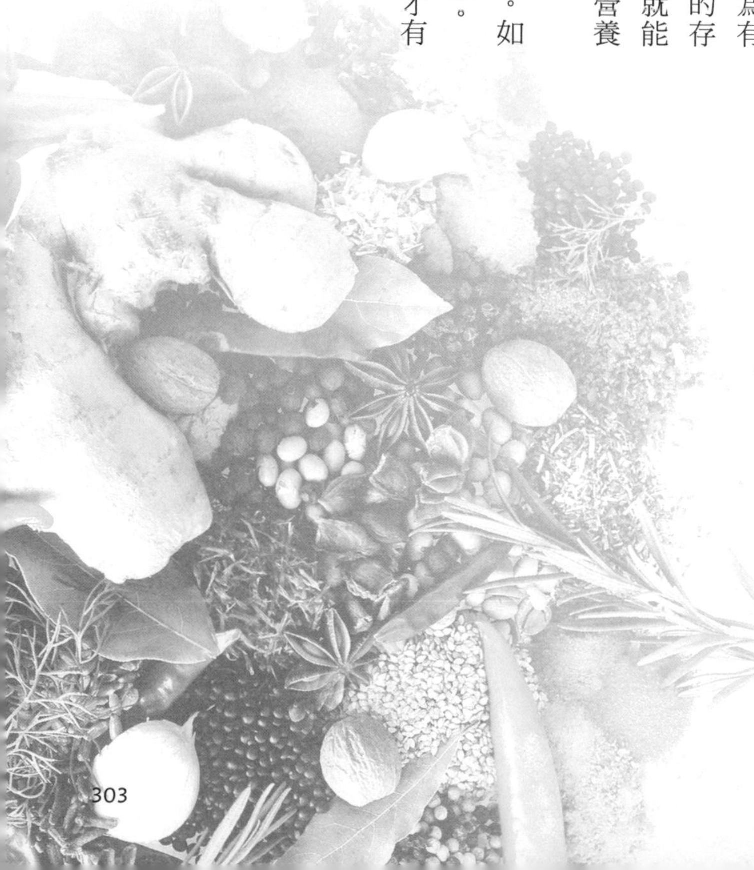

【編按】氧化壓力（Oxidative Stress），是自由基在體內產生的一種負面作用，並被認為是導致衰老和疾病的重要因素，而抗氧化劑可以減緩氧化應激反應帶來的危害。

老祖宗的智慧

番茄好處多多，預防骨鬆，
又能消除臉上斑點！

多吃番茄不僅可以預防骨質疏鬆，還可以治療臉上的老年斑，番茄之所以能夠治療斑點，正是因為茄紅素具有抗氧化的作用，能夠消除自由基。

不過，茄紅素是脂溶性的物質，不溶於水，因此只吃新鮮的番茄，或是喝番茄汁，都很難將茄紅素吸收到身體內。所以要將番茄放入植物油中炒熟，讓茄紅素與植物油融合，這樣才能更好地吸收茄紅素。

保健養生功

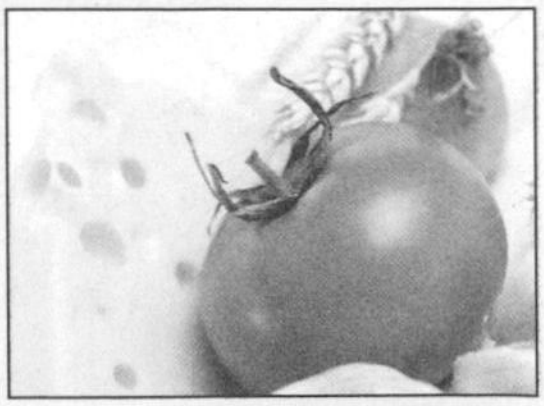

番茄片敷臉

【材料】番茄一顆。

【做法】將番茄切成片，外敷在面部的色斑處大約半個小時，也可以將番茄榨成汁，用紗布浸濕，敷在色斑處，每週一到兩次。

太重要所以跟著唸三遍！靠洗臉就能養出好氣色

好發時間

打掃、清理家務後

好發族群

家庭主婦、氣色不佳者

大凡以色事人者，色衰而愛弛，除了維持青春美貌，還要豐厚內在！

上禮拜才慶祝結婚兩年的王太太，今天就被先生罵黃臉婆，深深傷了她的自尊心。

儘管她還沒四十幾歲，已經狠心砸了一筆錢進行微整形，然而五官是細緻了，氣色還是沒見好起來。

老中醫這樣做，快學超養生！

白芷是自古以來女性們最重要的美容藥物。

《本草綱目》記載，白芷「長肌膚，潤澤顏色，可作面脂」，因此是古代皇妃們的保養良品。古代的美容藥方經常用白芷來入藥，如《御藥院方》中記載的皇帝的洗面乳、皇后的洗面乳，《千金要方》中的千金洗面乳都是用白芷來入藥。

當歸是一味非常有名的活血化瘀藥材，若是在身體的一些部分外用，可以加速血液循環，促進人體的新陳代謝。但是卻很少有人知道，當歸其實還有美白護膚的效果。這是因為當歸可以有效地清除身體中的自由基，延緩皮膚衰老，因此就可以抑制黑色素的生成。

因此，將白芷和當歸一起敷在臉上，效果就會加倍，有效地改善皮膚黯黃的問題。

蔘苓白朮散也是一個非常好的方子，這個方子起源於《太平惠民和劑局方》。蔘苓白朮散也是中國最古老的一個方子，一般是在蒸煮了以後口服，這樣就會發揮補氣養血的作用。

這個方子如果外敷，會有美容養顏的奇效，因此只需要人蔘、白朮、茯苓、甘草四種即可。因為這四種藥物都含有抑制「酪氨酸酶」活性和黑色素生長的物質，是修復暗黃肌膚、美容養顏的良藥。

老祖宗的智慧

以白治白，想要美白，就善用白芷！

白芷之所以可以美容，是因為含有「異歐前胡素」，這種成分對美容去斑有良好效果，而且可以改善人體皮膚的循環，增進人體的新陳代謝，防止皮膚衰老。

此外，有個非常關鍵的因素，這種物質能夠有效抑制黑色素的生成，還能夠將已生成的黑色素加速分解，這樣就能避免黑色素在身體中沉積，並使原本灰暗的皮膚變得亮白。

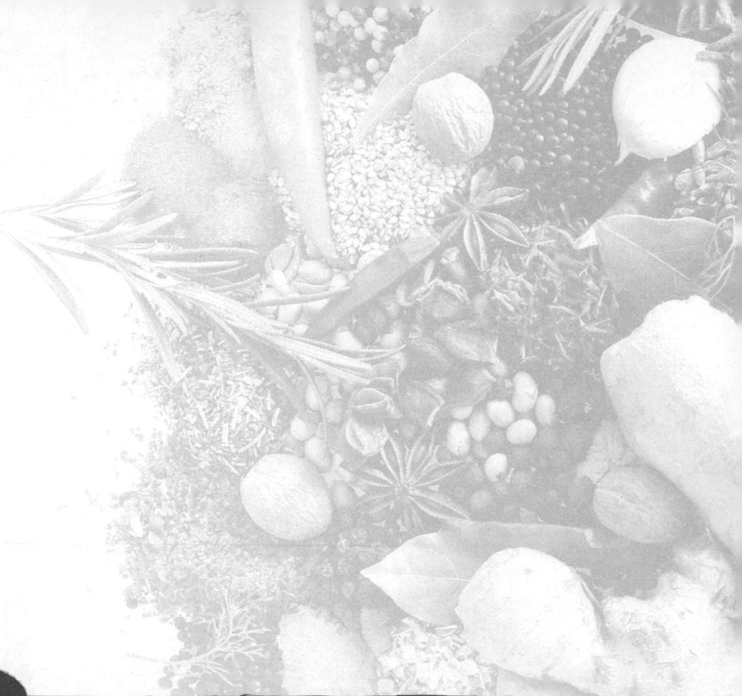

保健
養生功

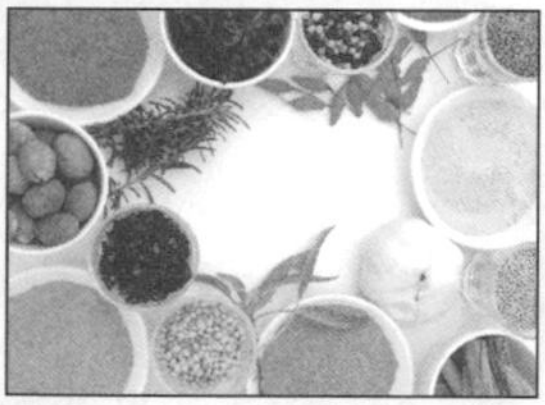

白芷當歸散

【材料】當歸、白芷各適量。

【做法】將適量的當歸、白芷打碎，研成粉末，加入溫水調和後，外敷於臉部約二十分鐘，每週二到五次。

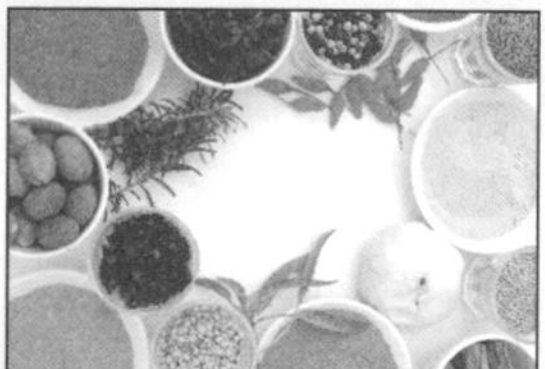

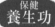

蔘苓白朮散

【材料】人蔘、白朮、茯苓、甘草。

【做法】取等量人蔘、白朮、茯苓、甘草打碎，磨成粉末，取適量，加入溫水調和後，外敷於臉部約二十分鐘，每週二到五次。

太震驚了，遇見「熊貓眼」，連歪腰郵筒都立正！

好發時間
數日未闔眼之際

好發族群
長期熬夜追劇、加班者

05

該睡時不睡，小心熊貓、袋鼠找上門！

平時加班到很晚的李經理，回到家都是午夜十二點了，然而到家後還無法就寢。

所以，在她的眼睛周圍，已經有一圈重重的黑眼圈，眼袋也腫得很大，而且開始驚覺自己的記憶力沒有以前那麼好了，經常頭昏腦漲。

老中醫這樣做，快學超養生！

為什麼熬夜以後就會有黑眼圈呢？

這是因為眼周，尤其是眼瞼下的皮膚，可以說是身體所有皮膚中最薄的，而且這裡的皮膚組織結構比較疏鬆，當熬夜加班時，肯定休息得不好，導致全身的血液循環都出現了阻礙，靜脈中代謝廢物的含量也大大增多，使血液的顏色變得青紫晦暗。

由於眼下的皮膚比較薄，血管的青黑色也就容易透過皮膚被人看到，這樣就產生了黑眼圈。

另外，血液循環變差，再加上血管內代謝廢物含量增多，便會造成血管壁變得較脆，血管裡的水分更容易從血管滲進組織裡，而且，眼下皮膚組織結構比較疏鬆，可以裝下的水分相對較多，於是就腫起來形成了眼袋。

此外，還可以使用一種簡單的「冷熱毛巾法」：將毛巾浸冷水，冷敷在眼的周圍五到十分鐘，避免讓眼袋繼續增大；之後再把熱毛巾敷在眼部，當毛巾完全冷卻後，再浸入熱水當中加溫，

這樣做的好處，可以讓熱氣促使眼下的血液循環加快，從而儘快帶走局部代謝廢物以及組織當中的水分，黑眼圈、水腫也就自然會迅速消失了。

如果熱敷後配合按摩法，也就是用手指溫和地摩擦眼睛周邊的區域約五分鐘，則效果會更好。

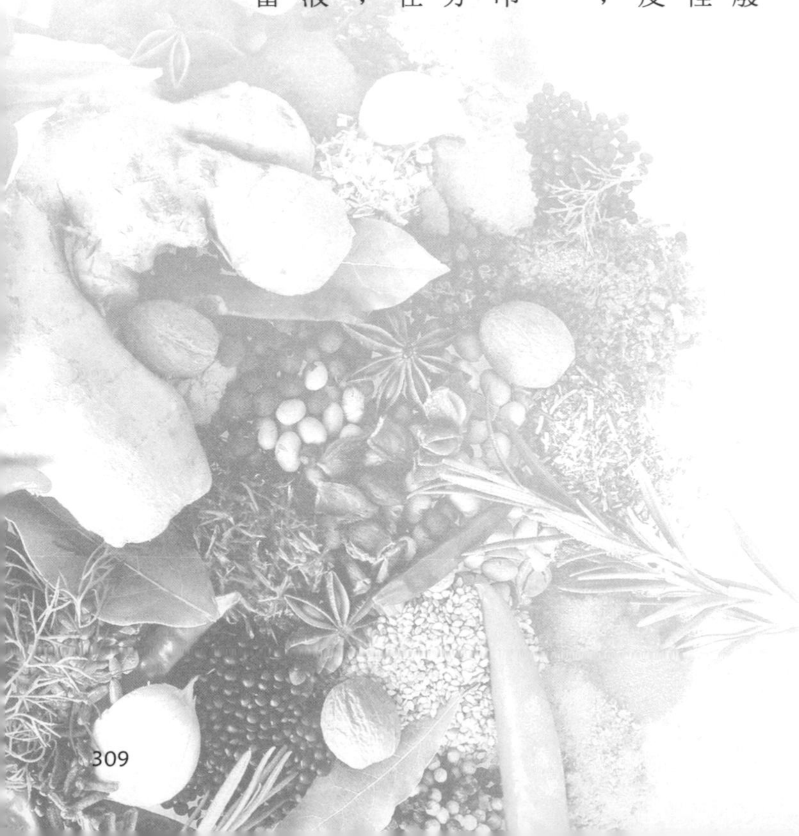

老祖宗的智慧

馬鈴薯，除了可以炸洋芋片、煮咖哩，
還能夠敷臉！

馬鈴薯具有膽鹼烷衍生物茄鹼，對血液循環有很大的促進作用，從而達到活血化瘀的效果；同時，馬鈴薯含有相當大量的澱粉，有吸收水分的功能，可以將發炎、腫脹組織裡的水分吸收掉，達到相當良好的消腫效果。

平日可以拿來切片敷臉，或是打針、吊點滴後，也可以外敷馬鈴薯片改善局部水腫。

保健
養生功

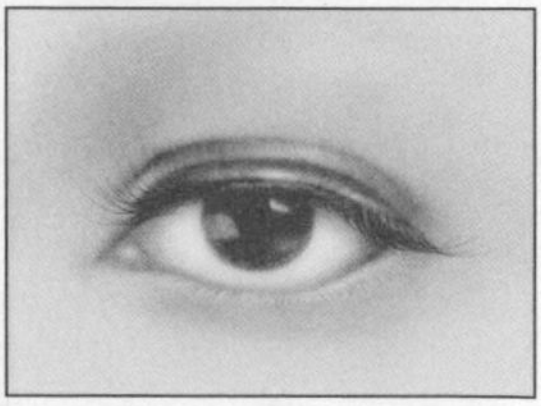

馬鈴薯片貼眼

【材料】馬鈴薯。

【做法】將馬鈴薯洗淨後切成薄片，貼於水腫的眼袋或黑眼圈處，外敷二十至五十分鐘。

不想老起來等？這樣做，重現青春臉龐，恢復緊緻彈力

好發時間

皺紋都是在疏忽中生長

好發族群

皮膚分泌旺盛者、中老年人

動作做食材級面膜，方便、安全又有效。

哇！可怕的皺紋爬上身。這幾年肌膚越來越鬆弛，膚色黯淡，而且毛孔很大又粗糙。

這些全是角質細胞不能夠自然脫落所形成的角質層，在皮膚的表面堆積所致。

老中醫這樣做，快學超養生！

果酸是從水果中發現的有機酸，它其實是一個很大的類別，包括三十七種物質，例如甘醇酸（又叫甘蔗酸）、乳酸、蘋果酸、酒石酸、檸檬酸、杏仁酸等。

現代研究還發現，果酸具有極為強大的美容功效，可以降低角質細胞之間的黏連性，從而促進角質細胞之間分離，

直至剝脫。

優酪乳在製作過程中，透過乳酸菌發酵，其中所含的乳糖成分可以產生相當大量的乳酸，也就是說，優酪乳恰恰就含有極為大量的乳酸成分。紅糖是以甘蔗為原料製成的，含有大量的甘蔗酸成分，所以優酪乳和紅糖都含有大量的果酸。

在各類果酸當中，甘蔗酸的分子是最小的，所以最易滲透皮膚表層，吸收效果也最明顯，其次便是乳酸。

作為果酸當中分子量第一、第二小的甘蔗酸、乳酸，稱得上是果酸中的代表，用它們美容自然能發揮良好的效果。

此外，果酸還具有保濕作用，不少女性朋友也許有這樣的經驗：皮膚乾乾的，沒什麼油，但經常長粉刺，非常煩人。這是因為她們臉上皮脂腺出口處的角質細胞堆積和增生過多，從而導致皮脂排泄不暢，而皮脂恰恰是皮膚保濕的關鍵——皮脂和汗液、水分混在一起，在皮膚表面形成一層皮脂膜，保持住皮膚的「水土」。

果酸恰好可以清除堆積在皮脂腺開口處的角質細胞，讓皮脂腺排泄通暢，分泌足量的皮脂到皮膚表面，促進皮脂膜的形成。

需要提醒的是，部分女性有可能對果酸過敏，敷完面膜後臉部會出現刺痛、發紅的現象。若有這種情況，最好就不要再繼續使用了。

即便使用沒有明顯的不適感，也不建議頻繁使用，特別是對於皮膚較薄的年輕女性來說，建議每週使用一次即可。

另外，連續使用幾周之後，應該停用兩三個月，以讓皮膚在不受外界影響的情況下，自然地進行新陳代謝。

老祖宗的智慧

**果酸為什麼能換膚、
恢復肌膚彈性？**

對於表皮下面的真皮，果酸可以促進真皮細胞生長，以增加膠原纖維和彈力纖維，從而讓皮膚變得更加有彈性。

其實臉上的死皮，就是角質細胞堆積而成的。透過果酸，一方面可以使死皮脫離，另一方面則能夠促進新皮生長，這樣就達到「換膚」的效果了。

導致皮膚鬆弛、粗糙的直接原因，就是真皮層厚度下降，真皮層的膠原纖維減少，而果酸卻可以促進真皮細胞及膠原纖維的生長，提高膠原纖維含量，從而增加真皮層厚度，今皮膚恢復緊緻。

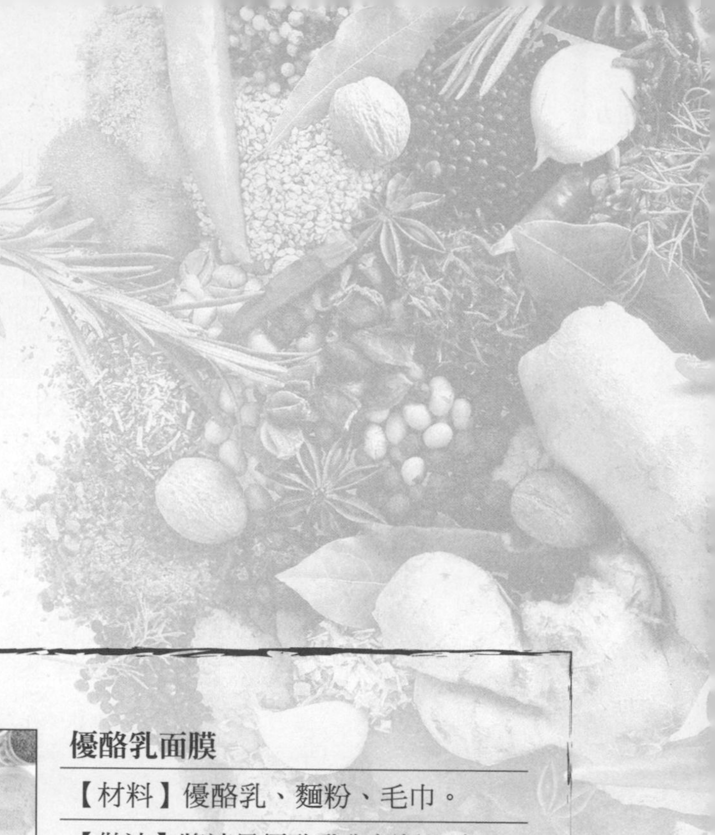

保健 養生功

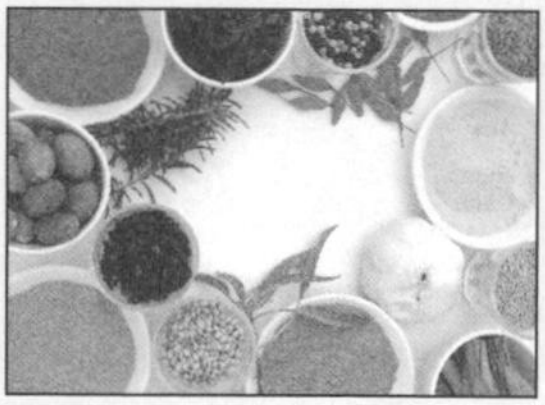

優酪乳面膜

【材料】優酪乳、麵粉、毛巾。

【做法】將適量優酪乳與麵粉混合，調成糊狀。使用前先用熱毛巾把臉部擦淨，再將優酪乳面膜厚厚地塗滿全臉，半小時後用溫水洗淨。

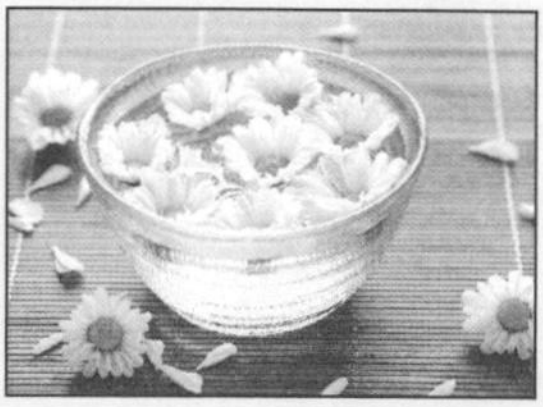

紅糖糊敷臉

【材料】紅糖一百克，水、麵粉各適量。

【做法】紅糖一百克，用熱水溶解後，加入適量麵粉調成糊狀，塗於臉部，五十分鐘後用清水洗淨。

滿頭白花花？
多吃黑芝麻，黑頭髮重新長回來

好發時間
無特定

好發族群
中老年人

神奇黑芝麻，滋補肝腎強心臟。

「三千煩惱絲，白髮蒼蒼更心煩！」年近四十的姑姑，最近不知道為什麼白頭髮一直增多。

別的同事見到她，就一直建議她去染髮，但是染後沒幾個月就又白了，而且染髮對身體也不好，讓她很煩惱。

老中醫這樣做，快學超養生！

正常人進入老化的過程，頭髮都會變白，這是因為身體的機能正在逐漸減退。

一開始會出現極為稀疏的少數白髮，大多是先出現在頭皮的後部或頂部，夾雜在黑髮之中，此後隨著時間的推移，白髮會突然或逐漸增加。

通常而言，後天出現白頭髮有多種原因，如缺乏蛋白質、長期營養不良、缺乏維生素以及某些微量元素（如銅）等，都會產生白頭髮。

某些慢性消耗性疾病，如結核病，也會造成營養不良，這些病症患者的頭髮會比正常人提前發白，還有一些中年人，會在非常短暫的時間內出現大量的白髮，這可能與情緒有很大的關係，如過度悲傷、焦慮的這類精神疲勞、嚴重精神創傷等。

與頭髮關係最為密切的臟器是肝、腎，腎藏精，肝主血，其華在髮，肝腎虛則精血不足，頭上毛囊得不到充分的營養，其合成黑色素的能力減弱，就會出現白髮。反之，肝腎強健，上榮於頭，則人就生出烏黑濃密的頭髮。

中醫認為，「髮為血之餘」，頭髮的生長與氣血的濡養有關。氣血旺，那麼頭髮就會非常旺盛地生長；氣血衰，也容易出現白頭髮，不過只要精心調理，白頭髮就會不見了。

老祖宗的智慧

小小一顆黑芝麻，為什麼有利黑頭髮？

《日華子本草》提到，黑芝麻有「補中益氣，養五臟」之功，具有益氣力、補肝腎、填腦髓、長肌肉的功效，針對肝腎精血不足而引起的鬚髮早白、眩暈、皮燥發枯、脫髮、五臟虛損、腸燥便秘等病症有治療的作用，對於滋養頭髮、養髮護髮而言，更是效果明顯。

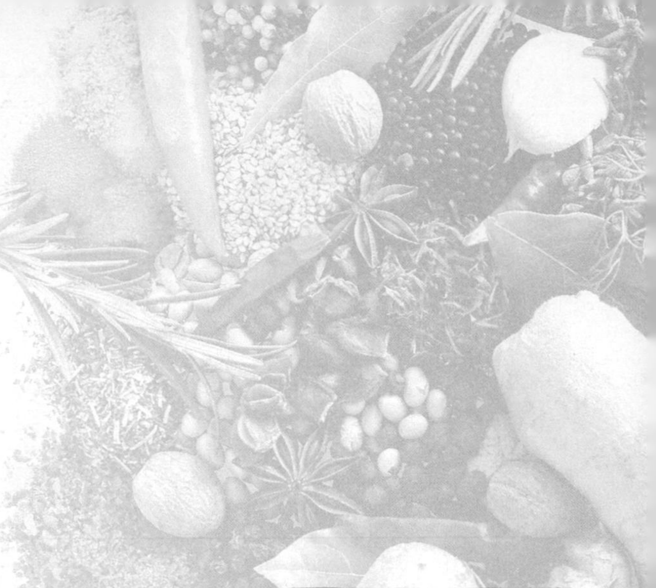

食膳
療癒力

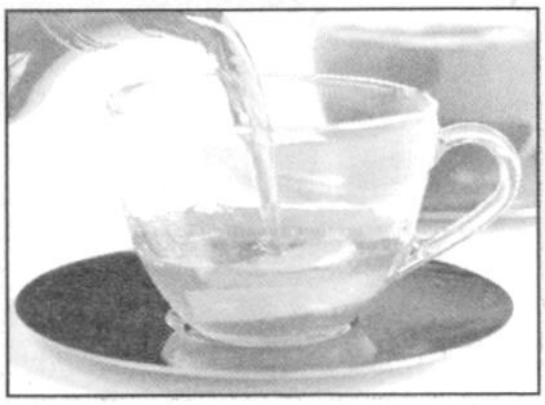

黑芝麻沖水

【食材】白糖、黑芝麻粉。

【做法】將白糖、黑芝麻粉等量均勻地攪拌，每天早晚用溫開水沖服，劑量控制在五十克左右，也可將其沖入米粥、豆漿、牛奶之中，必須長期持續服用

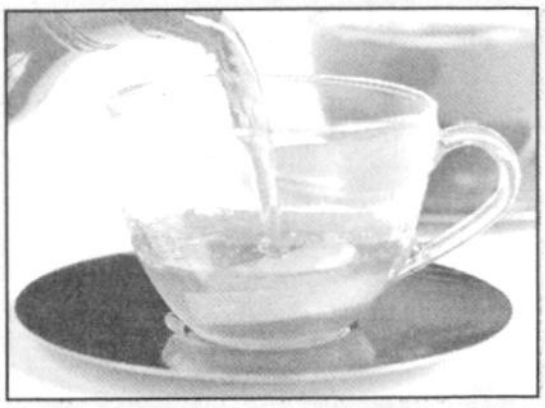

黑芝麻煎女貞子

【食材】黑芝麻兩百五十克、女貞子五百克。

【做法】將黑芝麻、女貞子分別放入鍋中，用水煎服約二十毫升，一日兩到三次。

08

瘦子千萬別看，荷葉烏龍茶，就能喝出好身材

好發時間
嘴巴停不了、飲食過量時刻
好發族群
荷爾蒙、飲食失調、代謝症侯群患者

荷葉團團雖美麗，讓身體窈窕又輕盈。

王太太最近發現自己胖了不少，因此非常想減肥，又是節食又是抽脂手術，但一點效果也沒有，只要吃一點東西，體重就會回升。

減肥最好是運動，下定決心健身減肥，卻都「三天打魚，兩天曬網」，夏天即將到來，想到沙灘打排球的她，到底該怎麼辦？

老中醫這樣做，快學超養生！

荷葉可以減肥，早在明代戴元禮所著的《證治要訣》一書中就有記載：「荷葉服之，令人瘦劣，欲容體瘦以示人者良」。

古人認為，肥人大多是由體內的痰

濕積聚而導致的，而荷葉擁有清暑利濕、升發清陽的功效，因此長期服用可以滲濕消腫，有減肥之功。

現代研究則進一步揭示了荷葉能減肥的奧秘：食物進入腸道後，所含的脂肪會被胰脂肪酶水解為單醯甘油和游離脂肪酸，在腸道當中被吸收，然後在體內重新合成脂肪。倘若體內攝入的脂肪過多，便會造成脂肪堆積，自然就導致了肥胖。

喝茶可以減肥這點，同樣也有著悠久的歷史，早在《本草拾遺》中就有記載，飲茶可以「去人脂，久食令人瘦」。現代研究則發現，在眾多茶葉中，烏龍茶和綠茶有較好的減肥作用，且兩者的減肥效果基本上是相似的。研究還發現，茶葉能減肥，是在於它可以刺激大腦，使神經興奮，促進體內的能量代謝。

另一方面，茶還能夠提高體內脂肪酶的生物活性，從而加強體內脂肪組織的代謝，以便達到促進脂肪消耗的效果。除此之外，茶葉所含的皂類化合物也可抑制腸道中胰脂肪酶的活性，從而減少腸道內脂肪的吸收。

因為茶葉並非透過抑制食慾、導瀉來達到減肥效果，所以服用烏龍茶和綠茶後，並不會出現食慾下降、拉肚子的狀況。對既想減肥，但又不願意過分抑制食慾、整天去廁所的朋友們來說，十分合適。

除了可以減肥之外，荷葉烏龍茶還有明顯的降脂作用，對於高血脂、動脈硬化患者都相當適宜。再加上荷葉、茶葉都是氣味清香之品，搭配起來在飯前飯後飲用非常適合。

若是想再進一步加強療效，可以再加上五到十克乾山楂。山楂含有黃酮類的成分，這種成分雖然對抑制脂肪吸收沒有什麼作用，但它卻可以抑制體內脂肪細胞的分化，避免其轉化為「成熟脂肪細胞」，因此也具有減肥、控制體重之效。

老祖宗的智慧

美麗的荷葉，除了可栽植觀賞，還可以作為減重餐？

藥理學研究發現，荷葉含有一種黃酮類化合物，這種化合物恰好能夠對胰脂肪酶產生抑制作用，使食物的脂肪沒有辦法在腸道當中分解，也就無法被人體吸收，只好排出體外，這樣就大大減少了脂肪、熱量的吸收，只要長期持續服用，就可以達到減肥、瘦身之功效了。

食膳
療癒力

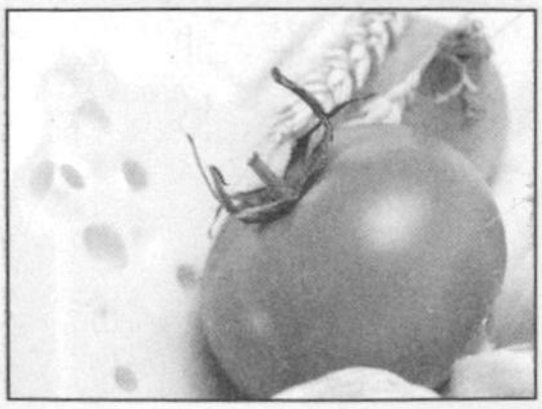

荷葉烏龍茶

【材料】乾荷葉十克、烏龍茶或綠茶五到十克。

【做法】取乾荷葉十克、烏龍茶或綠茶五到十克，泡水當茶飲，三餐飯前飯後飲用一次，連服一個月為一個療程　。

開悟了！怎麼沒早點發現，一招遠離乳腺炎

好發時間

無特定

好發族群

飲食失衡、中老年的女性

平日多食紅蘿蔔，有效預防乳腺炎。

胸部豐滿的黃小姐，對自己的身材非常滿意。

但有一天，她看到一則報導：胸部越大，患有乳腺癌的機率就越大，讓她非常焦慮。

外公說，現在和幾十年前相比，罹癌的機率之所以變大，有兩個主因，一種醫學設備技術提升，能夠將癌症檢查出來，二是生活環境汙染變多、黑心食物層出不窮，導致身體病變。

老中醫這樣做，快學超養生！

為什麼一定要用油來炒蘿蔔呢？

這是因為胡蘿蔔素存在於紅蘿蔔的

細胞壁中，但是細胞壁是纖維素構成的，人體很難將這個細胞壁破壞掉，裡面的胡蘿蔔素就很難被吸收掉。因此只能通過切碎、咀嚼和炒的方式，破壞胡蘿蔔的細胞壁，這樣裡面的胡蘿蔔素就可以釋放出來。

要加入植物油的原因是，胡蘿蔔素是完全不溶於水的，但是卻可以溶於油脂。所以在炒的時候加入一些植物油，可以完全將裡面的胡蘿蔔素釋放出來。要注意的是，炒的時間不可以太久，因為如果溫度太高，會破壞胡蘿蔔素的成分。

醫學界認為胡蘿蔔素可以抗擊癌症，若是人體中的胡蘿蔔素成分太低，那麼患有癌症的機率就會大大增高。

對於吸菸的人，尤其是吸很多菸的「老菸槍」，吃胡蘿蔔素不僅不會預防癌症發生，相反地，還會促進癌症的病發率。

因為對吸菸者來說，胡蘿蔔素會影響其他器官的運作，比如結腸癌。如果是一個不吸菸的人，身體中存在著胡蘿蔔素，發生癌症的機會就會減少；但是對於吸菸的人，就會讓他患有癌症的機率增加。所以，若是會吸菸的人，就要少吃紅蘿蔔了，甚至不要吃紅蘿蔔。

現在還有一些是人工合成的胡蘿蔔素，跟天然的相比，在結構上還是有一些不同。人工合成的一般都是反式的胡蘿蔔素，但是食物中的一般都是順式的胡蘿蔔素。

老祖宗的智慧

**兔子愛吃的紅蘿蔔，
原來還有其他功效：**

一、益肝明目

有明目補肝作用的胡蘿蔔素，可有效治療夜盲症。

二、利膈寬腸。

吸水性強的植物纖維，是腸道中的「充盈物質」，可有效加強腸道蠕動，防止腸道中積存各種垃圾，讓身體變得更健康。

三、增強免疫功能

胡蘿蔔素可轉換成維生素Ａ，有助增強身體免疫力，預防癌症。

四、降糖降脂。

含有槲皮素、山標酚，可增加冠狀動脈中血液流量，降低血脂，促進腎上腺激素的合成，還有降壓、強心健體等作用，是高血壓、糖尿病患者的良品。

食膳
療癒力

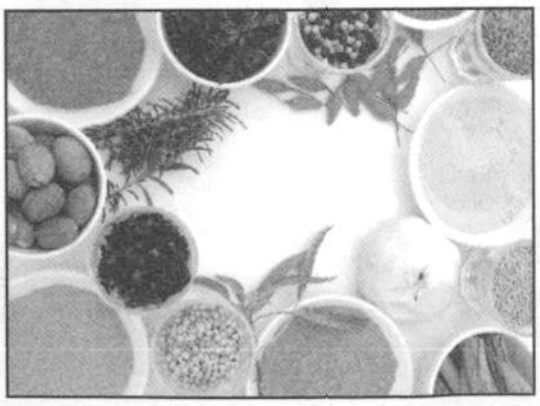

爆炒紅蘿蔔絲

【食材】紅蘿蔔、食用油、鹽。

【做法】紅蘿蔔切絲，加適量植物油急火快炒，作為日常菜餚，持續食用。

你可以再靠近一點，乖乖這樣做，人人都可拍廣告

好發時間
無特定
好發族群
近更年期之女性

10

養生做得對，更年期不恐慌！

「快要五十歲的女性即將進入更年期，經常發熱、頭暈、心慌盜汗，該怎麼辦？」

老中醫：豆製品含有大豆異黃酮，是雌激素的一種，用於更年期綜合症具有良好療效。

老中醫這樣做，快學超養生！

女人在五十歲左右的時候，因為自身的生理規律，卵巢的功能開始衰退，分泌的性激素數量大大下降，尤其是雌激素的分泌減少。

這個減少的過程是緩慢的，大約有三分之一的女性適應能力比較強，可以

適應性激素分泌減少，但對大部分女性來說，在這個時期都會出現一系列的不適症狀，這就是更年期綜合症。

更年期綜合症的病根就是卵巢老化、雌激素減少。

治療方法其實相當簡單，就是從外補充雌激素，即「雌激素替代療法」。雌激素替代療法治療更年期綜合症，可說是絕對有效，不過這種方法也存在一定的風險，即有可能增加乳腺癌和心臟病的發病率。不過總體來說，還是「利」大於「弊」。

大豆異黃酮用於更年期綜合症的療效，也頗受到肯定，不過與真正的雌激素比較起來，它發揮功效的時間相對較慢，一般要連續吃好幾個月才會有效果。

雖然豆製品能有效治療更年期症狀，但最好不要等到症狀很明顯的時候才用這個方法，要在未發病之前就開始進補豆製品。研究顯示，提前吃豆製品，可以使婦女更年期綜合症的發病率，降低百分之九十左右。

還有一些人會問，既然豆製品都有大豆異黃酮，那為什麼要推薦豆腐呢？外公說，這是有醫學依據的，有項研究，曾專門比較過各類豆製品中大豆異黃酮的含量，結果含量由高至低分別是：豆水、豆腐、豆粕、豆芽、大豆、豆豉、豆漿、豆渣。

由於沒有人會把豆水作為食物吃，所以最值得推薦的，當然就是大豆異黃酮含量排第二位的豆腐了。

老祖宗的智慧

為什麼豆製品可治更年期的各種小毛病？

原因很簡單，因為豆製品含有「大豆異黃酮」的成分，大豆異黃酮也是雌激素的一種，不過它源自天然的豆子，沒有合成雌激素的那些嚴重副作用，還能夠延緩衰老。

此外，豆腐更是女人的好朋友，富含大量的大豆異黃酮！

食膳 療癒力

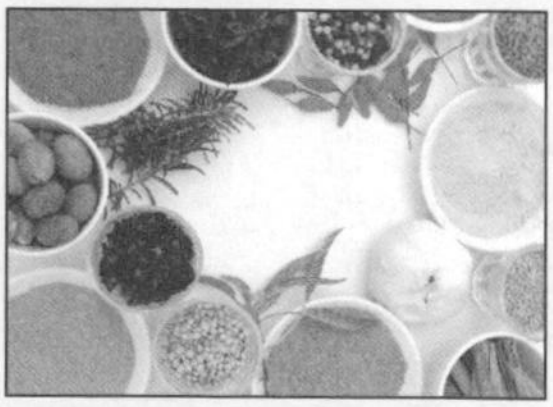

豆製品

【食材】豆腐。

【做法】每天都吃一些豆腐，炒或涼拌兼可，持續兩個月以上。

超驚艷！妙招扭轉更年期，她是怎麼做到的？

好發時間
無特定
好發族群
近更年期之女性

男女性情大變，原來是更年期駕到！

舅媽是個溫柔賢慧的女人，但在她四十九歲那年，突然性情大變，動不動就找舅舅碴，經常搞得舅舅很沒面子。

她也常常焦慮、抑鬱寡歡，有時候舅舅言語上稍微有些激動，舅媽就淚流不止。

老中醫這樣做，快學超養生！

中醫認為更年期綜合症屬「眩暈」、「心悸」、「臟躁」等範疇，主要是由於女子在「七七」之後腎氣衰退，天癸枯竭所致。

此時女子的沖任二脈不固、經血虧虛、機體陰陽失衡，臟腑功能出現異常，導致各種綜合症。由此不難看出，治療此病要從調節陰陽平衡入手。

杞菊地黃丸源於《醫級寶鑑》，乃滋腎養肝之良方，非常適合肝腎陰虛導致的女性更年期綜合症，能夠恢復女性體內陰精，維持人體內陰陽平衡，各種病症自然消失。從這裡我們也能看出，杞菊地黃丸確實是肝腎陰虛的女性，處理更年期綜合症的良方。

肝開竅於目，上注於目則能視，即肝功能和眼睛視物能力之間有著密切關係。在五行裡面，肝屬木，腎屬水，水能生木，腎和肝之間互為母子，肝為腎之子，腎為肝之母。肝臟受損，其子臟——腎臟自會隨之受損。

肝主藏血，腎主藏精，精血之間互生，因此，眼部疾病的治療應當從肝腎入手。杞菊地黃丸的構成方劑為六味地黃丸加枸杞子、菊花。

該方劑中的枸杞子甘平質潤，可入肺經、肝經和腎經，具有補腎益精、養肝明目之功；菊花味辛、苦、甘，微寒，具有清利頭目、宣散肝經之熱、平肝明目之功；地黃可滋陰補腎，填精益髓；山茱萸可養肝滋腎；山藥能補益脾陰。

將上述五味藥配合在一起，可以充分發揮出滋陰、養肝、明目的功效，能夠有效治療肝腎陰虛，以及其所伴隨的頭暈、視物模糊、頭部或眼部疾患等症。

老祖宗的智慧

女性更年期綜合症，到底是怎麼產生的？

主要是因為卵巢功能與雌激素分泌下降、機體慢慢衰退所引發。

雌激素下降，會讓處在更年期的女性神經、內分泌、免疫功能、血脂、自由基代謝等出現變化，嚴重影響到女性的身心健康，不可不慎。

食膳
療癒力

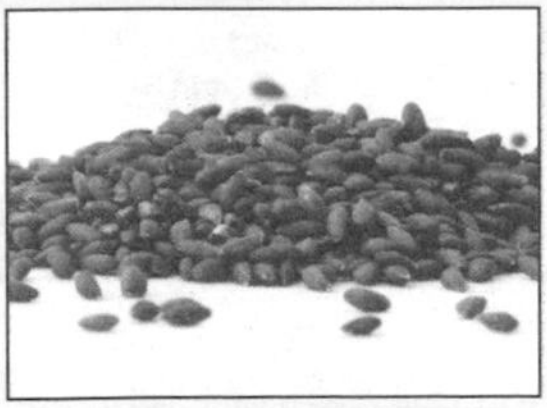

杞菊地黃丸

【材料】枸杞子、菊花、熟地黃、山茱萸、牡丹皮、山藥、茯苓、澤瀉。

【做法】取枸杞子、菊花、熟地黃、山茱萸（制）、牡丹皮、山藥、茯苓、澤瀉各適量，製成大蜜丸或濃縮丸，大蜜丸一次服一丸，每天服兩次；濃縮丸一次服八丸，每天服三次。

國家圖書館出版品預行編目（CIP）資料

13 億華人瘋傳 神奇食癒力：101 道中醫養生營養療法 / 朱惠東編著. -- 第一版. -- 臺北市：博思智庫，
民 105.01 面；公分
ISBN 978-986-92241-3-0（平裝）

1. 偏方

414.65 104027234

預防醫學 09

13 億華人瘋傳 神奇食癒力：
101 道中醫養生營養療法

編 著｜朱惠東
編 審｜陳品洋
執行編輯｜吳翔逸
專案編輯｜廖陽錦、張瑄
美術編輯｜蔡雅芬
行銷策劃｜李依芳

發 行 人｜黃輝煌
社 長｜蕭艷秋
財務顧問｜蕭聰傑
出 版 者｜博思智庫股份有限公司
地 址｜104 台北市中山區松江路 206 號 14 樓之 4
電 話｜(02) 25623277
傳 真｜(02) 25632892

總 代 理｜聯合發行股份有限公司
電 話｜(02)29178022
傳 真｜(02)29156275

印 製｜皇城廣告印刷事業股份有限公司
定 價｜350 元
第一版第一刷 中華民國 105 年 02 月

ISBN 978-986-92241-3-0

原書名《外公是個老中醫 2：日常小病不用慌的經典老療方》

博思智庫股份有限公司
博思智庫粉絲團 Facebook.com/broadthinktank